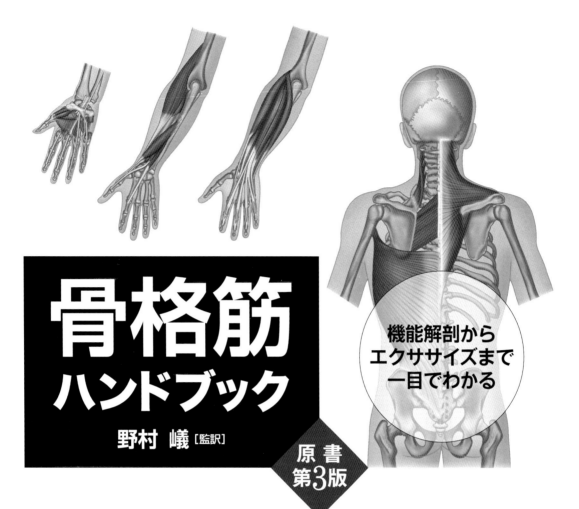

# 骨格筋ハンドブック

野村 嶬 [監訳]

原書第3版

機能解剖から
エクササイズまで
一目でわかる

# The Concise Book of
# MUSCLES
## THIRD EDITION

Chris Jarmey, John Sharkey

南江堂

# 訳者一覧

## 監　訳

| | | |
|---|---|---|
| 野村　嶬 | のむら　さかし | 京都大学医療技術短期大学部名誉教授 |

## 翻　訳（収載順）

| | | |
|---|---|---|
| 野村　嶬 | のむら　さかし | 京都大学医療技術短期大学部名誉教授 |
| 小松泰喜 | こまつ　たいき | 日本大学スポーツ科学部競技スポーツ学科教授 |
| 西川　彰 | にしかわ　あきら | 上武大学ビジネス情報学部スポーツ健康マネジメント学科講師 |
| 川口浩太郎 | かわぐち　こうたろう | 兵庫医療大学リハビリテーション学部理学療法学科教授 |
| 藤谷　亮 | ふじたに　りょう | 滋賀医療技術専門学校理学療法学科専任教員 |
| 藤川孝満 | ふじかわ　たかみつ | 佛教大学保健医療技術学部理学療法学科教授 |

CONCISE BOOK OF MUSCLES, Third Edition
by Chris Jarmey and John Sharkey

Copyright © 2003, 2008 by Chris Jarmey, and this third edition in 2015, copyright by Chris Jarmey and John Sharkey. All rights reserved.

Japanese translation rights arranged with North Atlantic Books/Lotus Publishing through Japan UNI Agency, Inc.

Japanese Version
Copyright © 2018 Nankodo Co., Ltd., Tokyo
Printed and Bound in Japan

# 原書の序

　Chris Jarmey が著した初版と第 2 版の評価の高い内容を基礎にした，*The Concise Book of Muscles* の第 3 版（本書）の作成に関われたのは大変光栄である．本書は第 2 版を大幅に改訂したが，このテキストがとても人気のある教材となっている理由である簡明かつ平易な形式は維持することに努めた．

　もちろん，時が流れると万物が変化することは解剖学でも真実である．時が経つと，新事実，新モデル，考察する価値のある仮説とその最終的な受容が生まれる．筋膜と生体動作に関する新しい研究が，筋膜力の伝達と生体構造の連続性に関する新しい理論の出現とともに始まっている．本書では，筋と筋膜（結合組織）の役割を力の伝達と生体動作の両方から，新たに理解すべきであることを意図した．

　筋の共同運動と 4 つの格子で限定された運動学に基づくバイオテンセグリティ（第 2 章参照）の新しい説得力のあるモデルを理解し評価するためには，私たちはまず，起始と停止とよばれる 2 つの格子が関節を留め，外力を生み出し，それが最新の生体力学の基礎を成すという古いモデルの誤りに詳しくならなくてはならない．現在と未来を理解するためには，過去を理解しなければならない．今日，解剖学の学習は数百年来の伝統に基づいている；解剖学は当時の初期の解剖学者の見解と信念の反映である．筋に付けられた多くの名称はそれらの機能にほとんどあるいはまったく関係なく，解剖学者が観察したことをより反映している：筋はそれゆえに，大または小，長または短，前または後，等々がその名称に入っている．"muscle"（筋）という用語さえも小さいマウスを意味するラテン語の *"musculus"* 由来である．

　臨床解剖学者の私は，解剖学の歴史，とりわけ組織，器官，筋，および器官系の解剖学名が付けられた歴史を大切にしている．現在私たちは，1 つの特異的な運動も複数の筋が関わることや，脳は筋を単位にして機能するのではなくて運動を単位にして機能することを理解している．健全な科学的原理や連続性に基づいた解剖学の新発見，新モデル，および新解釈などの必要性を理解する一方で，解剖学の豊かな歴史，用語および定義をしっかり学ぼう．

John Sharkey 医学修士，臨床解剖学者
（英国臨床解剖学者協会）

# 監訳者の序

　本書は，2015年に刊行された『The Concise Book of Muscles, Third Edition』の翻訳書である．原書の初版が2003年に，その翻訳書である『骨格筋ハンドブック―機能解剖からエクササイズまで一目でわかる―』が2007年に出版されて以来，両書は多くの方々に利用されてきた．

　本書は，理論について旧版に大幅な改訂がなされている．すなわち，個々の骨格筋を単独なものと捉えるこれまでの解剖学の見方（単一筋理論）から，体の骨格筋は実質上すべてが複合的につながっていると捉える新しい見方（バイオテンセグリティ理論）への転換がなされている．後者の理論は，運動機能障害の臨床的治療介入において受け入れられ，大きな成果を上げていると聞く．しかし，骨格筋の新しい見方であっても，個々の骨格筋の起始・停止・支配神経・作用の正確な理解は必須である．あるいはこれまで以上に必要となろう．それは，CTやMRIなどの生体イメージング法の進歩に伴い，人体の肉眼解剖学の重要性がさらに増していることと類似している．

　本書の大半では旧版とほぼ同様に，単一の骨格筋に関する有用な情報が，一目でわかるようなフォーマットで同一頁の中に記載されている．すなわち，骨格筋の全体像・付着部の図解，名称の由来，起始・停止，作用，支配神経，主要機能，酷使するスポーツの種目，筋損傷と問題点，エクササイズとセルフストレッチの図解が記載されている．しかも，骨盤底筋を除くすべての骨格筋（複雑に分布する表情筋や背部のインナーマッスルも含む）が網羅されている．骨格筋を系統的に学ぶ方にとっては，本書は学習のモチベーションと理解度を高めるのに大いに役立つであろう．また，運動機能の向上や障害に対する治療介入に関わる現場では，経験の浅い方には確認の書として，ベテランの方には患者への説明資料として役立つであろう．

　翻訳は，運動機能に密接に関わる分野の研究・教育の第一線でご活躍中の先生方に依頼した．多忙の折にもかかわらず，翻訳を快く引き受けていただいたことに御礼申し上げる．

　本書の出版の労をお執りいただいた，星野仙氏，企画担当の宮下直紀氏，制作担当の菊池安里氏をはじめとする南江堂の各位に感謝の意を表する．

　　2018年3月

野村　嶬

# 目　次

イントロダクション ……………(野村　曦) ix
　本書について ……………………………… ix
　階層 ………………………………………… ix
　末梢神経の神経支配について …………… x

## 1. 解剖学的な体の動き ——(小松泰喜) 1
　解剖学的方向 ……………………………… 1
　体の局所部位 ……………………………… 5
　体の断面 …………………………………… 7
　解剖学的動き ……………………………… 7

## 2. 骨格筋，筋骨格系力学，筋膜，バイオテンセグリティ ——(小松泰喜) 11
　骨格筋の構造と機能 ……………………… 11
　骨格系 ……………………………………… 22
　関節（滑膜性連結）……………………… 27
　筋骨格系の力学 …………………………… 30
　バイオテンセグリティ
　　―21世紀のバイオメカニクス ……… 40

## 3. 頭皮および顔面の筋 ——(西川　彰) 43
　頭皮の筋群 ………………………………… 44
　　頭蓋表筋―後頭筋 ……………………… 45
　　頭蓋表筋―前頭筋 ……………………… 46
　　側頭頭頂筋 ……………………………… 47
　耳介の筋群 ………………………………… 48
　　前耳介筋 ………………………………… 49
　　上耳介筋 ………………………………… 50
　　後耳介筋 ………………………………… 51
　眼瞼の筋群 ………………………………… 52
　　眼輪筋 …………………………………… 53
　　上眼瞼挙筋 ……………………………… 54
　　皺眉筋 …………………………………… 55
　鼻の筋群 …………………………………… 56
　　鼻根筋 …………………………………… 57
　　鼻筋 ……………………………………… 58
　　鼻中隔下制筋 …………………………… 59
　口の筋群 …………………………………… 60
　　口輪筋 …………………………………… 61

　　上唇挙筋 ………………………………… 62
　　口角挙筋 ………………………………… 63
　　大頬骨筋 ………………………………… 64
　　小頬骨筋 ………………………………… 65
　　下唇下制筋 ……………………………… 66
　　口角下制筋 ……………………………… 67
　　オトガイ筋 ……………………………… 68
　　笑筋 ……………………………………… 69
　　広頸筋 …………………………………… 70
　　頬筋 ……………………………………… 71
　咀嚼筋群 …………………………………… 72
　　咬筋 ……………………………………… 73
　　側頭筋 …………………………………… 74
　　外側翼突筋 ……………………………… 75
　　内側翼突筋 ……………………………… 76

## 4. 頸部の筋 ——(西川　彰) 77
　舌骨筋群 …………………………………… 78
　　顎舌骨筋 ………………………………… 79
　　オトガイ舌骨筋 ………………………… 80
　　茎突舌骨筋 ……………………………… 81
　　顎二腹筋 ………………………………… 82
　　胸骨舌骨筋 ……………………………… 83
　　胸骨甲状筋 ……………………………… 84
　　甲状舌骨筋 ……………………………… 85
　　肩甲舌骨筋 ……………………………… 86
　椎前筋群 …………………………………… 87
　　頸長筋 …………………………………… 88
　　頭長筋 …………………………………… 89
　　前頭直筋 ………………………………… 90
　　外側頭直筋 ……………………………… 91
　脊椎外側の筋群 …………………………… 92
　　前斜角筋 ………………………………… 93
　　中斜角筋 ………………………………… 94
　　後斜角筋 ………………………………… 95
　　胸鎖乳突筋 ……………………………… 96

## 5. 体幹の筋群 ——(川口浩太郎) 97
　脊柱後方の筋群 …………………………… 99
　　腰腸肋筋 ………………………………… 100

| | |
|---|---|
| 胸腸肋筋 | 101 |
| 頸腸肋筋 | 102 |
| 胸最長筋 | 103 |
| 頸最長筋 | 104 |
| 頭最長筋 | 105 |
| 胸棘筋 | 106 |
| 頸棘筋 | 107 |
| 頭棘筋 | 108 |
| 頭板状筋 | 109 |
| 頸板状筋 | 110 |
| 横突棘筋群 | 111 |
| 胸半棘筋 | 112 |
| 頸半棘筋 | 113 |
| 頭半棘筋 | 114 |
| 多裂筋 | 115 |
| 回旋筋 | 116 |
| 棘間筋 | 117 |
| 前横突間筋 | 118 |
| 後横突間筋 | 119 |
| 外側横突間筋 | 120 |
| 内側横突間筋 | 121 |
| 脊柱後方の筋群—後頭下筋群 | 122 |
| 大後頭直筋 | 123 |
| 小後頭直筋 | 124 |
| 下頭斜筋 | 125 |
| 上頭斜筋 | 126 |
| 胸部の筋群 | 127 |
| 外肋間筋 | 128 |
| 内肋間筋 | 129 |
| 最内肋間筋 | 130 |
| 肋下筋 | 131 |
| 胸横筋 | 132 |
| 肋骨挙筋 | 133 |
| 上後鋸筋 | 134 |
| 下後鋸筋 | 135 |
| 横隔膜 | 136 |
| 前腹壁の筋群 | 137 |
| 外腹斜筋 | 138 |
| 内腹斜筋 | 139 |
| 精巣挙筋 | 140 |
| 腹横筋 | 141 |
| 腹直筋 | 142 |
| 後腹壁の筋群 | 143 |
| 腰方形筋 | 144 |
| 大腰筋（腸腰筋の一部） | 145 |
| 腸骨筋（腸腰筋の一部） | 146 |

## 6. 肩と上腕の筋群 ————（藤谷　亮）147

| | |
|---|---|
| 体幹から上腕につく筋群 | 148 |
| 僧帽筋 | 149 |
| 肩甲挙筋 | 150 |
| 小菱形筋 | 151 |
| 大菱形筋 | 152 |
| 前鋸筋 | 153 |
| 小胸筋 | 154 |
| 鎖骨下筋 | 155 |
| 大胸筋 | 156 |
| 広背筋 | 157 |
| 肩関節の筋群 | 158 |
| 三角筋 | 159 |
| 棘上筋 | 160 |
| 棘下筋 | 161 |
| 小円筋 | 162 |
| 肩甲下筋 | 163 |
| 大円筋 | 164 |
| 上腕の筋群 | 165 |
| 上腕二頭筋 | 166 |
| 烏口腕筋 | 167 |
| 上腕筋 | 168 |
| 上腕三頭筋 | 169 |
| 肘筋 | 170 |

## 7. 前腕と手の筋群 ————（藤谷　亮）171

| | |
|---|---|
| 前腕前面の筋群 | 172 |
| 円回内筋 | 173 |
| 橈側手根屈筋 | 174 |
| 長掌筋 | 175 |
| 尺側手根屈筋 | 176 |
| 浅指屈筋 | 177 |
| 深指屈筋 | 178 |
| 長母指屈筋 | 179 |
| 方形回内筋 | 180 |
| 前腕後面の筋群 | 181 |
| 腕橈骨筋 | 182 |
| 長橈側手根伸筋 | 183 |
| 短橈側手根伸筋 | 184 |
| 指伸筋（総指伸筋） | 185 |
| 小指伸筋 | 186 |

| | | | | |
|---|---|---|---|---|
| 尺側手根伸筋 | 187 | | 縫工筋 | 228 |
| 回外筋 | 188 | | 大腿直筋 | 229 |
| 長母指外転筋 | 189 | | 外側広筋 | 230 |
| 短母指伸筋 | 190 | | 内側広筋 | 231 |
| 長母指伸筋 | 191 | | 中間広筋 | 232 |
| 示指伸筋 | 192 | | | |

手の筋(手内筋)群 ............ 193

| | |
|---|---|
| 虫様筋 | 194 |
| 掌側骨間筋 | 195 |
| 背側骨間筋 | 196 |
| 小指外転筋 | 197 |
| 小指対立筋 | 198 |
| 短小指屈筋 | 199 |
| 短掌筋 | 200 |
| 短母指外転筋 | 201 |
| 母指対立筋 | 202 |
| 短母指屈筋 | 203 |
| 母指内転筋 | 204 |

## 8. 殿部と大腿の筋群 ──(藤川孝満) 205

殿部の筋群 ............ 207

| | |
|---|---|
| 大殿筋 | 208 |
| 大腿筋膜張筋 | 209 |
| 中殿筋 | 210 |
| 小殿筋 | 211 |

股関節の筋群 ............ 212

| | |
|---|---|
| 梨状筋 | 213 |
| 内閉鎖筋 | 214 |
| 外閉鎖筋 | 215 |
| 下双子筋 | 216 |
| 上双子筋 | 217 |
| 大腿方形筋 | 218 |

大腿の筋群 ............ 219

| | |
|---|---|
| 半腱様筋 | 220 |
| 半膜様筋 | 221 |
| 大腿二頭筋 | 222 |
| 大内転筋 | 223 |
| 短内転筋 | 224 |
| 長内転筋 | 225 |
| 薄筋 | 226 |
| 恥骨筋 | 227 |

## 9. 下腿と足部の筋群 ──(藤川孝満) 233

下腿の筋群 ............ 235

| | |
|---|---|
| 前脛骨筋 | 236 |
| 長趾伸筋 | 237 |
| 第三腓骨筋 | 238 |
| 長母趾伸筋 | 239 |
| 長腓骨筋 | 240 |
| 短腓骨筋 | 241 |
| 腓腹筋 | 242 |
| 足底筋 | 243 |
| ヒラメ筋 | 244 |
| 膝窩筋 | 245 |
| 長趾屈筋 | 246 |
| 長母趾屈筋 | 247 |
| 後脛骨筋 | 248 |

足の筋群 ............ 249

| | |
|---|---|
| 母趾外転筋 | 250 |
| 短趾屈筋 | 251 |
| 小趾外転筋 | 252 |
| 足底方形筋 | 253 |
| 虫様筋 | 254 |
| 短母趾屈筋 | 255 |
| 母趾内転筋 | 256 |
| 短小趾屈筋 | 257 |
| 背側骨間筋 | 258 |
| 底側骨間筋 | 259 |
| 短趾伸筋 | 260 |

付録1　骨格筋を神経支配する神経の経路
　　　　　　　　　　　　(野村　嶬) 261
付録2　体の異なる動きに関与する主な筋
　　　　　　　　　　　　(小松泰喜) 281
参考文献 ............ 289
索　引 ............ 291

# イントロダクション

## 本書について

『骨格筋ハンドブック』は，スポーツ，ダンス，運動科学，運動療法などで中心的役割を果たす主要な骨格筋の役立つ情報を，迅速に提供するために企画された書である．個々の骨格筋セクションは参照しやすくするために色分けされている．本書では，ボディーワーク，運動療法，動作芸術を学ぶ学生やその実践家に必要とされる個々の骨格筋（以下"筋"と記す）の起始，停止，作用，支配神経（神経走行も含めて）に関する詳しい情報が記載されている．とりわけ解剖学の専門用語が多く出てくる場合は，より平易な表現で，かつ読者に理解しやすい形式で正確な情報を提供することを目指した．したがって，本書では専門用語は括弧内に入れて解説した．

個々の骨格筋に関する情報は全体にわたって同様のスタイルで記述した．太字で示した項目（そのいくつかを省略した骨格筋もある）の内容について1つの例（広背筋の例）を挙げて以下で説明する．

## 階 層

本書を通じて，筋膜（結合組織）の解剖学を記載するために，またはある特定の構造の別の構造に対する位置を記載するために"階層"の用語を使用する．この用語は便宜的なものであり，この意味を文字どおりに受け取るべきではない――人体には物理的な階層は存在しない．人体の解剖の際，組織がメスによる切開あるいは鈍的な切開により分離されたときに階層はできるのである．連続性が鍵であり，すべての構造は他のすべての構造と連絡している［訳注：人体が階層構造から成ると主張する解剖学者も多い］．

**1** 筋の名称

**2** 起始：筋の収縮時に相対的に動かない筋の付着部，すなわち動かない骨に固定されている筋の一端の付着部であり，それゆえに筋の他端（停止）をこの固定された方向へ引っ張る筋の錨の働きをする（p.13 参照）．

**3** 停止：筋の動く付着部，すなわち起始とは反対側の筋端の付着部．筋の停止が相対的に固定され，起始が動くときは，"逆作用"とよばれる．このような運動はしばしば起こる．一般的には，起始はより近位（体の中心方向）であり，停止はより遠位（体の周辺方向）である．

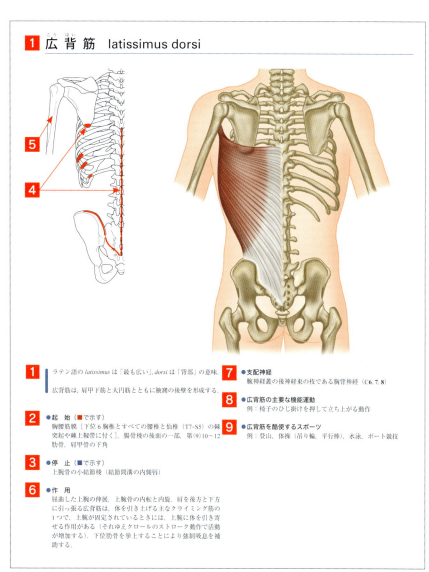

**4** 起始

**5** 停止

**6** 作用：筋の収縮時の運動または効果

**7** 支配神経：筋を収縮させる神経

**8** 主要な機能運動：筋の収縮で生じる日々の動作

**9** この筋を主に使う代表的なスポーツの例：個々の筋はほとんどのスポーツでさまざまな程度に働くが，ここでは2,3の主要例を挙げる．

## 末梢神経の神経支配について

末梢神経系（peripheral nervous system：PNS）は，神経系の中で中枢神経系（central nervous system：CNS）を構成する脳と脊髄を除く部分である．PNSは2つの主要な構成要素から成る：すなわち，体性神経系と，平滑筋と腺の不随意的なコントロールに関わる自律神経系である．本書は骨格筋を扱うので，関係があるのは体性神経系だけである．

PNSは12対の脳神経と31対の脊髄神経（それらの枝を含む）から構成される．脊髄神経はそれらが起こる脊髄のレベル（"脊髄節"とよばれる）にしたがって番号が付けられている．筋を支配する末梢神経の走行は本書の付録1で考察する．

本書では，個々の筋とともにそれらを神経支配する末梢神経も記述する．しかし，脊髄神経線維が出る脊髄節*についての情報は文献によりしばしば異なる．これは，特定の神経線維が神経叢（神経叢plexusとは神経のネットワークのこと：「編んだ髪」を意味するラテン語plectereに由来）を通過する際に，他の神経線維群の絡み合った迷路のなかを通るために，臨床解剖学者が特定の神経線維の通路を追跡することがきわめて困難であることによる．したがって，個々の脊髄神経がどの脊髄節から起こるかという情報は主として，体の解剖所見よりもむしろ経験的な臨床所見から得られている．

最も正確な情報を提供することが可能となるように，私たちはFlorence Peterson KendallとElizabeth Kendall McCrearyが工夫した方法を踏襲した．KendallとMcCreary（1983）は，6冊の著名な解剖学書，すなわちCunningham, deJong, BumkeとFoerster, Gray, HaymakerとWoodhall，およびSpalteholzによって書かれた解剖学書の情報を統合した．同じやり方で得られた結果をKendallとMcCrearyの結果と整合させることにより，個々の筋を支配する最も重要な神経根を強調する次のようなやり方を本書では採用した．

では，1つの例として橈骨神経C5, **6**, (7)の深枝である後骨間神経によって支配されている回外筋を取り上げてみよう．支配脊髄節は文字（C）と数字［5, **6**, (7)］で示される．太字の数字（たとえば**6**）は最も多くの文献（最少で5つ）で一致していることを意味する．太字でない数字（たとえば5）は6つの文献のうち3つまたは4つで一致していることを意味する．数字が太字でなく括弧内にあるもの［たとえば(7)］は，2つの文献でのみ一致しているか，あるいは3つ以上の文献で一致していてもそれが非常に少数の支配であると特に記載がある場合を意味する．1つの文献でのみ記述された脊髄節は無視した．以上の結果，太字の脊髄節は主要な神経支配を示し，太字でない脊髄節は副次的な神経支配を示し，さらに括弧内の脊髄節は神経支配の可能性のあるもの，あるいはまれな神経支配を示唆する．

＊脊髄節は，そこから1対の脊髄神経（1対の脊髄神経は，体の左側に分布する1本の脊髄神経と，右側に分布する1本の脊髄神経から成る）が起こる脊髄の構造的単位である．各脊髄神経は運動神経線維と感覚神経線維を含む．椎間孔（上下に隣り合う椎骨間の穴）を出た脊髄神経はすぐに後方に向かう後枝と，外方あるいは前方に向かう前枝に分岐する．後枝の神経線維は項部や体幹の後面の皮膚と伸筋群を支配する．前枝の神経線維は体肢の全体，および体幹の側面と前面を支配する．

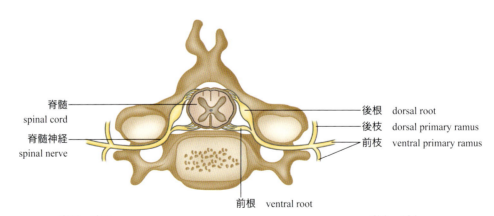

単一の脊髄節から起こる前根と後根が合して脊髄神経となり，脊髄神経は椎間孔を出た直後に前枝と後枝に分岐する．

# 1 解剖学的な体の動き

## 解剖学的方向

　体部位の位置や動きを記述するためには，最初の基準となる位置を定めることが必須である．**解剖学的位置** *anatomical position* として知られている体部位の基準位置がこの役割を果たす．解剖学的位置とは，床にまっすぐに立ち，上肢を体幹の側面に下げ，手掌を前方に向けた立位の位置である（図1.1参照）．使用されている方向を表す用語は，その実際の位置に関係なく，それが解剖学的位置にあるものとして体部位に適用される．また，"左"または"右"は図示された対象や人物の側に適用するものであり，読者の側を意味するものではないことに注意してほしい．

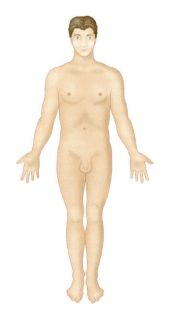

図1.1　前 anterior
前面：体の前方または腹側面．

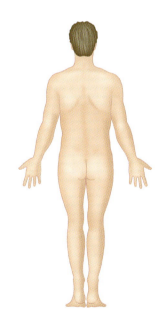

図1.2　後 posterior
後面：体の後方または背側面．

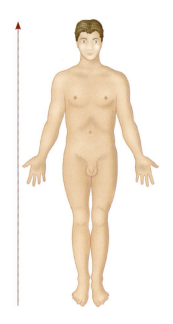

**図 1.3　上 superior**
上面：体または構造体の頭方または上方．

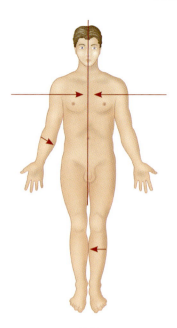

**図 1.5　内側 medial**
(「中央」を意味するラテン語の *medius* 由来．)
体の正中線方向：四肢の内面．

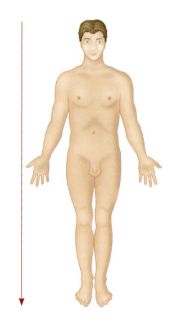

**図 1.4　下 inferior**
下面：体または構造体の尾方または下方．

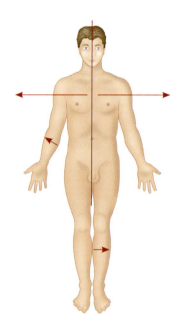

**図 1.6　外側 lateral**
(「側方」を意味するラテン語の *latus* 由来．)
体の正中線から遠方方向：体や四肢の外面．

1 解剖学的な体の動き

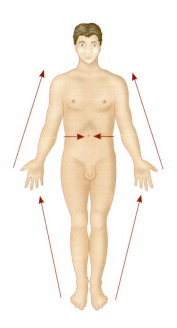

**図 1.7　近位 proximal**
(「近く」を意味するラテン語の *proximus* 由来.)
体の中央部（臍）により近いこと，または四肢では体幹により近いこと.

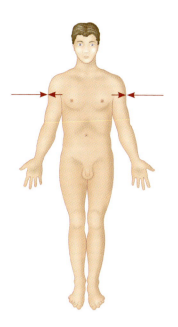

**図 1.9　浅 superficial**
体表面方向または体表面上.

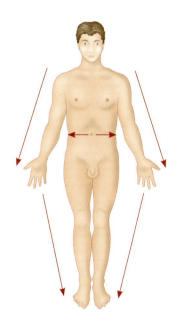

**図 1.8　遠位 distal**
(「遠く」を意味するラテン語の *distans* 由来.)
体の中央部（臍）からより遠いこと，または四肢では体幹からより遠いこと.

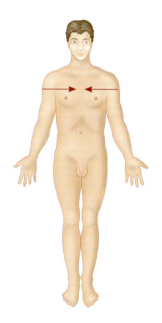

**図 1.10　深 deep**
体表面から遠方：より内部.

3

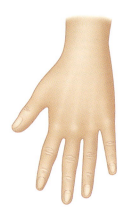

図 1.11 背面 dorsal
(「後ろ」を意味するラテン語の dorsum 由来.)
構造体の後面,たとえば手の後面(手背):足の上面(足背).

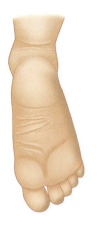

図 1.13 足底 plantar
(「足底」を意味するラテン語の planta 由来.)
足の裏.

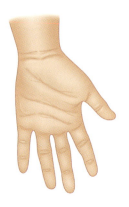

図 1.12 手掌 palmar
(「手掌」を意味するラテン語の palma 由来.)
手の前面,すなわち手のひら.

# 体の局所部位

体の2つの主要な区分は，頭部，頸部，体幹から成る**軸部** *axial* part と，軸部にくっついている四肢から成る**付属部** *appendicular* part である．図1.14では，体の局所部位を示すために使用される用語を示す．括弧の中の語は英語での一般的な呼び方である．

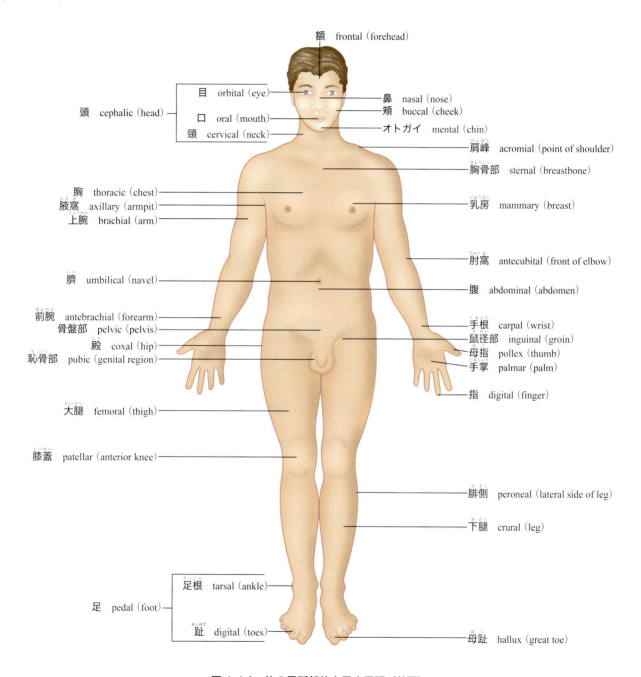

図1.14 体の局所部位を示す用語（前面）

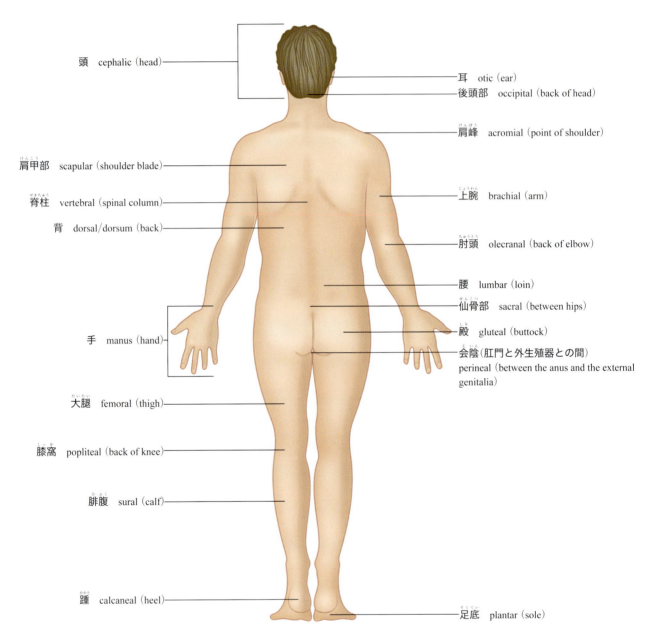

図 1.14　体の局所部位を示す用語（後面）

# 体の断面

"面"という用語は体を通過する二次元的な断面を指す．これは架空の線で切断された体やその一部の見方を示す．

- 矢状面 sagittal plane は，前面から後面を通る縦方向に体を切断し，体を右半部と左半部に分ける．図 1.15 は体を左右に二等分する正中矢状面を示す．
- 前頭（冠状）面 frontal（coronal）plane は，体を縦方向に切断し，体を前部と後部に分ける．矢状面と直交する．
- 水平面 transverse（horizontal）plane は，体の水平断面であり，体を上部と下部に分ける．他の2つの断面と直交する．

図 1.15 は最も一般的に用いられる断面を示す．

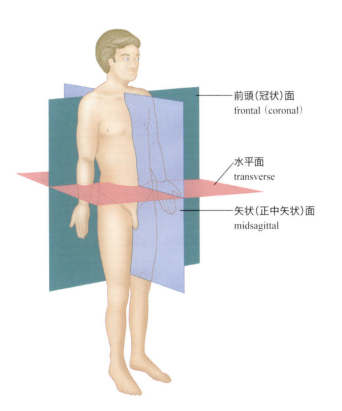

図 1.15　人体の断面

# 解剖学的動き

体各部の動きの方向は，胎児型位置に関連して記述される．胎児型位置は四肢の関節のすべてを屈曲することにより得られる．胎児型位置を改めることは，四肢の関節のすべてを伸展することである．

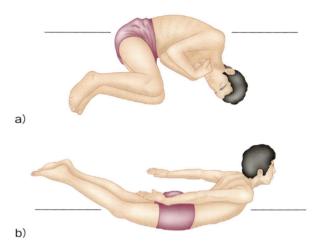

図 1.16　(a)屈曲による胎児型位置，(b)胎児型位置からの伸展

## 主要な動き

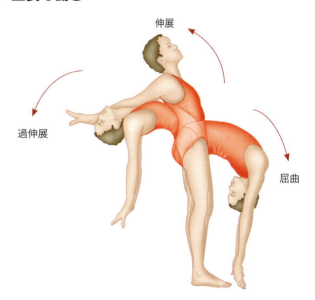

図 1.17

**屈曲** flexion：関節において骨間の角度を減少させる方向に曲げること．屈曲は，解剖学的位置から通常は前方に動くが，例外は後方に動く膝関節である．屈曲は常に胎児型位置の方向への動きであると覚えるとよい．

**伸展** extension：胎児型位置からの伸張または後方へ曲げることである．

**過伸展** hyperextension：関節の正常な可動域を超えて体幹や四肢を伸展することである．

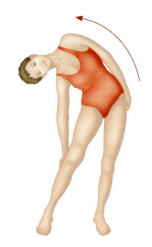

**図1.18 側屈 lateral flexion**
前頭（冠状）面において，体幹または頭部を側方に曲げること．

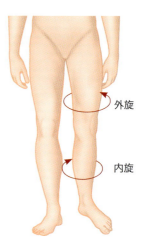

**図1.20**
**回旋** rotation：骨や体幹がそれ自身の長軸の周りを回転する動き．
**内旋** medial rotation：四肢の前部が内側に回旋し正中線方向に向く動き．
**外旋** lateral rotation：四肢の前部が外側に回旋し正中線から離れる方向を向く動き．

## その他の動き

ここで示す動きは，特定の関節または体部位だけで起こる．一般には2つ以上の関節で起こる．

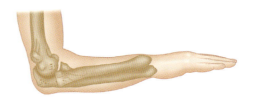

**図1.21 (a)**
**回内** pronation：（肘関節を90°屈曲位で立位や坐位のとき）手掌を下に向ける動き，あるいは解剖学的位置や胎児型位置から離れる回旋の動き．

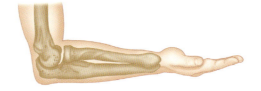

**図1.21 (b)**
**回外** supination：（肘関節を90°屈曲位で立位や坐位のとき）手掌を上に向ける動き，あるいは解剖学的位置や胎児型位置に近づける回旋の動き．

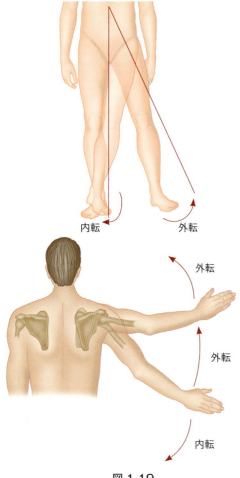

**図1.19**
**外転** abduction：骨が体の正中線あるいは四肢の正中線から遠ざかる動き．
**内転** adduction：骨が体の正中線あるいは四肢の正中線に近づく動き．
注意：上腕が肩の高さより上にさらに外転を続ける場合（すなわち外転による挙上），肩甲骨は回転して関節窩を上方に向けるようになる（図1.27(b)を参照）．

1　解剖学的な体の動き

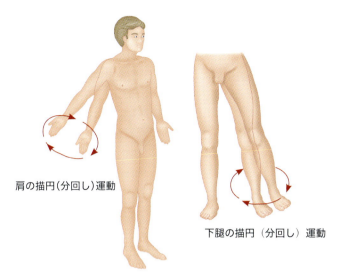

図 1.22

描円運動（分回し運動）circumduction：この運動では骨の遠位端の動きは円を描くが，骨の近位端は安定している．この運動は屈曲，外転，伸展，内転が複合されたものである．

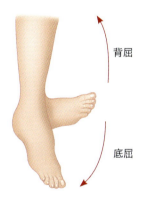

図 1.23

底屈 plantar flexion：趾を地面方向に向ける動き．
背屈 dorsiflexion：趾を空方向に向ける動き．

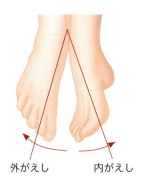

図 1.24

内がえし（内反）inversion：両足の足底が向かい合うように，足底を内方に向ける動き．
外がえし（外反）eversion：両足の足底が遠ざかるように，足底を外方に向ける動き．

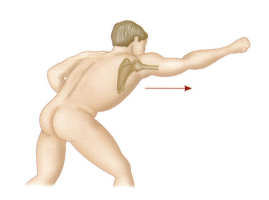

図 1.25

前方突出 protraction：水平面上における前方への動き．たとえば拳を突き出すときの上肢帯の前方突出．

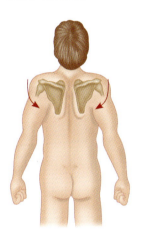

図 1.26

後退 retraction：胸をそらせて上肢帯を後方に引いた兵士の姿勢になるときの，上肢帯の水平面での後方への動き．

9

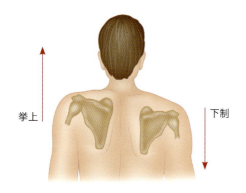

図 1.27（a）

**挙上** elevation：体部位の前頭面上での上方への動き．たとえば，肩をすくめることによって肩甲骨を引き上げる動き．

**下制** depression：体の挙上した部位が元の位置に下がる動き．

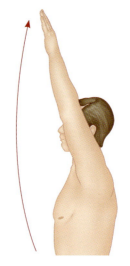

図 1.27（c）

肩関節の屈曲は，矢状面上で頭部より上に上腕を引き上げるまで続けることができるが，これは**屈曲による挙上** elevation through flexion といわれる．

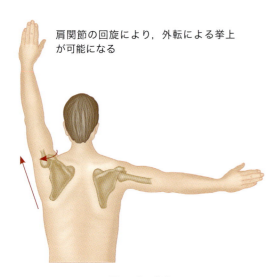

図 1.27（b）

肩関節の外転は，前額面上で頭部より上に上腕を引き上げるまで続けることができるが，これは**外転による挙上** elevation through abduction といわれる．

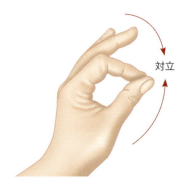

図 1.28

**対立** opposition：母指の手根中手関節が鞍関節であるがゆえの特有な動きであり，この動きにより母指を同手の他の指に接触させることができる．

# 2 骨格筋，筋骨格系力学，筋膜，バイオテンセグリティ

## 骨格筋の構造と機能

骨格筋（体性筋または随意筋）は体重のおよそ40％を占める．骨格筋の第1の機能は，互いに協調して収縮したり弛緩したりする能力を通じて動作を引き起こすことである．骨格筋の多くは腱を介して骨に付着する（骨に直接付着するものもある）．骨格筋が相対的に動かない骨部位に直接または腱を介して付着している部位を**起始** origin とよぶ．骨格筋が収縮すると，筋は1つまたはそれ以上の関節を超えて骨に張力を伝え，動作が起こる．その際，動く側の骨に付着している部位を**停止** insertion とよぶ．

### 骨格筋の構造の概観

骨格筋の機能的な単位は**筋線維** muscle fiber であることは知られている．そしてそれは多数の核を持つ細長い円柱状の細胞であり，10〜100 μm の直径，数 mm〜30 cm 以上の長さをもっている．筋線維の細胞質は**筋形質** sarcoplasm とよばれている．それは**筋鞘** sarcolemma とよばれる細胞膜のなかに包み込まれている．それぞれの筋線維は**筋内膜** endomysium とよばれる繊細な膜で包まれている．

筋線維は**筋周膜** perimysium で覆われることでまとまり**筋束** fasciculus となる．筋束はさらにまとまり，筋全体は**筋上膜** epimysium とよばれる鞘で包まれる．これらの筋膜は起始腱から停止腱までの筋全体を覆う．全体の構造はしばしば**筋腱単位** musculotendinous unit とよばれる．

図2.1 (a)骨格筋線維は円柱状の細胞である，(b)筋の横断面

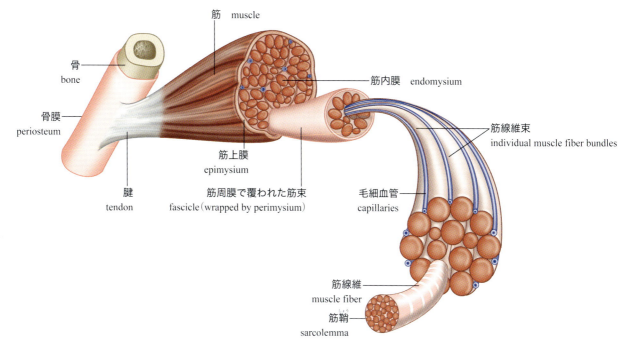

図2.3 骨格筋の結合組織性の鞘

## 筋の付着

筋は骨や他の組織に直接，あるいは間接的に付着する．**直接付着** direct attachment（fleshy attachment とよばれる）は筋周膜や筋上膜が，骨膜，軟骨膜，関節包，もしくは皮下の結合組織と結合したり融合したりする部位である（皮下の結合組織への直接的付着を示すよい例としていくつかの表情筋が挙げられる）．**間接付着** indirect attachment は，筋の結合組織性構成要素がひとつになり，膠原線維束となり腱を形成する部位である．間接付着がはるかに一般的である．腱性の付着には，腱と腱膜，筋間中隔，種子骨などがある．

### 腱と腱膜

筋を包む結合組織性の構成要素である筋膜が筋端で集束し，円筒状のヒモまたは扁平な帯を形成してさらに伸びる場合はその腱性の付着を**腱** tendon とよび，それらが薄くて幅広く，シート状の場合，その付着を**腱膜** aponeurosis とよぶ．腱や腱膜は，筋を骨，軟骨，他の筋の筋膜，あるいは**縫合** raphe とよばれる結合組織に付着させる．腱の扁平部が摩擦を受ける筋の筋腹上に形成されることがある．

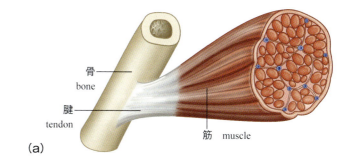

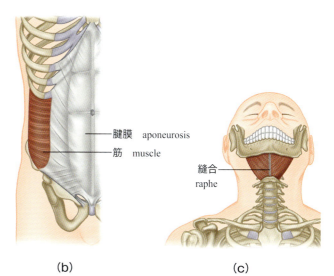

図2.4 (a)腱の付着，(b)腱膜の付着，(c)顎舌骨筋縫線

### 筋間中隔

筋間中隔 intermuscular septa とよばれる扁平な板状の交織密性結合組織が筋の間に存在し，筋線維が付着するもう1つの構造を供給していることがある．

### 種子骨

腱が摩擦を受ける場合，腱は常にではないがその内部に種子骨をつくり上げる．その1つの例は，足底における短母趾屈筋腱である（p.255参照）．しかし，種子骨は摩擦を受けない腱内でも形成されることがある．

### 多付着部

多くの筋は，それぞれの筋端に1つずつ，合計2つの付着部しかもたない．しかし，もっと複雑な筋はその起始あるいは/および停止として数ヵ所の異なる部位をしばしばもつ．これらの付着部が分かれていると，実質的には，その筋は異なる部位に付着する3つ以上の腱または腱膜をもつことを意味する．2つ以上の筋頭であれば，多頭（二頭・三頭・四頭）をもつという．たとえば，上腕二頭筋は起始として二頭，すなわち肩甲骨の烏口突起と関節上結節をもつ（p.166参照）．上腕三頭筋は三頭を，大腿四頭筋は四頭をそれぞれもつ．

## 赤筋(遅筋)線維と白筋(速筋)線維

歴史的に，骨格筋線維は（1）赤筋（遅筋）線維（タイプⅠ線維），（2）白筋（速筋）線維（タイプⅡa線維），（3）中間筋線維（タイプⅡb線維）の3種類に分類されてきた．しかし，最近ではタイプIc，Ⅱc，Ⅱac，Ⅱab，Ⅱm線維，そのほか（たとえばタイプⅡX線維）が記述されている．

1. 赤筋(遅筋)線維（タイプⅠ線維）：これらの線維はゆっくりと収縮する細い骨格筋細胞である．赤色はヘモグロビンに似たミオグロビンを多く含むことによる．ミオグロビンは酸素を貯蔵し，筋線維内の酸素拡散率を増加させる．酸素が十分に供給される限り赤筋線維は収縮を持続することができる．このことより，赤筋線維は非常に疲労しにくい筋線維である．優秀なマラソン選手は赤筋線維の割合が高い傾向がある．
2. 白筋(速筋)線維（タイプⅡa線維）：これらの線維は速く収縮する大きな骨格筋細胞である．ミオグロビンの含有量が少ないため白くみえる．一時的なグリコーゲンの蓄えに依存した収縮をするため，白筋線維はすぐに疲労する．しかし，白筋線維は赤筋線維よりも強力な収縮，素早い動き，短時間での力強い運動などを可能にする．優秀な短距離走選手は白筋線維の割合が高い．
3. 中間筋線維（タイプⅡb線維）：この赤色もしくはピンク色の線維は大きさも機能も赤筋線維と白筋線維の中間である．

注意：体のどの筋にもこれらの線維が混在しており，疲労に対する抵抗性や収縮速度に違いがでる．

## 血液供給

一般に，骨格筋には血液を介して筋へ栄養を供給する動脈に加え，筋から受けわたされた代謝産物を取り除く静脈がある．これらの血管は通常は筋の中央部から入り込むが，筋の片端から入り込むこともある．入り込んだ血管は筋間中隔全体にひろがる毛細血管網に枝分かれし，各筋線維の周囲にある筋内膜を貫く．運動中，毛細血管は拡張し，筋内血流量は最大800倍まで増加する．しかしながら，腱は相対的に不活性な組織で構成されているため，筋線維よりもはるかに乏しい血液供給を受ける．

## 神経支配

通常，筋へ入る神経走行は血液走行と同じ場所（神経血管束）であり，血管と似た方法で結合組織性の隔膜を通り抜ける間に枝分かれして筋内膜内に入る．それぞれの骨格筋線維は単一の神経終末によって支配される．これは，神経の興奮なしに収縮できる他の筋組織とは対照的である．

筋へ入る神経の構成は通常，感覚神経線維と運動神経線維の割合がほぼ同じであるが，別の感覚神経枝が入る筋もある．神経線維が筋線維に到達すると，神経線維は**運動終板** motor end plate とよばれる多数の神経末端に枝分かれする．

## 骨格筋の運動単位

運動単位は単一の運動ニューロンとそれによって興奮する筋線維群から成る．運動単位は円柱状を成し，その直径は上肢では直径 5〜7 mm，下肢では 7〜10 mm であるようにその大きさに幅がある．運動単位に含まれる平均的な筋線維の数は 150 本ほどである（ただしこの数にも 10 本以下から数百本と幅がある）．外眼球や指内筋のように，細かい運動の調節が必要とされる場合には，単一のニューロンに支配される筋線維の数は少ない．他方，下肢の筋のように，粗大な動きが必要とされる場合には，単一のニューロンは数百本の筋線維から成る運動単位を支配する．

単一運動単位内の筋線維は1ヵ所に密集しているというよりもむしろ，筋のいたる所にひろがっている．これは単一運動単位の興奮が筋全体に弱い収縮を引き起こしていることを意味する．

骨格筋は「全か無かの法則」に則って働く．言い換えると筋線維の束は収縮するかしないかである．必要な収縮の強さに応じ，一定数の筋線維が完全に収縮し，それ以外の筋線維はまったく収縮しない．より大きな筋活動が必要な場合，ほとんどの運動単位が同時に興奮することになる．しかし，正常な条件下では，運動単位は順番に働く傾向があり，そのため収縮が続くと，収縮するものがでる一方で収縮が抑制されるものもでてくる．これは収縮の**段階的漸増** gradual increments of contraction（GIC）として知られている．

## 筋 反 射

骨格筋には，長さの変化を感知する筋紡錘と張力を感知するゴルジ腱器官（Golgi tendon organ：GTO）とよばれる2種類の特殊な感覚器がある．**筋紡錘** muscle spindle は結合組織鞘に包まれた葉巻のような形を成し，その内部に**錘内筋線維** intrafusal fiber とよばれる小さな筋線維と神経終末を含む．これらは筋線維の間に，筋線維と並列している．GTO はほとんど筋と腱の連結部，もしくは筋と腱膜の連結部に，筋線維と直列に存在する．

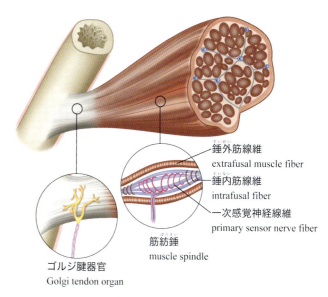

図2.6 筋紡錘とゴルジ腱器官の構造

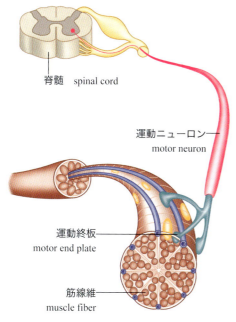

図2.5 骨格筋の運動単位

### 伸張反射（単シナプス性反射弓）

　伸張反射 *stretch reflex* は筋緊張を維持することで姿勢のコントロールを助けている．また，筋を突然の，もしくは予期しない伸張に対応できるようにすることで，傷害を防ぐことにも関わる．その機序は以下のとおりである．

1. 筋が伸張されると，筋紡錘は興奮し，伸張速度を伝える神経インパルスを脊髄の運動ニューロンへ送る．
2. このインパルスを受け取った脊髄の運動ニューロンは，その大きさに比例したインパルスを伸張された筋線維へと即座に送り返す．すると，動きを減速するために筋線維は収縮する．この環状回路は**反射弓** *reflex arc* として知られている．
3. 同時に，抑制性介在ニューロンを介して神経インパルスを受け取った脊髄の運動ニューロンは拮抗筋（すなわち，収縮に拮抗する筋）に向けてもインパルスを送る．すると，拮抗筋が抑制されるため伸張された筋の収縮に抵抗できなくなる．この過程は**相反抑制** *reciprocal inhibition* として知られている．
4. 脊髄反射と同時に，筋の長さと伸張速度を伝えるために，神経インパルスは脊髄から脳へ送られる．脳は反射によって発生した神経インパルスを筋にフィードバックさせて，姿勢と運動に対応できる適切な筋の緊張を維持する．
5. 一方，筋紡錘内の小さい錘内筋線維の伸張に対する感受性は，脊髄内のγ運動ニューロンからでるγ神経線維*によって円滑にされ，かつ制御される．このようにしてγ運動ニューロンの反射弓は筋収縮の均一性を確保する．もし筋の緊張が伸張反射のみに依存するならば，筋収縮は断続的になるであろう．

*γ神経線維は筋紡錘の感受性と筋の全張力を制御する．

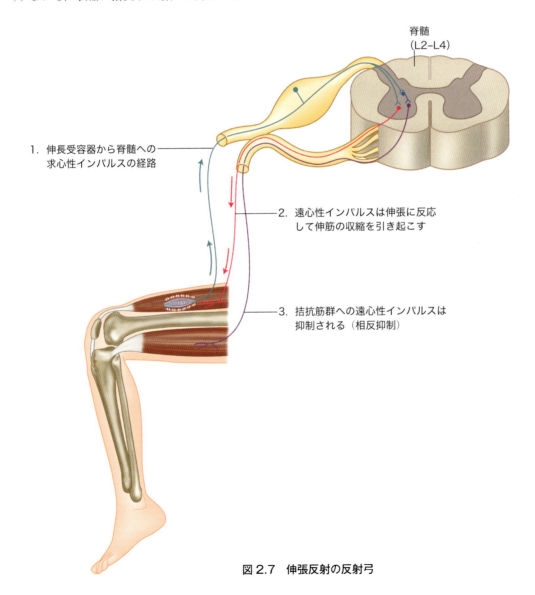

図 2.7　伸張反射の反射弓

古典的な伸張反射の例は，小さなゴム製のハンマーで膝を軽く叩くことで膝蓋腱が伸びる膝蓋腱反射である．これは下記の機序によって起こる．

1. 直列に配列した膝蓋腱の突然の伸張により大腿四頭筋が引き伸ばされる．つまり，膝蓋腱を鋭く叩くことで大腿四頭筋腱を突然引き伸ばす．
2. この急激な伸張は大腿四頭筋内の筋紡錘によって感知され，大腿四頭筋を収縮させる．これにより膝を伸展させて小さなキックを引き起こし，筋紡錘から緊張を取り除く．
3. 同時に，大腿四頭筋の拮抗筋であるハムストリングスへの神経インパルスによりこの筋の機能が抑制される．

もう1つの作動中の伸張反射の例は，ヒトが坐位で睡眠に入るときである．つまり頭が前方に傾き，その後，後方に引き上げる．これは首の背面の筋紡錘が反射弓を作動させているためである．

伸張反射は姿勢筋の緊張を保つためにも働く．言い換えると，伸張反射は意識的努力なしに，かつ前方へ転倒をせずに立位の維持を可能にする．この前方への転倒を防ぐ一連の反応は，以下のように，ほんの一瞬の間に起こる．

1. 立位時，私たちは自然に前方に揺れ始める．
2. これは，伸張方向にふくらはぎの筋群を引っ張り，伸張反射を活発にする．
3. その結果，ふくらはぎの筋群が収縮して体を後方に引き，直立姿勢に戻す．

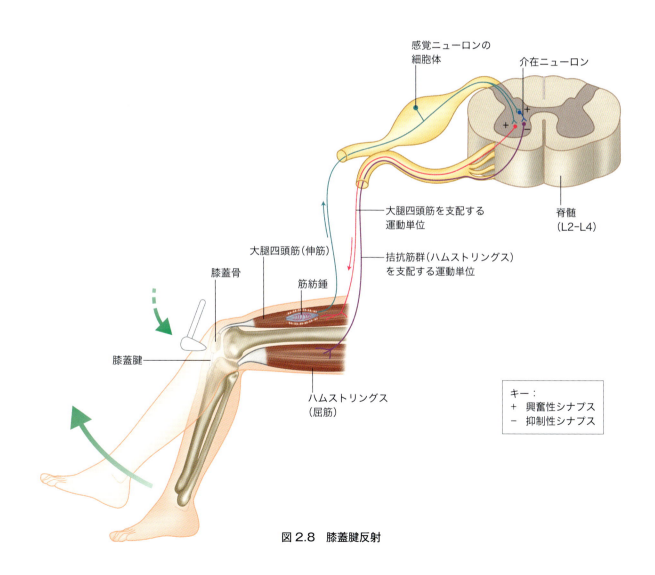

図2.8　膝蓋腱反射

### 深部腱反射（自原抑制）

筋の伸張に対して筋紡錘が応答する伸張反射とは対照的に，**深部腱反射** deep tendon reflex は筋収縮や過度の張力上昇に対してゴルジ腱器官（GTO）が反応する．したがって深部腱反射は伸張反射とは反対の効果を生み出す．その機序は以下のとおりである．［訳注：深部腱反射は一般に，伸張反射を指し，本書のようにゴルジ腱器官が受容器である自原抑制を指す場合はまれである．］

1. 筋が収縮すると，筋のいずれかの端にある腱が引っ張られる．
2. 腱の緊張が生じることで，GTO が脊髄にインパルスを伝達する（小脳まで届くインパルスもある）．
3. このインパルスが脊髄に到達すると，抑制性介在ニューロンを介して収縮中の筋を支配している運動ニューロンを抑制する．こうして緊張が和らぐ．
4. これと同時に，興奮性介在ニューロンを介して拮抗筋を支配している運動ニューロンを活性化し，拮抗筋が収縮する．この過程は**相反活性** reciprocal activation とよばれている．
5. 一方，小脳に達した情報は小脳で処理され，筋の緊張を再調整するためにフィードバックされる．

深部腱反射は保護機能をもつ．つまり，筋が過度に収縮して骨から引き裂かれるのを防いでいる．それゆえに，深部腱反射の機能は，収縮と伸展が速く入れ替わる走行時のような状態で特に重要である．

しかしながら，日々の普通の動きにおいて，筋の緊張は GTO の深部腱反射を活性化するのに十分ではないということは注目すべきである．これとは対照的に筋紡錘の伸張反射の閾値は，体を直立状態に保つため姿勢筋の十分な緊張を維持しなくてはいけないので，はるかに低く設定されている．

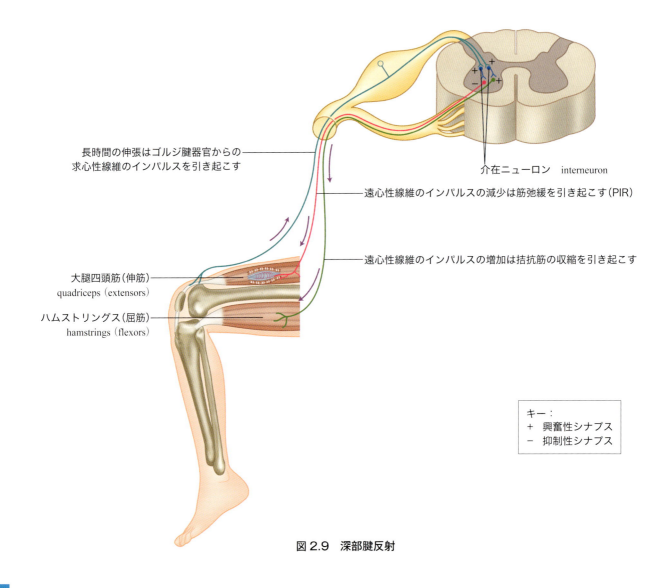

図 2.9　深部腱反射

## 筋収縮

筋は興奮すると収縮する．しかし，収縮により筋は必ずしも短縮するわけではない．筋収縮が動きを起こさない収縮を**等尺性収縮** isometric contraction とよび，動きを起こす収縮を**等張性収縮** isotonic contraction とよぶ．

### 等尺性収縮

筋収縮により筋の張力は増加するものの，筋の長さが変わらないものを等尺性収縮という．言い換えれば，等尺性収縮では筋の張力は増すが，その筋が作用する関節は動かない．肘関節を曲げて，手に何かを持った状態で静止し続けることは，等尺性収縮の1つの例である．動かすこともできないほど重い物を持ち上げる動作も等尺性収縮の1つの例である．姿勢筋のなかには自動的な反射によって主に等尺性収縮をするものがあることは注目すべきである．たとえば，立位では，体は重心線との関係により足関節で自然に前方に倒れる傾向があるが，これはふくらはぎの筋の等尺性収縮により防がれる．同じように，頭蓋の重心線は頭蓋の前方を通るため，項部の筋が等尺性収縮で頭部を中心に保つことができないと，頭部が前方に傾いてしまう．

が生じる．何かを持っている状態を例にすると，上腕二頭筋が求心性収縮することで，肘関節は屈曲し，重力に逆らい手は肩の方向に動く．同様に，バランスボール上で腹筋運動を行う際に，腹筋の求心性収縮により上体が持ち上がる（図 2.11 参照）．

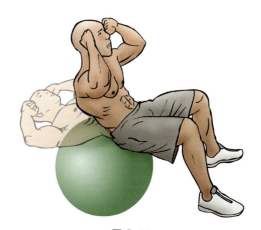

**図 2.11**
腹筋群の求心性収縮により上体が持ち上がる．

### 遠心性収縮

遠心性収縮は，制御された方法で筋線維が働く場合で，制御されていない状態では重力により急激になってしまう動きを緩やかなものにする．たとえば，手荷物を下ろす動作である．また，椅子に座る動作もこの遠心性収縮の1例である．したがって，求心性収縮では筋は短縮するのに対して，遠心性収縮では筋は実際には伸張することが相違点である．

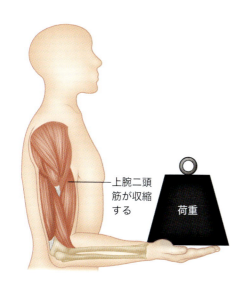

**図 2.10**
等尺性収縮．肘屈曲 90°を維持して荷重を支える例．

### 等張性収縮

筋の等張性収縮により私たちは動くことができる．等張性収縮には求心性と遠心性の2種類がある．

### 求心性収縮

求心性収縮では，筋の付着部が互いに近づき関節の動き

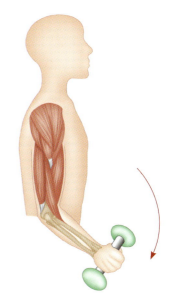

**図 2.12**
上腕二頭筋は遠心性収縮をして物体（ダンベル）を下ろす．

## 筋の形状（筋束の配列）

　筋束の配列により，筋はさまざまな形状を成す．筋に形状の違いがあるのは，その位置と作用に関連して最適な力学的効率を生み出すためである．筋束の最も一般的な配列により，筋は平行筋，羽状筋，収束筋，輪状筋とよばれる形状に分類される．さらに，これらには下位分類が存在する．形状の違いは図2.13に示した．

### 平行筋

　平行筋では，筋線維は筋の長軸に平行に並ぶ．筋束が長軸の端から端まで伸びる場合は**帯状筋** strap muscle（例：縫工筋）という．また，拡張した筋腹をもつとともに両端に腱がある場合は**紡錘筋** fusiform muscle（例：上腕二頭筋）とよばれる．このタイプの筋の変異としては両端に筋腹，中央に腱を有するものがあり，このような筋は**二腹筋** digastric muscle とよばれる．

### 羽状筋

　**羽状筋** pennate muscle は，羽の構造のように，短い筋束が腱に斜めに付着することから名付けられた（ラテン語の penna は「羽」）．腱が筋の片側のみにある場合は，**単羽状筋** unipennate muscle（例：長趾屈筋）とよばれる．腱が中央にあり，筋束が両側から斜めに付着しているものは，**双羽状筋** bipennate muscle（例：大腿直筋）とよばれる．筋内に多くの腱が割り込み，筋束がいろいろな方向から斜めに付着するものは（密集する多くの羽毛に似ている），**多羽状筋** multipennate muscle（例：三角筋の中部）とよばれる．

### 収束筋

　幅広い数多くの起始から単一の腱に向かって筋束が収束し，三角形を成す筋を**収束筋** convergent muscle とよぶ．この筋の最もよい例は大胸筋である．

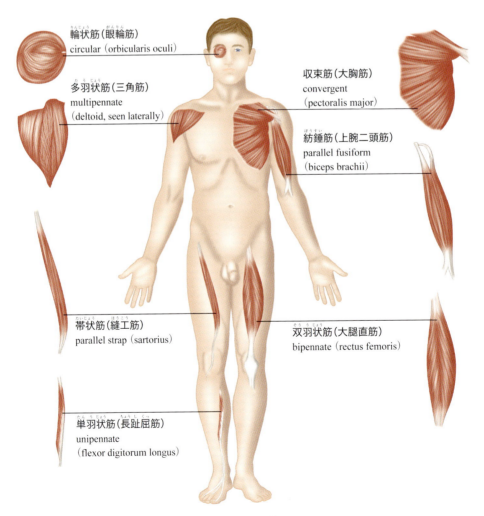

図2.13　筋の形状

### 輪状筋

筋束が同心円状の輪のように配列する場合，この筋は**輪状筋** circular muscle とよばれる．括約筋とよばれるものはすべてこのタイプである．この筋は開口部を囲み，収縮することで開口部を閉じる．例としては眼輪筋が挙げられる．

### 関節可動域 対 筋力

筋が収縮するとき，元の長さの70％まで短くなる．そのため，長い筋ほど，関節可動域が大きくなる．一方，筋力は筋に含まれる筋線維の長さよりも，筋線維の数に依存する．すなわち，

1. 長い筋束から成る平行筋は広い関節可動域を有するが，多くの場合，筋力は強くない．
2. 羽状筋(特に多羽状筋)は最も多くの筋線維から成る．羽状筋は平行筋より短いが，筋力ははるかに強い．

## 骨格筋の機能的特徴

本書でここまで述べてきた筋についての解説によって，骨格筋の機能的特徴をまとめることができる．

### 興奮性

**興奮性** excitability は刺激を受け，反応する能力である．筋の場合，脳からの神経インパルスが運動終板を構成している神経終末に到達すると，**アセチルコリン** acetylcholine という化学物質が放出される．アセチルコリンは筋線維内の電位を変化させ，**活動電位** action potential を発生させる．活動電位は筋線維の一端からもう一端に向けて伝導し，その結果，筋細胞（筋線維）の収縮を引き起こす．

### 収縮性

**収縮性** contractility は刺激を受けたときに力強く収縮する能力である．筋自体は収縮することしかできず，なんらかの外力（たとえば手動で）を加えることなしには，静止長を超えて（後述の"トーヌス"を参照）伸張することはできない．言い換えると，筋は端を引っ張る（収縮する）ことしかできず，端を引き離すことはできない．

### 伸張性

**伸張性** extensibility は筋が伸張したり，静止長（半収縮状態）やその長さをわずかに超えた状態に戻る能力である．たとえば，立位から腰を曲げれば，脊柱起立筋などの背筋群は遠心性収縮で伸張して体幹を下げ，静止長よりもわずかに伸張することになり，そのことで，効果的に"伸張"する．

### 弾 性

**弾性** elasticity は筋線維が伸張した後に元に戻る能力，つまり，筋が弛緩した際の静止長に戻る能力をいう．筋全体で，結合組織鞘（筋内膜や筋上膜）の重要な弾性特性によって弾性効果が生じる．また，腱も弾性特性に寄与する．この弾性反発効果の例は股関節を前方屈曲から戻す際に経験できるであろう．その際，最初は筋の収縮はまったくないが，背部の筋の弾性反発により上向きの動きが開始される．その後，背部の筋が収縮してその動きは完了する．

### トーヌス

**トーヌス** tonus または**筋緊張** muscle tone は安静時のわずかな収縮状態を表すために使われる用語である．筋緊張は能動的な動きを起こさないが，筋の堅さ，健全さ，刺激に対する反応性などを保つ．骨格筋の緊張は姿勢の安定性や維持を担う．**過緊張の筋** hypertonic muscle は正常な安静状態で過剰な収縮をしている．

## 骨格筋の一般的機能

- **動きを可能にする**：すべての移動と操作を担い，迅速な反応を可能にする．
- **姿勢の維持**：重力方向に抗して直立姿勢を支持する．
- **関節の安定**：骨格筋とその腱は関節を安定させる．
- **熱産生**：骨格筋（平滑筋や心筋とともに）は熱を産生する．正常な体温維持に重要である．

体のさまざまな動きに関与する主要な筋については付録2を参照．

# 骨格系

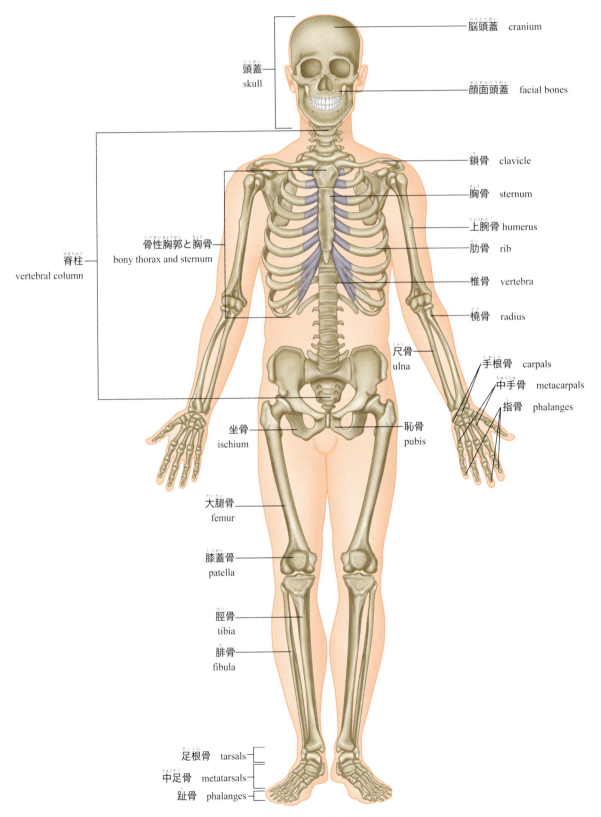

図2.14 （a）骨格（前面）

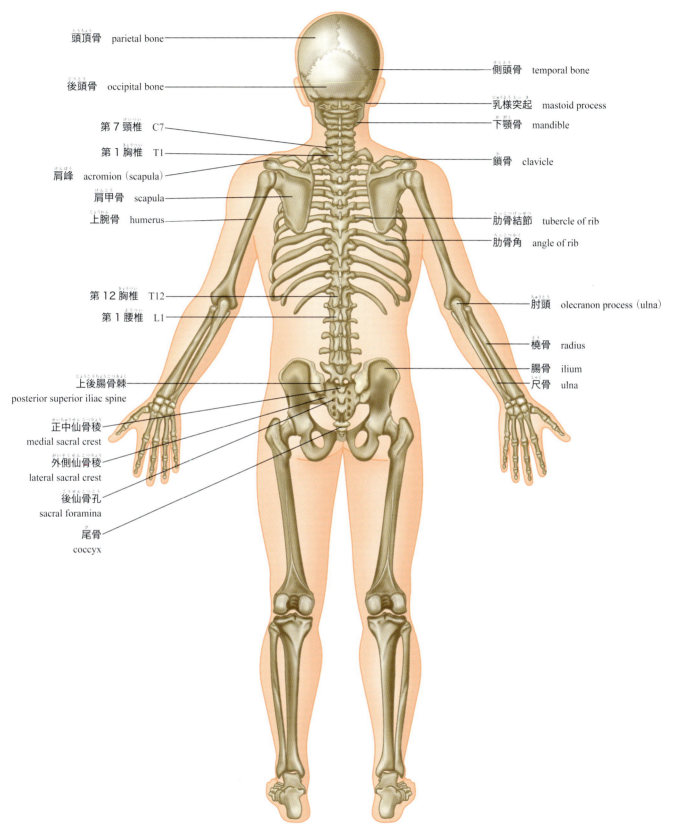

図 2.14 (b) 骨格（後面）

## 脊柱と椎骨

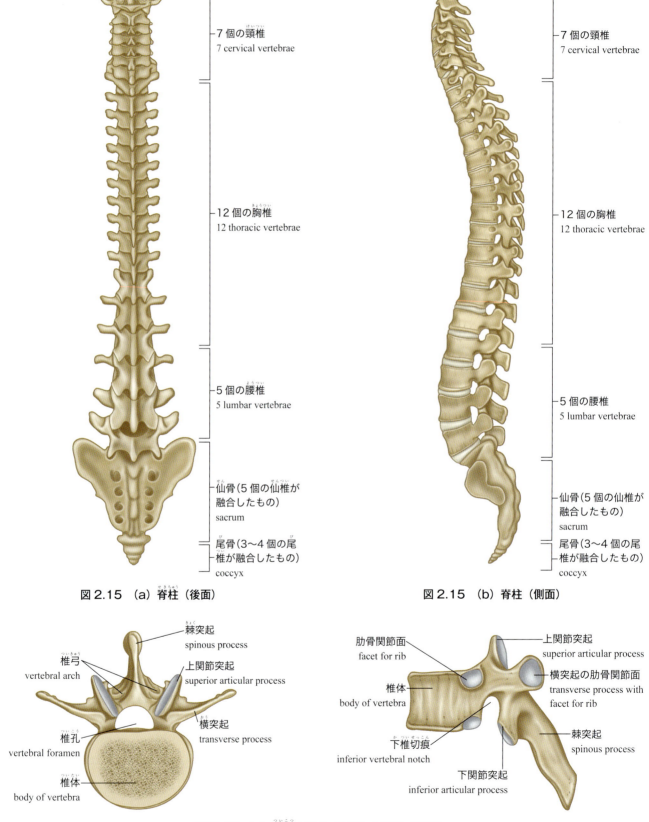

図2.15 (a) 脊柱（後面）

図2.15 (b) 脊柱（側面）

図2.15 (c) 椎骨：腰椎（上面）と胸椎（側面）

## 胸郭から骨盤部まで

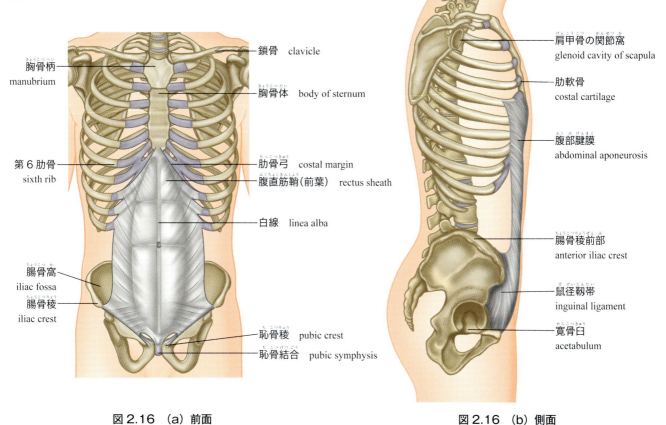

図2.16 （a）前面

図2.16 （b）側面

## 肩甲骨

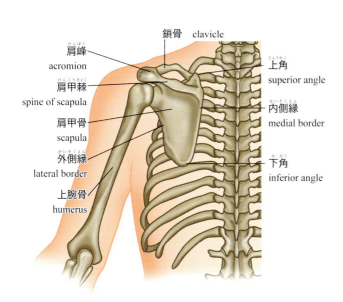

図2.17 後面

## 頭蓋から胸骨まで

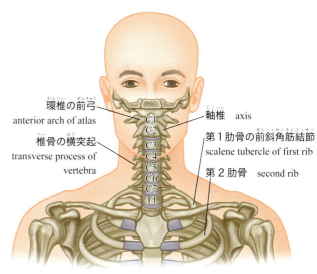

図2.18 前面（下顎骨と上顎骨は取り除かれている）

## 頭蓋から上腕骨まで

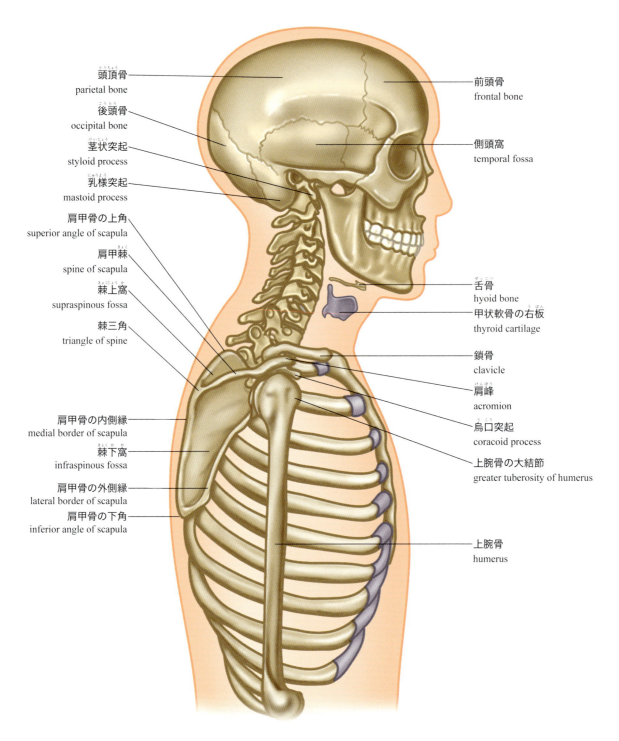

図2.19　側面

# 関節（滑膜性連結）

関節には**滑液** *synovial fluid* を含む関節窩がある．これらの関節は自由に動く，すなわち可動関節であり，次のような多くの特徴をもつ．

- 関節軟骨（硝子軟骨）：これらは関節を形成する骨の骨端を覆う．
- 関節窩：これは潤滑作用のある滑液で満たされているため，実際の空間というよりも潜在的な空間である．関節窩は**関節包** *articular capsule* として知られる二重の包によって閉ざされている．関節包の外層（線維膜）は強靱かつしなやかで，関節骨の骨膜に続く線維性の結合組織である．関節包の内層（**滑膜** *synovial membrane*）は関節包を裏打し，硝子軟骨で覆われた場所以外のすべての関節内表面を覆う，疎性結合組織から成る滑らかな膜である．
- 滑液：これは関節包内の空隙を埋める．この粘性の高い液体は関節軟骨内でもみられ，軟骨間の摩擦を減らす薄い膜の役割を果たす．動作により関節が圧縮されると滑液は関節軟骨から押し出される．圧が除去されると滑液は元に戻る．滑液は，血管が乏しい軟骨に栄養を与える．滑液はまた，食細胞（他の細胞，細菌，異物粒子などを貪食する細胞）を含み，細菌や細胞老廃物を関節腔から取り除く．滑液の量は関節ごとに異なるが，関節軟骨間の摩擦を減らす薄い膜を形成するには常に十分である．関節が損傷されると，過剰な滑液が作られ，特徴的な関節の腫れが生じる．後に滑膜はこの過剰な滑液を再吸収する．
- 側副靱帯，副靱帯：これらは関節の強さや動きを限定する．関節は多くの靱帯で補強される．靱帯は，**関節包靱帯** *capsular ligament*（関節包の線維膜が厚くなった部分），もしくは関節包とは離れたところに位置する独立した**側副靱帯** *collateral ligament* のいずれかである．それらの量と関節の周りにおける位置によって，靱帯は望ましくない動きを防ぐだけでなく，特定の方向への動きを制限する．靱帯は常に骨と骨をつなぐが，一般的には多くの靱帯が存在する関節ほど強靱である．
- 滑液包：液体で満たされた嚢で，しばしば関節運動の衝撃を緩衝する．滑液包は滑膜に包まれており，滑液を含む．腱と骨，靱帯と骨もしくは筋と骨の間に存在し，クッションとして働くことで摩擦を減らしている．
- 腱鞘：腱を摩擦から守るため，その周りを包み込む．腱鞘はしばしば関節に近接しており，滑液包と同じ構造をもつ．
- 関節円板（関節半月）：衝撃吸収装置として働き（恥骨結合の線維軟骨板のように），いくつかの関節に存在する．たとえば，膝関節の**内側半月** *medial meniscus* と**外側半月** *lateral meniscus* とよばれる三日月状の2つの線維軟骨円板は大腿骨と脛骨の内側顆と外側顆の間にそれぞれ存在する．

## 滑膜性関節に関する留意点

- 部分的に関節内を走る腱，すなわち関節包内腱も存在する［訳注：関節包内腱の表面は滑膜で覆われている］．
- 多くの靱帯の線維は大部分が関節包の線維と一体化しており，しばしば関節包と靱帯の境界は不明瞭である．
- 靱帯は，関節内にある場合は関節包内靱帯（または関節内靱帯）とよばれ，関節包の外側にある場合は関節包外靱帯（または関節外靱帯）とよばれる［訳注：関節包内靱帯の表面は滑膜で覆われている］．
- 膝関節の多くの靱帯は，筋腱の延長またはその変化したものであるが，より一般的な安定化作用のある腱と区別するため，靱帯に分類される．1例として大腿四頭筋からの膝蓋腱がある．
- ほとんどの関節は近接する関節との間にさまざまな滑液包をもつ．

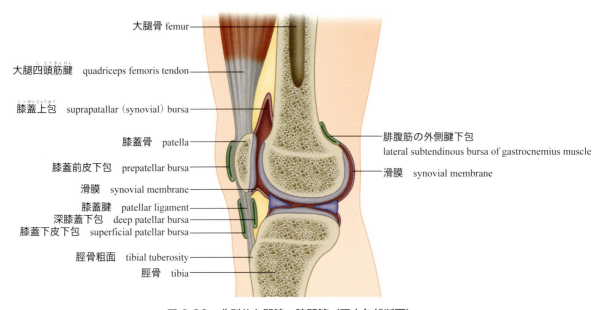

図 2.20　典型的な関節：膝関節（正中矢状断面）

## 関節（可動関節）の分類

関節には平面関節（滑走関節），蝶番関節，車軸関節，球関節，顆状関節，鞍関節，楕円関節などがある．これらの各関節を以下で解説する．

### 平面関節（滑走関節）

**平面関節** *plane joint* では，主に平面もしくはわずかに弯曲した2つの面がお互いに滑る際に動きが生じる．例：肩鎖関節，手根間関節，足根間関節，椎間関節，仙腸関節．

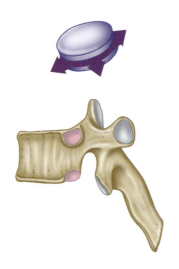

### 蝶番関節

**蝶番関節** *hinge joint* では，動きは箱のフタの蝶番のように単一の横軸の周りだけで生じる．骨の隆起が別の骨の凹状もしくは円柱状の関節面と適合して，屈曲と伸展が可能となる．例：指節間関節，肘関節，膝関節．

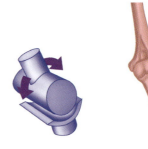

### 車軸関節

**車軸関節** *pivot joint* では，門の蝶番のように，垂直軸の周りに動きが生じる．骨の柱状の関節面が，骨または靱帯から成る輪にはまって，その中で回転する．例：軸椎の歯突起が環椎の穴（歯突起窩）にはまり，頭が左右に回転する．また，肘にある上橈尺関節では，尺骨に固定された靱帯の「輪」（橈骨輪状靱帯）の中で丸い橈骨頭が回転する．

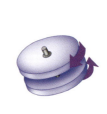
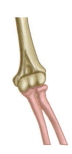

## 球関節

球関節 *ball and socket joint* では，一方の骨の球状もしくは半球状の骨頭が他方の骨の凹状の軸受内で回転して，屈曲，伸展，内転，外転，分回し運動，回旋が可能となる．すなわち，この関節には運動軸が多数あり（多軸性），かつあらゆる関節のうちで可動域が最も大きい．例：肩関節，股関節［訳注：球関節の異型で，関節窩が深く，臼状関節ともよばれる］．

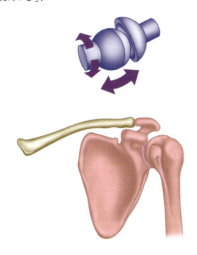

## 顆状関節

顆状関節 *condyloid joint* では，関節頭は球関節と同様に球状の関節面をもち，それらが凹状の関節窩に適合する．そして球関節と同様に屈曲，伸展，外転，内転，および分回し運動が可能である．しかし，関節周囲の靱帯と筋の配置により，垂直軸周りでの能動的回旋は不可能である．例：中手指節関節（母指を除く）．

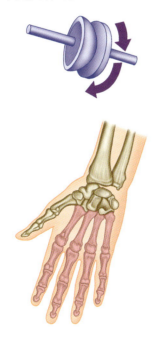

## 鞍関節

鞍関節 *saddle joint* は顆状関節に似ているが，馬の背と鞍のように適合する凸面と凹面を双方の関節面にもつ点で異なる．この関節は，顆状関節より大きな運動が可能であり，たとえば母指を他の指に対立させることができる．例：母指の手根中手関節．

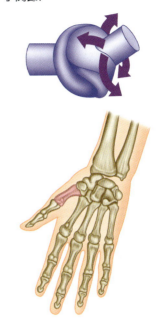

## 楕円関節

楕円関節 *ellipsoid joint* は実際上，球関節に似ているが，関節面は球状ではなく，楕円状である．回旋を除き，球関節と同様の動きが可能である．回旋は関節面が楕円状を成すために不可能である．例：橈骨手根関節．

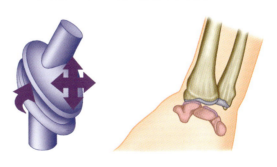

図 2.21　動き模型を伴う各関節の例

# 筋骨格系の力学

## 起始と停止

本章の初めに，筋の起始と停止について簡単に考察した．大部分の運動において，筋の一方の付着部は相対的に不変であり，その反対側の付着部が動く．動きが比較的不変である付着部を筋の**起始** origin とよび，その反対側の付着部を**停止** insertion とよぶ．筋を扉を閉めるスプリングに例えるならば，門柱が起始で，扉自体が停止となる．

しかしながら，体内では，筋の配列がそれほど明確なものは少ない．というのも，その筋が関連する運動によっては不変な側と可動する側が逆転するためである．たとえば，胸部に付着する上肢の筋は通常，体幹に対して上腕を動かす．これは，その起始が体幹であり，それらの停止が上肢であることを意味する．しかし，懸垂では，上肢は固定され，固定された上肢に引っ張られて体幹が動くことになる．このように停止が固定され，起始が動く状況では，筋は**逆作用** reversed action をするといわれる．筋が逆作用で働いている状況は非常に多いため，起始や停止といった用語は用いず，単に「付着部」とよぶことで混乱を防ぐ場合がある．

実際には，近位（体幹または体幹に近い部位）にある筋の付着部は，通常，起始とよばれ，より遠位（四肢の付け根または体幹から遠い部位）にある付着部は停止とよばれる．

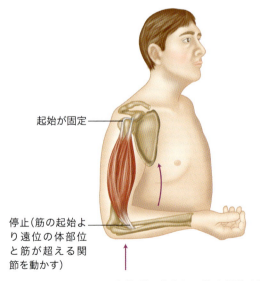

図 2.22　起始が固定され，停止が動く筋

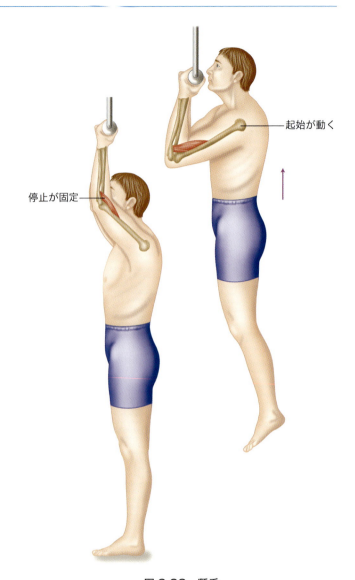

図 2.23　懸垂
停止が固定され，起始が動く（逆作用 reversed action）．

## 筋のグループ作用

筋は共同したり，拮抗したりして働くことで多くの動きを可能にしている．それゆえに，1つの筋がどのように作用しても，その作用に拮抗する作用をもつもう1つの筋が存在する．筋はまた，その筋がはさむ関節以外の場所で生じる動きを可能にするための，付加的な支持作用や安定化作用も有している．

筋は次の4つの機能グループに分類される：
1. 主動筋または作動筋
2. 拮抗筋
3. 共同筋
4. 固定筋

## 主動筋または作動筋

**主動筋** prime mover（または**作動筋** agonist）は，収縮すると特徴的な動きを引き起こす筋である．1つの例は，肘関節屈曲の主動筋である上腕二頭筋である．その他の筋は，より小さな作用ではあるが同じ動きを引き起こすことで主動筋を支援する．そのような筋は**補助動筋** assistant (secondary) movers とよばれる．たとえば上腕筋は，肘関節屈曲時に上腕二頭筋を支援するので，肘関節屈曲の補助動筋である．［訳注：上腕筋は，上腕二頭筋とともに肘関節屈曲の主動筋ともみなされる．図2.24 参照］

## 拮抗筋

関節をはさんで主動筋の反対側に位置する筋で，主動筋が収縮するのを可能にするために弛緩しなければならない筋は**拮抗筋** antagonist とよばれる．たとえば，上腕の前部に位置する上腕二頭筋が収縮して肘関節が屈曲する際，上腕の後部に位置する上腕三頭筋は弛緩してこの動きが生じることを可能にする．動きが逆の場合，すなわち肘関節の伸展時には上腕三頭筋が主動筋となり，上腕二頭筋が拮抗筋の役割を果たす．

## 共同筋

**共同筋** synergist は，主動筋が収縮した際に起こりうるあらゆる不要な動きを阻止する．このことは主動筋が2つ以上の関節を超える場合にとりわけ重要である．なぜならば，他の筋がその関節の1つを固定するように働かない限り，主動筋が収縮するときに両方の関節に動きが生じるからである．たとえば，指を屈曲させる筋は指節間関節だけを超えるだけではなくて手関節も超えるので，両関節に動きを引き起こす可能性がある．しかしながら，共同筋として働いて手関節を固定する他の筋が存在するので，手関節を屈曲することなしに指を屈曲して握り拳をつくることができる．

主動筋は1つ以上の作用をもっているので，共同筋もまた同様に1つ以上の作用により不要な動きを排除する．たとえば，上腕二頭筋は肘関節を屈曲するが，前腕を回外もさせる（ねじをしっかり締める際のように，前腕を回旋する）．したがって，回外を伴わずに前腕を屈曲しようとすると，他の筋が収縮して回外を阻止しなければならない．このような場合，回外を阻止する共同筋は**中和筋** neutralizer とよばれることがある．

## 固定筋

共同筋が主動筋の起始を固定することによって，主動筋の作用に安定した起点を与える場合は，共同筋は特に**固定筋** fixator または**安定筋** stabilizer とよばれる．上肢を動かす場合に肩甲骨を安定化（固定化）する筋は，この典型例である．腹筋（上体起こし）運動はもう1つの典型例である．腹筋は胸郭と骨盤に付着する．腹筋が収縮すると腹筋運動が起こるが，この際，殿部の屈筋群は，腹筋が骨盤を後方へ傾けることを阻止する固定筋として協力的に働き，骨盤が動かないままで体幹を前方へ曲げることが可能になる．

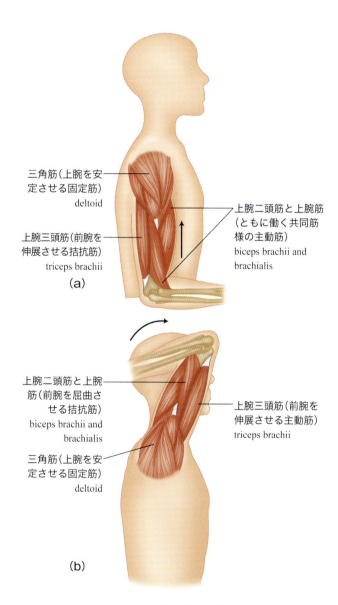

**図2.24　筋のグループ作用**

(a) 肘関節での前腕の屈曲，(b) 肘関節での前腕の伸展（主動筋と拮抗筋の逆転した役割を示す）．

## てこの作用

　古典的な生体力学では，骨，関節，筋は一緒になって体の中でてこのしくみを形成し，与えられた運動に必要な相対的な強さ，範囲，速度を最適化すると考えられている．関節は支点として作用し，筋は力点として作動力を与え，骨は可動部（作用点）の重さを支える．

　支点の近くに付着する筋は，遠位に付着する筋よりも作動力が弱くなる．しかし，力点から支点までの長さが短い場合，力点を動かすことで得られる作用点の移動距離が増幅するため，より広範囲に速い動きを出力することができる．この原理を股関節の内転筋に関連させて図2.25に示す．より大きな荷重を動かすように配置された筋（この場合，長内転筋）は，力学的利点を有するといわれる．支点の近くに付着する筋は力学的に不利な条件で動作するといわれるけれども，より大きく迅速に荷重を動かすことができる．

　図2.26-2.28はそれぞれ第1，第2，第3のてこの相違を体内の例とともに示す．

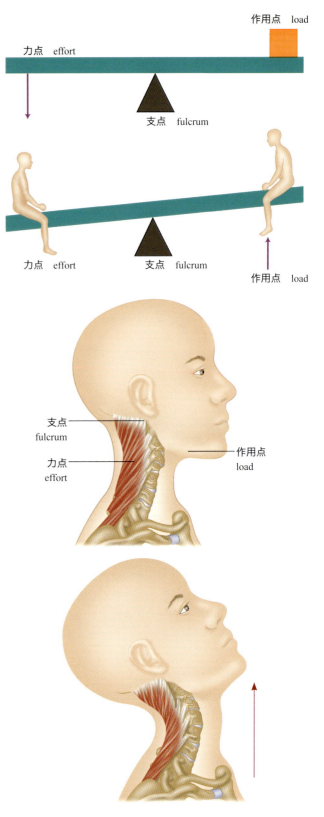

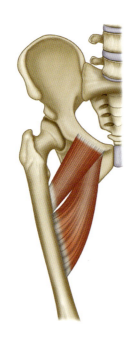

**図2.25**
恥骨筋は長内転筋よりも運動軸（支点）の近くに付着している．したがって，恥骨筋は股関節の弱い内転筋であるが，1 cmあたりの収縮で生み出す下肢の動きがより大きい筋である．

**図2.26　第1のてこ**
各要素の相対的位置関係は作用点–支点–力点である．例としてはシーソーやハサミが挙げられる．体では，頭部と頸部を伸展する動きがその例である．ここでは，顔面の構造が作用点に，環椎後頭関節が支点に，項の筋肉が力点に相当する．

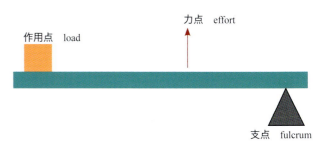

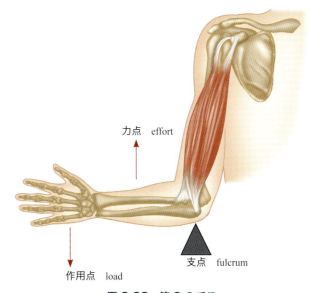

**図2.28 第3のてこ**

各要素の相対的位置関係は作用点–力点–支点である．ピンセットがその1例である．体では，ほとんどの骨格筋がこの様式で作動する．1例は前腕の屈曲である．ここでは手に保持される物体は作用点に，上腕二頭筋は力点に，肘関節は支点になる．第3のてこを使用すると，速さと可動域が増し，パワーが犠牲になる．

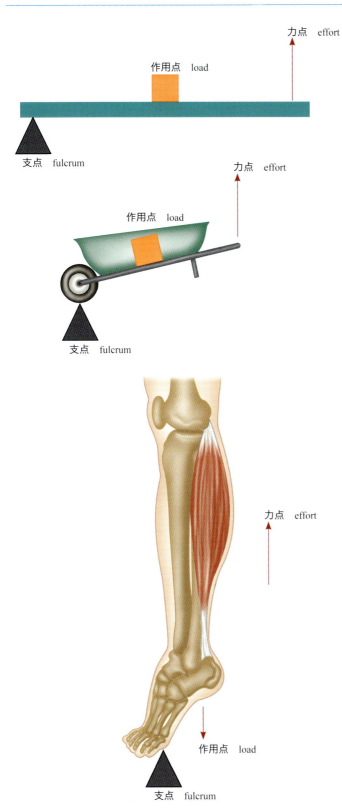

**図2.27 第2のてこ**

各要素の相対的位置関係は支点–作用点–力点である．最もよい例は手押し車である．体では，立位で地面から踵を上げる動作がそれに相当する．ここでは趾球が支点に，体重が作用点に，ふくらはぎの筋群が力点になる．第2のてこを使用すると，速さと可動域が犠牲になり，パワーが増す．

## 骨格運動を制限する筋要因

特定の点を超えて筋は収縮や伸張ができないことが，体の動きに実際上の妨害になることがある．これらを以下で概説する．

### 受動的機能不全

2つの関節をはさむ筋を**二関節筋** biarticular muscle とよぶ［訳注：一般的には，2つ以上の関節をはさむ筋をすべて二関節筋という］．これらの筋は，弛緩するよう鍛錬されていない限り，両方の関節を同時に完全に動かすのに十分な働きができないであろう．たとえば，ほとんどの人は，足のつま先に触れるためには膝を曲げる必要がある．これは，膝関節を曲げずに股関節を屈曲できるほど，ハムストリングス（股関節と膝関節をはさむ筋）が十分に伸張することができないためである．同じ理由で，膝が屈曲時は，膝が伸展時よりも，胸に大腿部を引くことがたやすい．この制限は受動的機能不全とよばれる．つまり受動的機能不全とは一定の割合以上に筋を伸張することができないことである．

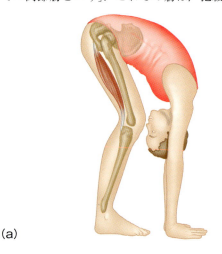
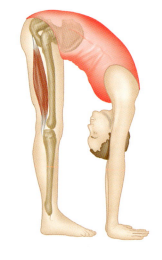

図 2.29　受動的機能不全の例1
(a) 膝を曲げなければ足のつま先に触れることができないということは，ハムストリングスの受動的機能不全があることを意味する．(b) 膝を伸ばしたままで足のつま先に直接触れることができるということは，ハムストリングスの受動的機能不全がはるかに軽いことを意味する．

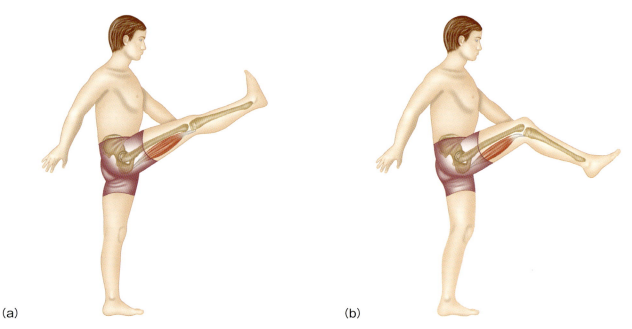

図 2.30　受動的機能不全の例2
(a) 膝を伸展して行うハイキックは，ハムストリングスが受動的機能不全を克服するように訓練された場合のみ可能である．(b) たいていの人は，ハムストリングスの受動的機能不全のために膝が屈曲し，ハイキックをうまく行えない．

**能動的機能不全**

能動的機能不全は受動的機能不全の逆である．受動的機能不全は一定の割合以上に筋が伸張しないことに起因するが，能動的機能不全は筋が一定量以上収縮できないことである．たとえば，ほとんどの人は，ハムストリングスの上部が伸び，下部が短縮することにより，膝・股関節屈曲位で踵と殿部を近づけることができる．しかし，股関節が伸展時には，通常，膝を完全には屈曲ができない．これは，股関節が伸展時にはハムストリングスがすでに短縮していることから，ハムストリングスに残っている「短縮力」が十分でなく，膝を完全に屈曲することができないためである．

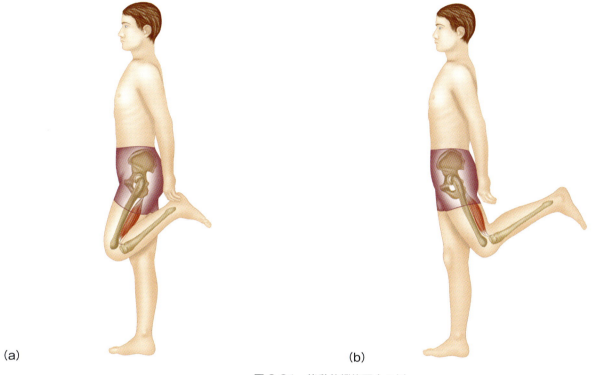

図 2.31 能動的機能不全の例
（a）股関節の屈曲時には，股関節でハムストリングスが引き伸ばされた状態となり，それらの収縮により膝関節を完全に屈曲できる．（b）股関節の伸展時には，短縮したハムストリングスがそれ以上収縮できず，膝関節を完全には屈曲させることができない．

**共働運動**

　ランニングで地面を蹴り上げるときのように膝の伸展と同時に股関節の伸展が要求される状態では，非常に有用な現象として知られている**共働運動** concurrent movement である．共働運動の概念を理解する上で最初に覚えておくべき点は，ハムストリングスの収縮により股関節の伸展と膝関節の屈曲がそれぞれ単独にもしくは同時に可能になることである．ランニングの例を詳細に分析すると，次のことが観察できる：

- 足が地面を蹴りだす際，ハムストリングスは収縮して股関節を伸展させる．
- 一方，固定筋群はハムストリングスによる膝関節の屈曲を防止する．
- その結果，ハムストリングスはその上端（起始）でのみ短縮するが，下端（停止）は伸張したままである．
- 股関節を伸展するハムストリングスの作用に対する拮抗筋である大腿直筋は，ハムストリングスを収縮させるために相反抑制（p.16 参照）により弛緩する．
- 股関節が完全に伸展すると，すでに伸張した大腿直筋はそれ以上は伸張できないので，膝関節を伸展させる．
- したがって，大腿直筋はその上端が伸張し，下端が短縮する．
- 共働運動では，ハムストリングスと大腿直筋のそれぞれの両端が同時に短縮や伸張をしないことで受動的機能不全や能動的機能不全を避ける．すなわち，筋の一端が短縮すると同時に他端は伸張し，またもう1つの筋ではその逆の動きが起こる．図 2.32 はこの概念を説明している．

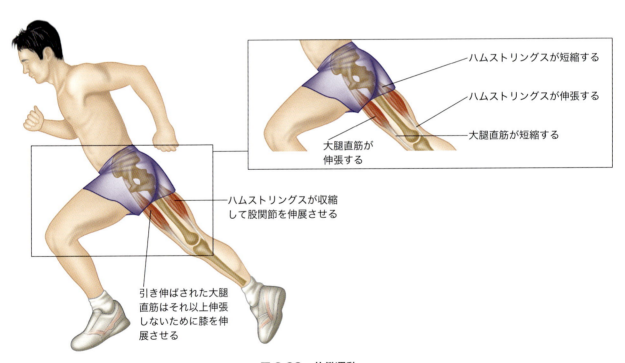

図 2.32　共働運動

## 対向運動

ボールを蹴るときのように，膝の伸展と同時に股関節の屈曲が要求される動作では，**対向運動** *countercurrent movement* が生じる．キック動作の例をより詳細に分析すると次のことが観察できる：

- ボールを蹴る動作では，大腿直筋は主動筋として股関節を屈曲させ膝を伸展させる．
- したがって，大腿直筋の上部および下部の両方が短縮する．
- 相反抑制によりハムストリングスが弛緩し，その両端が伸張してキック動作が可能となる．
- 大腿直筋は運動が行われるとすぐに弛緩するが，その運動のモーメントにより脚を前方に押し出す．
- この段階で，ハムストリングスは，収縮して脚が前方に動くときの「ブレーキ」として働く．

対向運動は，拮抗筋がまず弛緩し，後に適切なタイミングで収縮して過剰に伸張している筋と腱からのモーメント力を阻止することを保証することで損傷を防ぐ．この原理に基づく動作がいわゆる弾道運動である．強力な弾道運動をやりすぎると，そのモーメントにブレーキをかける拮抗筋の力を超える大きなモーメント力が生じてしまう．そうした例では筋と腱に損傷をきたすことがまれではない．

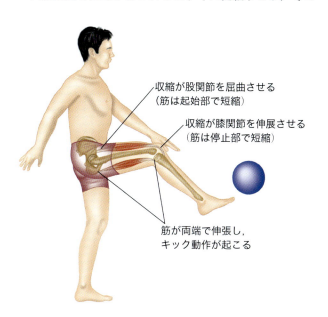
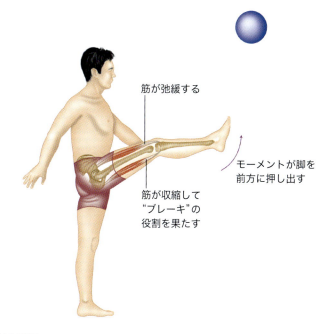

図 2.33　対向運動

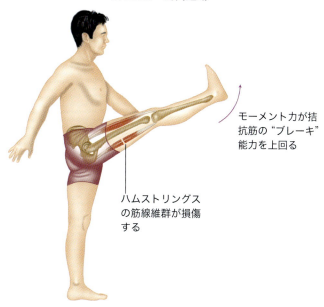

図 2.34　過度の弾道ストレッチによって生じる損傷

## 体幹の安定性

日常生活では，安定化や動作のために骨格筋が働く（「筋のグループ作用」で概説した．p.30参照）．安定化筋群は，姿勢を保つことに加え，他の筋群が働いて体を動かすことができるように，一定の位置で"プラットフォーム"として体を保持する．

安定化筋群は体の深部に位置する傾向がある．姿勢を維持したり，安定したプラットフォームを維持するために，これらの筋の線維群は最小限の収縮を持続的に行う．すなわち，安定化筋群は持久力をもち，遅筋線維に富む（「赤筋（遅筋）線維と白筋（速筋）線維」，p.14参照）．姿勢アライメントが悪かったり運動をあまりしない生活をしていると，安定化筋群の筋張力が不十分な傾向がでて，姿勢のさらなる悪化や機能的動作を安定させる能力の減少が生じる．

安定化筋群は十分に使われないと神経インパルスがそれらの筋へ伝達されにくくなる．これを**乏動員** poor recruitment とよぶ．これは筋を動かさない状態が長期間続くと，その筋を使うために再支配することがより困難であることを意味する．したがって，多くの現代人にとって，無視されている深部の姿勢筋に特化したエクササイズを行う利点はあろう．

四肢の動きに対する安定したプラットフォームとして体幹を維持することは特に重要である．体の中核である体幹または体の中心部が安定したプラットフォームになれば，**体幹の安定性** core stability をもたらすことになる．安定化した体幹は，どんな動きや重力にも妨げられることなく，体幹の中心部を硬く維持できる．体幹の安定性に関与する筋は，理学療法・ピラティス・太極拳・ハタヨガなどで用いられる特に支持訓練や安定化訓練によって再訓練することが可能である．要するに，体幹の安定性とは，深部筋を上手に動員して脊椎の自然な弯曲（中間位アライメント）を体のすべての動作において維持することといえよう．

良好な体幹の安定性は，脊柱を安定させるために収縮を調整する体幹筋の深部安定化作用によるものである．それはポールやマストの周囲をガイドロープで締めつけることで強度を与え，その位置を維持することに例えられる．

体幹の安定化筋群は，集合して**インナーユニット** inner unit として知られている構造体を形成する．これらの筋群は，腹横筋，多裂筋群，骨盤底筋群，横隔膜，および内腹斜筋の後部線維である．インナーユニットと調和して働きながら手足の動きを生じさせる主な筋は，**アウターユニット** outer unit または**グローバル筋** global muscle と総称される．これらは，脊柱起立筋群，内・外腹斜筋，広背筋，殿筋群，ハムストリングス，内転筋群である．体幹の安定性が身体力学のいくつかの補助因子によってどのように強化されるかについて，その概要を以下で述べる．

### 胸腰筋膜の利得

腹横筋の収縮によって腹壁が引っ張られると，内腹斜筋は相乗的に作用して胸腰筋膜（脊柱を包み込み，深部体幹筋を脊柱に連結する）を引っ張る．これは次に力を腰椎に伝え，腰椎の支持と安定化を補助する．これを**胸腰筋膜の利得** thoracolumbar fascia gain とよぶ．より具体的に言うと，胸腰筋膜の増加した張力は，脊柱起立筋群および多裂筋群を圧迫し，脊柱を屈曲する力に対して収縮による抵抗を促す．古典的な例えをすれば，テントの主構造を支えるために一緒に働くテントのガイドロープの機能である．

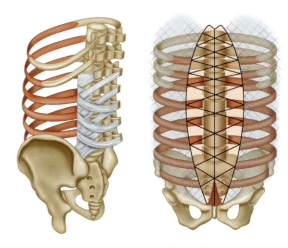

図2.35 胸腰筋膜の利得
胸腰筋膜の増加した張力は，脊椎起立筋群および多裂筋群を圧迫し，脊柱を屈曲する力に対して収縮による抵抗を促す．

上記の知見に加えて，傍脊柱筋群（棘間筋と横突間筋，p.118–121参照）は，靱帯様に働いて隣接する脊椎への個々の安定化効果を及ぼす限りにおいて，体幹の安定性に寄与することが研究により示された．

これら深部の体幹筋の動員については，いつ，どのように動員されるかも重要である．体幹の安定性理論の研究で名高いHodgesとRichardson（1997）は，四肢が動くとき，腹横筋と多裂筋が先に共同収縮することを示した．この知見は，他の部位でなんらかの動きが生じる前に，腹横筋と多裂筋は腰椎にかかるであろう動的な力を予測するとともに，その領域をあらかじめ安定化することを示唆している．

## 腹腔内圧（Intra-abdominal Pressure：IAP）

骨盤底筋群・内腹斜筋・腰部筋群で共同収縮が起こるとともに，腹横筋によって腹壁が内方に引っ張られると，腹腔内の圧力が上昇する．すると，腹直筋を包む腹直筋鞘の張力が高まる．腹直筋鞘は内腹斜筋と腹横筋に付着して腹部を効果的に囲んでいるため，その張力の上昇によって，加圧したバルーンのように腹部内圧は上昇する．この結果，体幹の安定性がさらに増すことになる．実際，重量上げや投球で息を止めたときにこのことを明らかに経験しており，その際に横隔膜と骨盤底筋群の収縮を感じることができる．

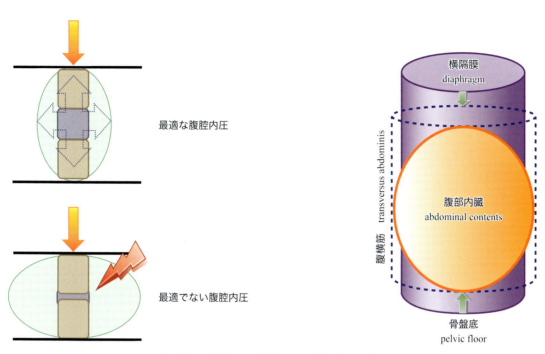

図2.36　胸腔および腹腔内の最適圧力レベルの発生

# バイオテンセグリティ
## ―21世紀のバイオメカニクス

John Sharkey, M.Sc./Stephen M. Levin, M.D.

『骨格筋ハンドブック』のこの新版では，LevinとJohn Sharkey博士がこの分野の最近の研究に沿って筋の知見を更新している．われわれは今，各筋の「起始」と「停止」が，筋，靱帯，筋膜，骨の相互関係の単純化であることを学んだ．筋は，1つの連続体として他の筋，筋膜，血管鞘とつながっているので，それらの効果は広範囲にわたって分散して，複数の作用を有する（Huijing and Baan, 2001）．われわれは「起始」と「停止」よりも，「骨付着」とよぶべきだと考える．

また，すでに学んだとおり，筋は二相性（収縮しているかしていないかのどちらかであること）ではない．そうではなくて，筋は伸張または筋緊張の要素を常にもっている（Masi and Hannon, 2008）．これは，「主働筋」および「拮抗筋」という筋の古い概念は，共同収縮および共同作用でどのように働くかの理解によって置き換えられるべきであることを意味する．すべての筋は今や"共同筋"とみなされるべきである．

2つ以上の関節をはさむ筋は動かそうとする目標部位から筋が離れている場合でも閉鎖運動連鎖の一部としてその目標部位に重要な作用を及ぼす．例として魚の顎が挙げられる．魚の顎では，動作が起こる骨の連結部の近くに筋がないため，より近位の筋が力と速さを制御している．手指や足趾でも同様であり，手や足の筋は，つま先立ちや指を使ってのぶら下がり時の体重を単独で支えられるほど強くない．閉鎖運動連鎖を介して遠位の関節に力を与えられる筋は，より近位に位置する筋である．

筋機能のしくみに関するこの新しい考え方は，Levin（2002）によって提唱されたバイオテンセグリティモデルに一致する．このモデルは，これまで常識的な概念であった400年前の圧縮レバーモデルに取って代わりつつある．バイオテンセグリティモデルでは，生体構造は非線形的に挙動する．柔らかい粘弾性の物質で構築された低エネルギー消費型の開放系であると考える．このような集合体において，骨は，結合組織・筋膜・靱帯・筋から成る複雑で連続的な張力ネットワークに編み込まれた，圧縮性のあるハブとみなされる．筋膜構造の連続的な張力ネットワークは，運動系に組み込まれている軟部組織として現在知られているものに相当する．運動系は，張力性成分と圧縮性成分（それぞれ軟部組織と骨にあたる）が統合して全体として機能する．

新しいパラダイムを理解したり受け入れたりすることは常に容易であるとは限らない．一見してそれが直観に反したものである場合は特にそうである．本書の前版が出版された2008年以来，ヒトの動作研究は進展し，より正確な理解が可能となった．ニュートン力学に基づいた現在の生体力学のパラダイムは，著名な専門家による研究や論文を通じて疑問が投げかけられている（Sharkey, 2014）．ヒト（そしてすべての生物）がどのように動作を行うかは，新たな研究と仮説が説明する．たとえばBartelink（1957）は，ヒトの動きを明らかにするために数学モデルを用いて，腹腔内圧という新たな概念を導入した．この概念は，ニュートン力学に基づく考え方に対する批判であった．つまり，Levinが述べるように，「ニュートン力学に基づいた現在の生体力学パラダイムが仮に正しいなら，3歳の孫を持ち上げる祖父は，そのときに掛かる力で脊椎を潰してしまうだろうし，釣人は釣竿の先端で魚を釣るだけで上肢をもぎ取られてしまう．また，歩くたびにわれわれの親趾の付け根の種子骨は砕けてしまうことになる」．多くの大家は，力の産生とそれに伴う動作を説明するための従来のヒトの生体力学システムは欠陥を含むものであると考えている．

ヒトが重い物を持ち上げる力をいかに生み出すかについては，腹腔内圧で説明できるとされた．しかしこの考えは，Gracovetsky（1988）には認められなかった．Gracovetskyによれば，250 kgの重量挙げを成功させるためには血圧の20倍（ヒトの血管を破裂させるのに十分な圧）まで腹腔内圧を上げる必要がある．その上，脊柱起立筋群が支持できる最大荷重はおよそ50 kg以下であるという．Gracovetskyが考えた仮説の1つは，体幹が屈曲して脊柱起立筋が伸張限界になる点に達すると，胸腰筋膜が荷重を支えるというものである．立位に戻る際，体幹が直立姿勢に近づくと，胸腰筋膜が弛緩し，脊柱起立筋群が再び荷重を支えるようになる．腹横筋が収縮すると，棘突起の先端の近くにある外側縫線が前方に引っ張られることにより腰椎の前弯は維持される．この仮説は，胸腰筋膜がそのような動きを開始させられるほど十分に強い張力を生み出すことができるならば，腹腔内圧の概念に取って代わるものとして妥当である．しかしそれには，力の変換および産出（生成）が胸腰筋膜内でなされる必要があろう．

1つの統一した全体としてヒトを捉えるのではなく，各部位に分けて人体を分析するアプローチでは，限界と制約があることは，Tom Myers著『Anatomy Trains』（2001）で細やかにわかりやすく解説されている．人体には上腕骨と尺骨をつなぐボルトや大腿骨と脛骨をつなぐボルトはない

# 2 骨格筋，筋骨格系力学，筋膜，バイオテンセグリティ

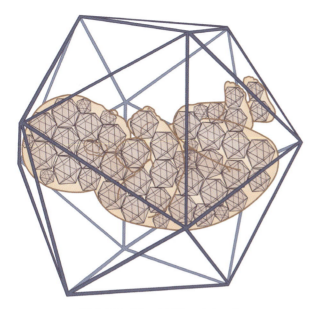

**図2.37 正二十面体の赤ちゃん**
1つの大きな正二十面体の中に複数の正二十面体がある．バイオテンセグリティのフラクタル性に加え，生命体の構成あるいは構造的足場を表現している．

が，車や建物のほか，非生物学的構造にはボルト，ネジ，レバーが必要である．人体は，個々の部位が工場で組み立てられてできるのではなく，ヒトの最も大きい細胞である卵子と最も小さい細胞である精子が合体して生じる．2個が4個になり，4個が8個になり，8個が16個になり，以後同様に続く．それぞれの細胞は，スペースが組織になるまで隣り合う細胞の複製物として増えていく．胚発生ではこの時点で細胞が分化し始める．細胞は最終的に，神経，消化器官，収縮性組織，眼球，肝臓，脾臓のほか，全体を構成するだけでなく全体にとってなくてはならない"部分"になる．

バイオテンセグリティは，骨格を，軟部組織が付着するフレームであるとみなす考えとは相反する．その代わりに，統合的で，自身に圧力が加えられている，連続的な筋膜ネットワークがあり，その中に不連続的で圧縮された支柱（骨格）が浮遊していると考える．

建築家のBuckminster Fullerは，「張力 tension」と「統合 integrity」の2つの言葉の組み合わせである「テンセグリティ tensegrity」という語を発案したことで高い評価を得ている（Sharkey, 2014）．1949年，Fullerの生徒だったアーティストのKenneth Snelsonは，テンセグリティの最初の浮遊圧縮構造を制作した．バイオテンセグリティ biotensegrity は，すべての生物の解剖学的構造としての力学的足場の概念を説明するモデルを表現するためにDr.Levin（2002）が作り出した語である．Scarr著『Biotensegrity: The Structural Basis of Life』（2013）は強く勧められる本である．

# 3 頭皮および顔面の筋

　頭蓋表筋はそれぞれ正反対に位置する2つの筋腹（左右にある）から成り，それらを結ぶ平たい腱組織によって頭蓋の前方から後方までを覆っている．前方の筋腹（膨隆部）は前頭筋，後方は後頭筋であり，両者はまとめて後頭前頭筋ともよばれる．頭蓋表筋または後頭前頭筋は，眉を引き上げるといった顔の表情をつくるのに重要な役割を果たす．

　耳（耳介）の外周の筋は前・上・後耳介筋であり，そのうち最も大きなものは上耳介筋である．前・上・後耳介筋は頭蓋表筋と同様に頭蓋を覆っている平たい腱である帽状腱膜につながっていて，反対の筋端は外耳の軟骨に付着している．これらの筋は頭皮や耳介の動きを補助する．

　眼瞼の筋には眼輪筋，上眼瞼挙筋，皺眉筋がある．眼輪筋は眼裂の周りを囲んでいる．この筋は眼窩部，眼瞼部，涙嚢部という3つの部位から成っていて，瞬きや強制的な閉眼に働く．上眼瞼挙筋は眼窩内に位置し，その筋膜は涙腺に直接付着している．この筋は主にまぶたを引き上げる作用がある．皺眉筋は眉弓にある小さな筋で，眉を下方および内側の両方に引くことで，しかめ面をしてしわを寄せる際の眉の動きに作用する．鼻部の筋には鼻根筋，鼻筋，鼻中隔下制筋がある．鼻根筋は鼻の最上部を覆い，鼻から額に橋を渡すように皮膜に付着していて，両眉の真ん中を引き下げる．また，この筋は前頭筋の働きを補助する作用ももっている．鼻筋は鼻の側面に位置し，鼻軟骨を圧迫（鼻孔圧迫）または拡張（鼻孔開大）する．鼻中隔下制筋はその名が示すように，鼻翼を下方に引き下げる．

　口の周囲には多数の筋がある．口輪筋は口裂と口唇の周りを取り囲んでおり，顔の表情をつくるのになくてはならない筋で，強制呼気を促す働きもある．上唇挙筋は顔の表情をつくる筋の1つで，上唇を引き上げる作用をもつ．口角挙筋はその筋膜が頬骨筋，口角下制筋（三角筋），口輪筋に直接つながっているため，顔の表情形成に重要な筋である．大頬骨筋と小頬骨筋はともに口，鼻，頬のつながりを補助する顔面筋である．下唇下制筋は下唇を引き下げる作用をもつ．この筋は下顎骨にあるその起始部においては広頸筋と結合し，下唇の皮膚に停止する．口角下制筋は下顎骨から起始し，口角にある口輪筋の筋膜に入り停止する．オトガイ筋はその名のとおりオトガイ隆起（顎先）から起始し，上外方に向かって走行し，下唇のほぼ真下の皮膚に停止する．この筋は疑念を抱いた際に現れる顔の表情をつくるのに重要な筋である．笑筋は顔の表情をつくる別の筋で，耳下腺を覆う筋膜から起始し，口角下制筋と同様に口唇軸と口角の皮膚に停止する．広頸筋は外皮系の筋である（馬はイライラさせる昆虫を追い払うのにこの筋を用いる）．この筋は顎部から下方では頸部や上1/4の胸部（時には肩部）までの皮下にある筋膜に付着することから，口部を下方に引く動きを補助する．頬筋は咀嚼運動に重要な筋であり，笑顔をつくる作用ももつ．また，新生児ではこの筋を使って吸乳を行う．

　咀嚼筋には咬筋，側頭筋，翼突筋がある．咬筋は咀嚼運動や下顎骨の拳上による閉口運動に働く主要な筋である．この筋は上顎骨の頬骨突起および頬骨弓の前2/3から起始し，下顎角および下顎枝の外側面と筋突起に停止する．咬筋と共同作用をもつ側頭筋は側頭窩と，頬骨，前頭骨，頭頂骨，蝶形骨，側頭骨を覆う側頭筋膜から起始し，下顎骨の筋突起の先端（中央および側面）と下顎枝の前縁に停止する．側頭筋が短縮して堅くなると，歯を食いしばることになるため，歯を覆う歯根膜内の感度の高い固有感覚器が損傷を受ける．内側翼突筋は下顎骨を拳上し，閉口運動に作用する．一方，外側翼突筋は下顎骨を下制して開口運動を補助するほか，顎を左右に動かす作用ももっている．これらの筋は翼状突起外側板および上顎結節から起始し，内側翼突筋は下顎角の内側面（窩）に停止し，外側翼突筋は下顎頸と顎関節の関節包と関節円板に停止する．

　以上の筋群のうち，上眼瞼挙筋は動眼（第Ⅲ脳）神経によって，咀嚼筋は三叉（第Ⅴ脳）神経の第3枝である下顎神経によって，それ以外の筋（表情筋）は顔面（第Ⅶ脳）神経によってそれぞれ支配される．

# 頭皮の筋群

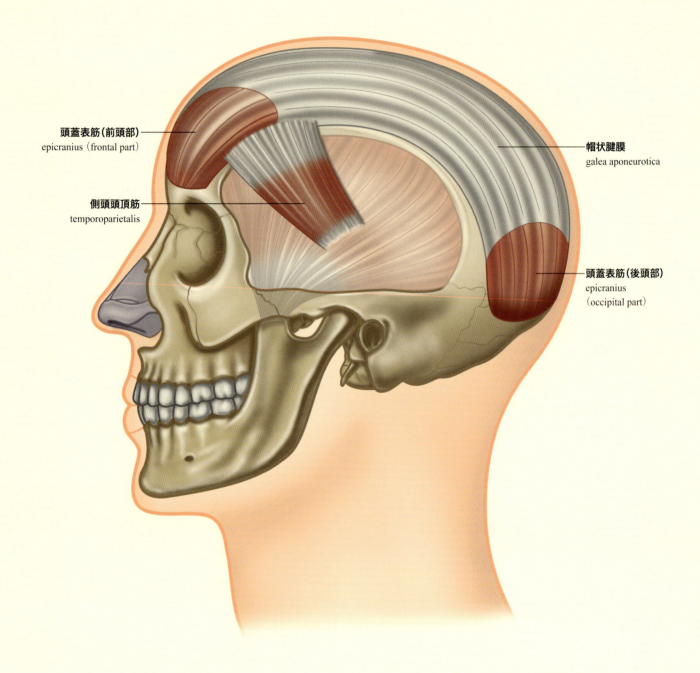

# 頭蓋表筋―後頭筋　epicranius―occipitalis

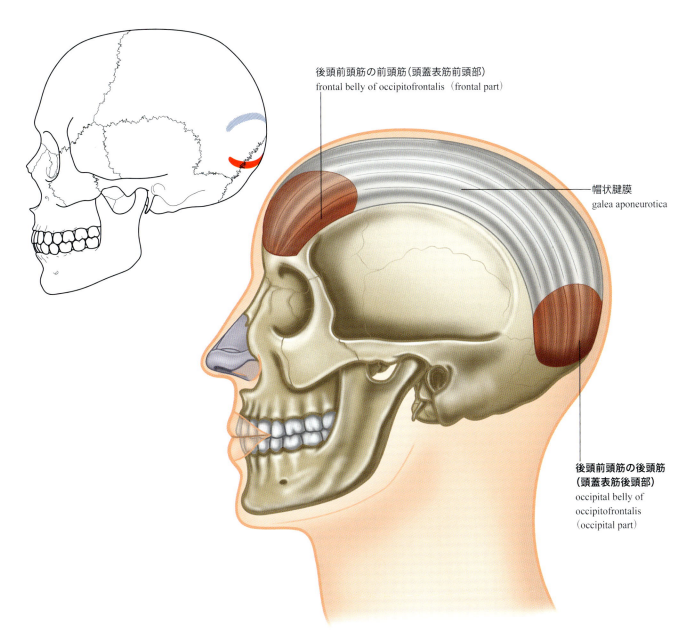

ラテン語の occiput は「後頭部」の意味．

頭蓋表筋（後頭前頭筋）は実質的には2つの筋（後頭筋と前頭筋）が帽状腱膜とよばれる腱膜でつながっているが，それはヘルメット（ラテン語の galea）に似ている形状をしているためそうよばれている．

● **起　始**（■で示す）
後頭骨の最上項線の外側2/3．側頭骨の乳様突起

● **停　止**（■で示す）
帽状腱膜（前頭筋に続く膜状の腱）

● **作　用**
頭皮を後方に引く．眉を引き上げ，額にしわを寄せる際に前頭筋を補助する．

● **支配神経**
顔面（第Ⅶ脳）神経（後耳介枝）

● **頭蓋表筋―後頭筋の主要な機能運動**
顔の表情をつくる．

# 頭蓋表筋—前頭筋　epicranius—frontalis

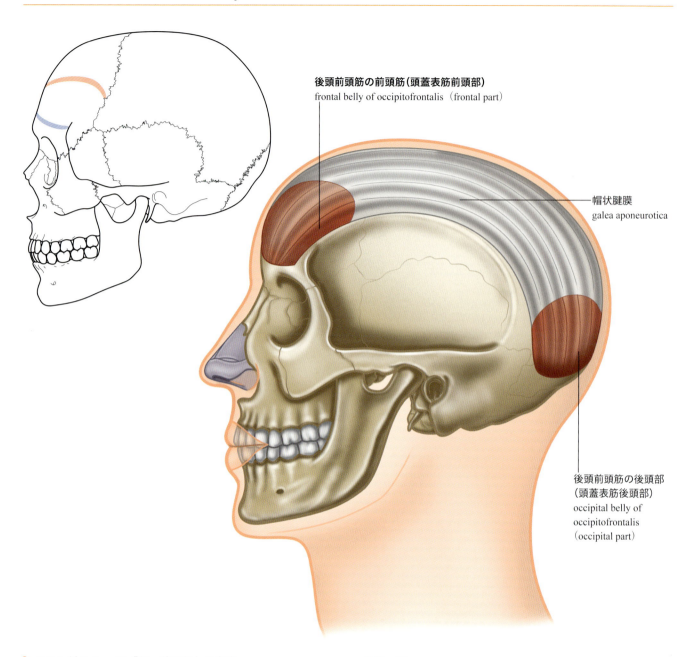

ラテン語の *frons* は「額，前頭部」の意味．

頭蓋表筋（後頭前頭筋）は実質的には2つの筋（後頭筋と前頭筋）が帽状腱膜とよばれる腱膜でつながっているが，それはヘルメット（ラテン語の *galea*）に似ている形状をしているためそうよばれている．

● 起　始（■で示す）
帽状腱膜（後頭筋に続く膜状の腱）

● 停　止（■で示す）
眼と鼻の上方の筋膜および皮膚

● 作　用
頭皮を前方に引く．眉を引き上げ，額の皮膚に水平方向にしわを寄せる．

● 支配神経
顔面（第Ⅶ脳）神経（側頭枝）

● 頭蓋表筋—前頭筋の主要な機能運動
顔の表情をつくる．

# 側頭頭頂筋　temporoparietalis

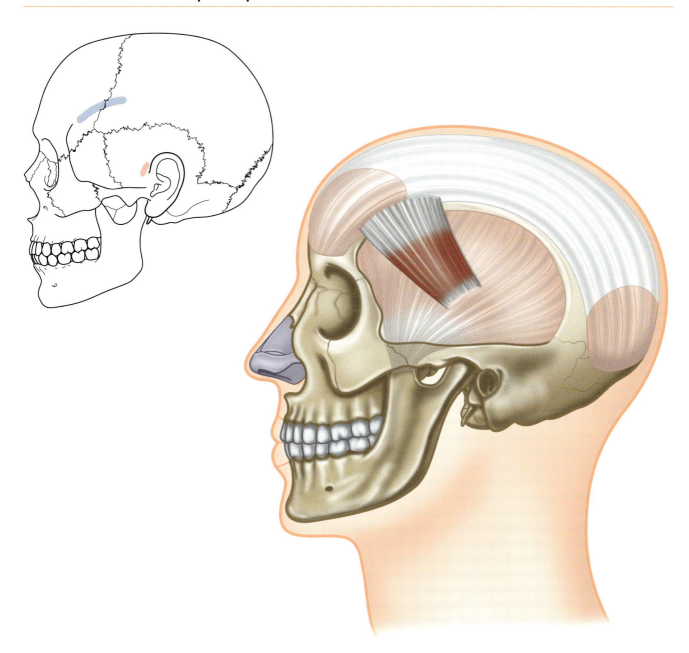

ラテン語の *tempus* は「こめかみ」, *parietalis* は「壁側」の意味.

● 起　始（■で示す）
耳上方の筋膜

● 停　止（■で示す）
帽状腱膜の外側縁

● 作　用
頭皮を緊張させる. 耳を挙上させる.

● 支配神経
顔面（第Ⅶ脳）神経（側頭枝）

## 耳介の筋群

前・上・後耳介筋は**外耳介筋** extrinsic muscles of the auricle ともよばれる．これらの筋は訓練しない限りヒトでは一般的にほとんど作用がない．

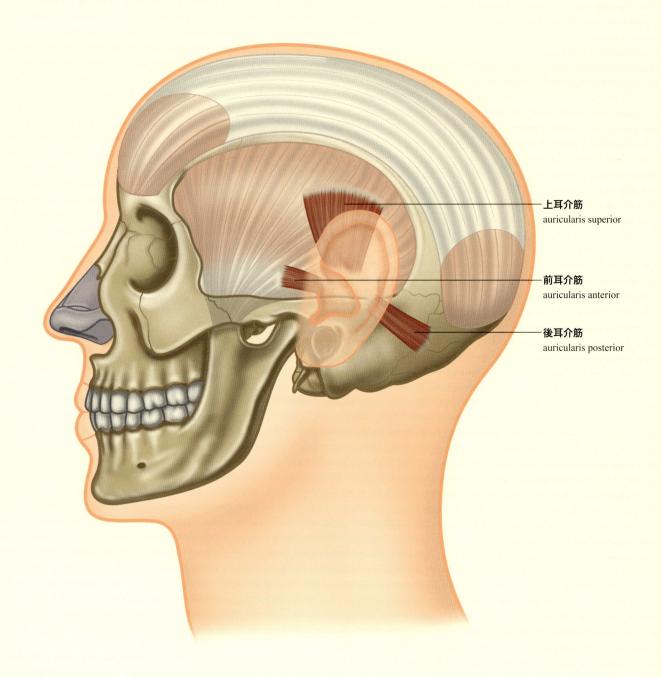

上耳介筋
auricularis superior

前耳介筋
auricularis anterior

後耳介筋
auricularis posterior

# 前耳介筋　auricularis anterior

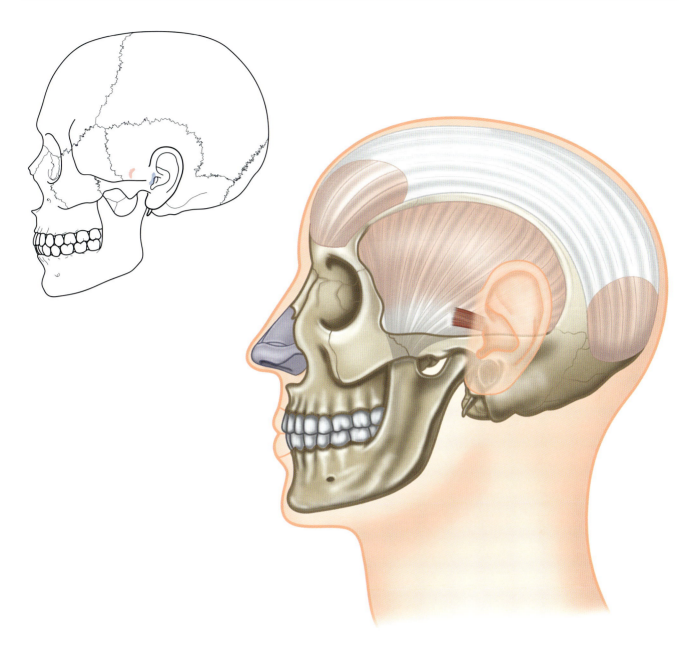

ラテン語の *auricularis* は「耳に関する」，*anterior* は「前方に」の意味．

● 起　始（■で示す）
耳介前方の側頭部の筋膜（側頭筋膜）

● 停　止（■で示す）
耳輪棘の前方

● 作　用
耳介を前方に引く．頭皮を動かす．

● 支配神経
顔面（第Ⅶ脳）神経（側頭枝）

# 上耳介筋　auricularis superior

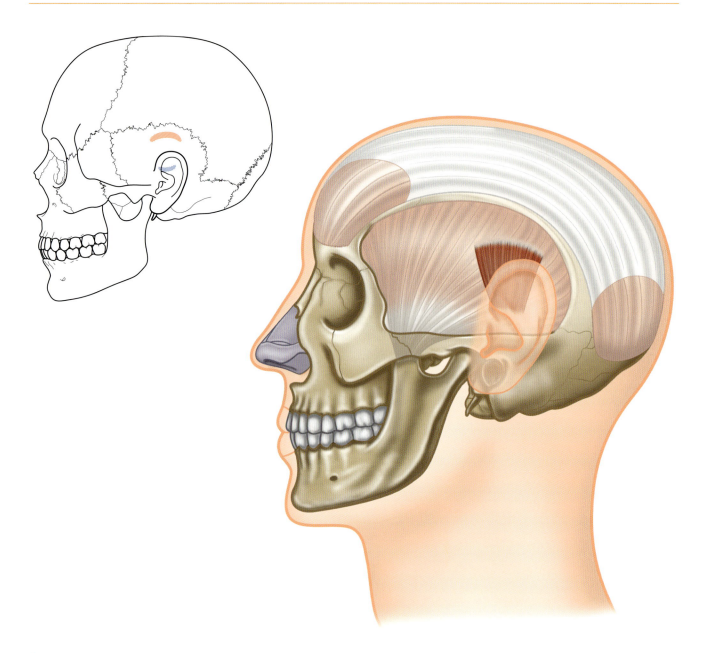

ラテン語の *auricularis* は「耳に関する」, *superior* は「上方に」の意味.

● 起　始（■で示す）
耳介上方の側頭部の筋膜（側頭筋膜）

● 停　止（■で示す）
耳介の上部

● 作　用
耳を上方に引く. 頭皮を動かす.

● 支配神経
顔面（第Ⅶ脳）神経（側頭枝）

# 後耳介筋　auricularis posterior

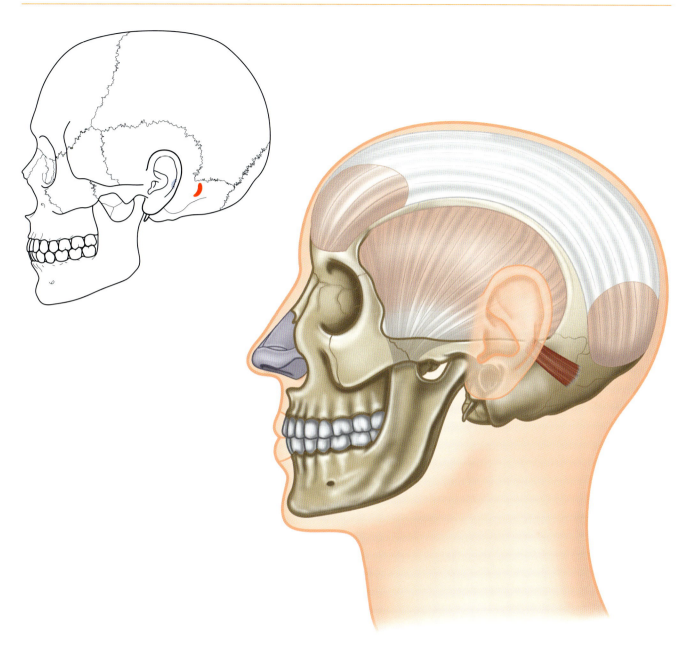

ラテン語で *auricularis* は「耳に関する」，*posterior* は「後方に」の意味．

● 起　始（■で示す）
側頭骨の乳様突起付近

● 停　止（■で示す）
耳介の後部

● 作　用
耳介を後方に引く．

● 支配神経
顔面（第Ⅶ脳）神経（後耳介枝）

# 眼瞼の筋群

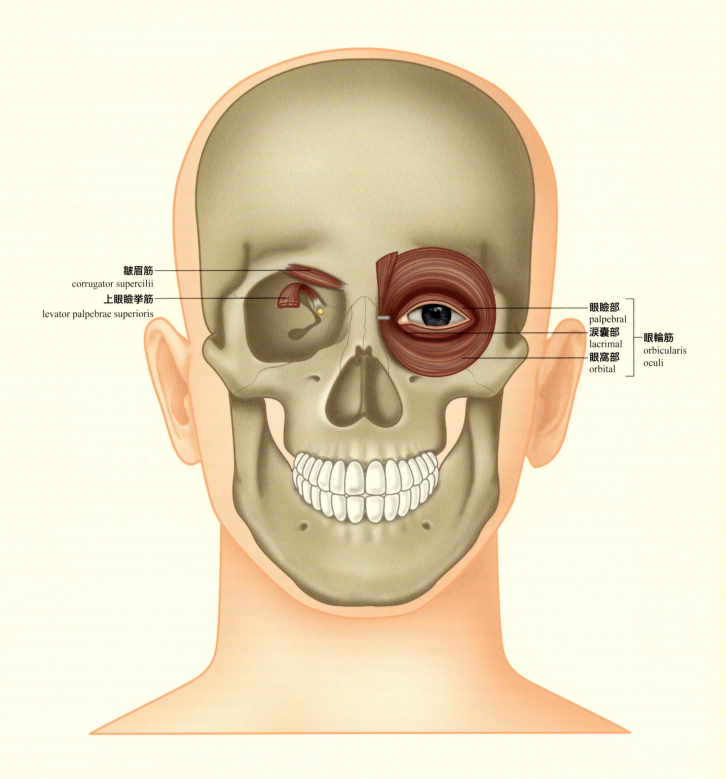

# 眼輪筋　orbicularis oculi

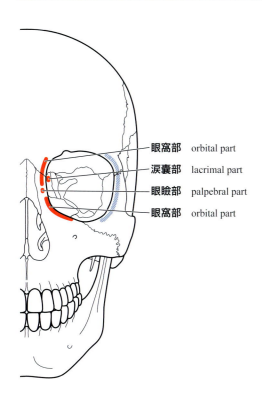
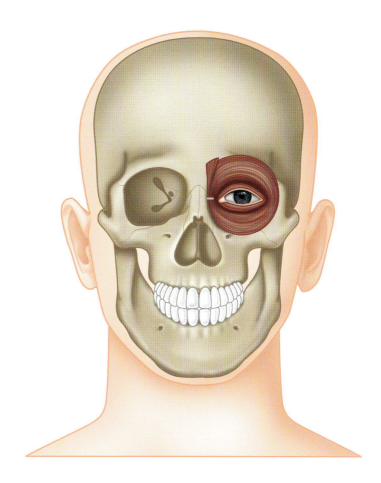

眼窩部　orbital part
涙嚢部　lacrimal part
眼瞼部　palpebral part
眼窩部　orbital part

ラテン語の *orbiculus* は「小さな円板」，*oculus* は「眼」の意味．

この複雑で非常に重要な筋は，涙嚢部，眼窩部，眼瞼部の3つの部位から成り，ともに眼周囲の重要な保護機能を果たしている．

### 涙嚢部（内側眼瞼靱帯と涙嚢の後方）
ラテン語の *lacrima* は「涙」の意味．
- ●起　始（■で示す）
  涙骨

- ●停　止（■で示す）
  外側眼瞼縫線

- ●作　用
  涙嚢をひろげて，涙管を眼球表面に向ける．

- ●支配神経
  顔面（第Ⅶ脳）神経（側頭枝と頬骨枝）

### 眼窩部（眼の周辺）
- ●起　始（■で示す）
  前頭骨．眼窩の内側壁（上顎骨）

- ●停　止（■で示す）
  眼窩の周辺を輪状に取り囲み，起始部に戻る．

- ●作　用
  眼瞼を強く閉じる（眼を固くねじるように締める）．

- ●支配神経
  顔面（第Ⅶ脳）神経（側頭枝と頬骨枝）

### 眼瞼部（眼瞼内）
ラテン語の *palpebra* は「眼瞼」の意味．
- ●起　始（■で示す）
  内側眼瞼靱帯

- ●停　止（■で示す）
  頬骨に付着する外側眼瞼靱帯

- ●作　用
  眼瞼を軽く閉じる（瞬きのように不随意的な作用で働く）．

- ●支配神経
  顔面（第Ⅶ脳）神経（側頭枝と頬骨枝）

# 上眼瞼挙筋　levator palpebrae superioris

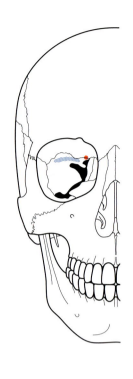

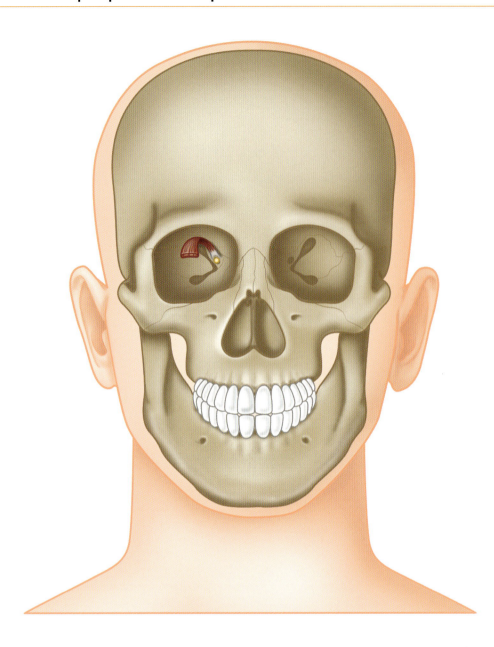

ラテン語の *levare* は「引き上げること」，*palpebrae* は「眼瞼の」，*superioris* は「上方の」の意味．

この筋は体性筋（骨格筋）と内臓筋（平滑筋）の両方の筋線維を含んだ珍しい筋である［訳注：後者は上瞼板の上縁に停止する上瞼板筋（ミュラー筋）である］．この筋は眼輪筋の眼瞼部と拮抗作用をもつ．そのため，この筋が麻痺すると，上眼瞼が眼球上に垂れ下がる．

- 起　始（■で示す）
眼窩底（蝶形骨小翼）

- 停　止（■で示す）
上眼瞼の皮膚

- 作　用
上眼瞼を引き上げる．

- 支配神経
動眼（第Ⅲ脳）神経［訳注：平滑筋線維から成る部分（上瞼板筋）は交感神経によって支配される．］

- 上眼瞼挙筋の主要な機能運動
眼を開く．

# 皺眉筋 corrugator supercilii

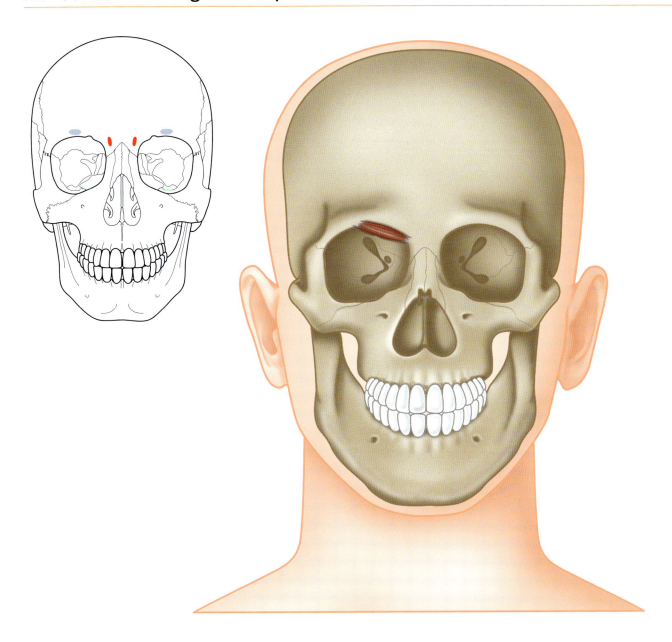

ラテン語の *corrugare* は「しわを寄せること」，*supercilii* は「眉の」の意味．

● 起　始（■で示す）
前頭骨の眉弓の内側端

● 停　止（■で示す）
眉の内側半直下の皮膚の深部

● 作　用
眉を内側および下方に引くことで，しかめ面をするときのように前頭部に垂直方向のしわをつくる．

● 支配神経
顔面（第Ⅶ脳）神経（側頭枝）

● 皺眉筋の主要な機能運動
顔の表情をつくる．

## 鼻の筋群

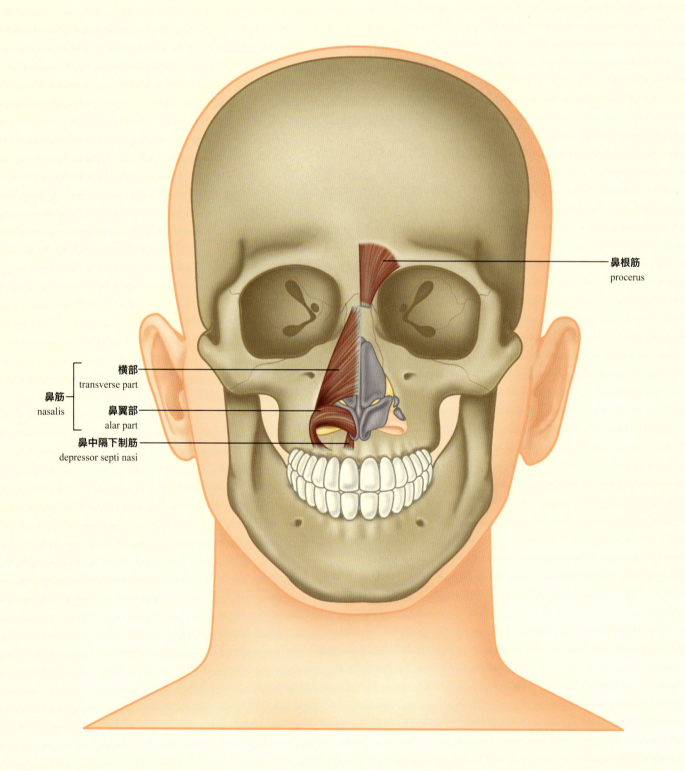

# 鼻根筋 procerus

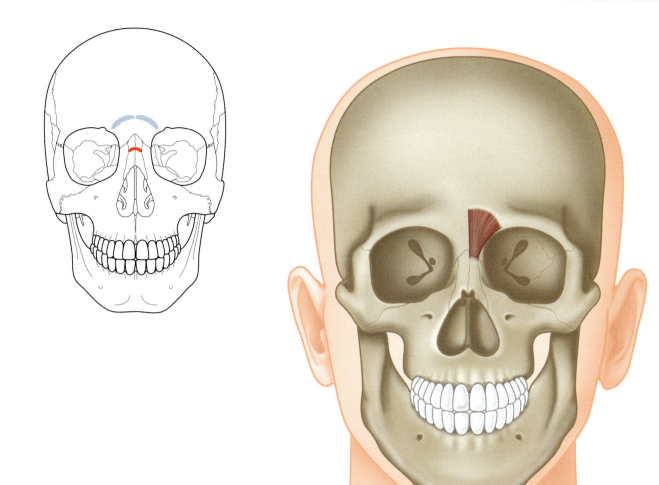

ラテン語の *procerus* は「細長い」の意味．

● 起　始（■で示す）
鼻骨上の筋膜．外側鼻軟骨

● 停　止（■で示す）
両眉の間の皮膚

● 作　用
鼻にしわをつくる．眉の内側部を下方に引く．

● 支配神経
顔面（第Ⅶ脳）神経（側頭枝）

● 鼻根筋の主要な機能運動
例：強く鼻をすすったり，くしゃみをすることを可能にする．

# 鼻筋 nasalis

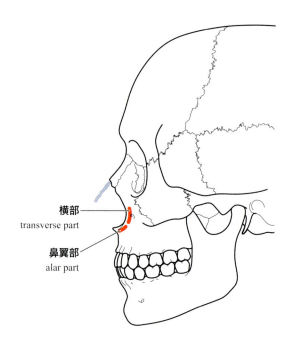
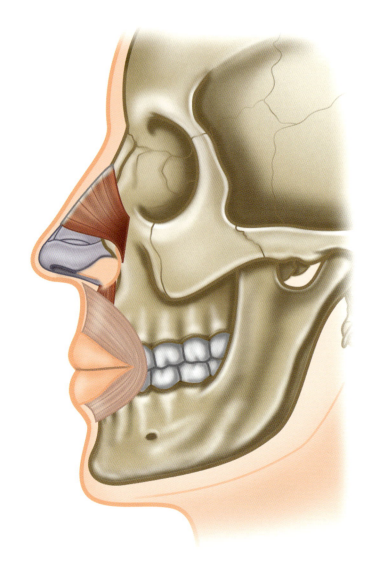

ラテン語の *nasus* は「鼻」の意味.

- ●起　始（■で示す）
  上顎骨の中央部（切歯と犬歯の上方）．大鼻翼軟骨．鼻の皮膚

- ●停　止（■で示す）
  鼻柱を超えて反対側の筋と連結する．鼻尖部の皮膚

- ●作　用
  強制吸気の際に外鼻孔の開口を維持する（小鼻を膨らませる）．

- ●支配神経
  顔面（第Ⅶ脳）神経（頬筋枝）

- ●鼻筋の主要な機能運動
  例：鼻で力強く呼吸すること．

# 鼻中隔下制筋　depressor septi nasi

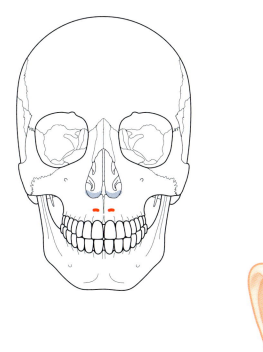

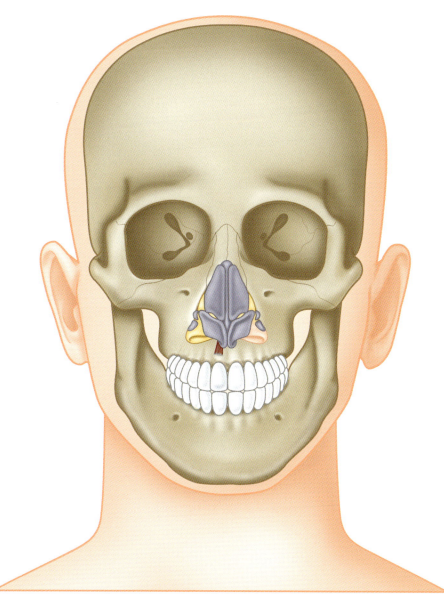

ラテン語の *deprimere* は「押し下げること」, *septi* は「隔壁の」, *nasi* は「鼻の」の意味.

- 起　始（■で示す）
 上顎骨の切歯窩（切歯の上方）

- 停　止（■で示す）
 鼻中隔と鼻翼

- 作　用
 鼻尖を下方に引き, 外鼻孔をひろげる鼻筋の作用を補助する.

- 支配神経
 顔面（第Ⅶ脳）神経（頬筋枝）

- 鼻中隔下制筋の主要な機能運動
 例：鼻をピクピクさせる.

# 口の筋群

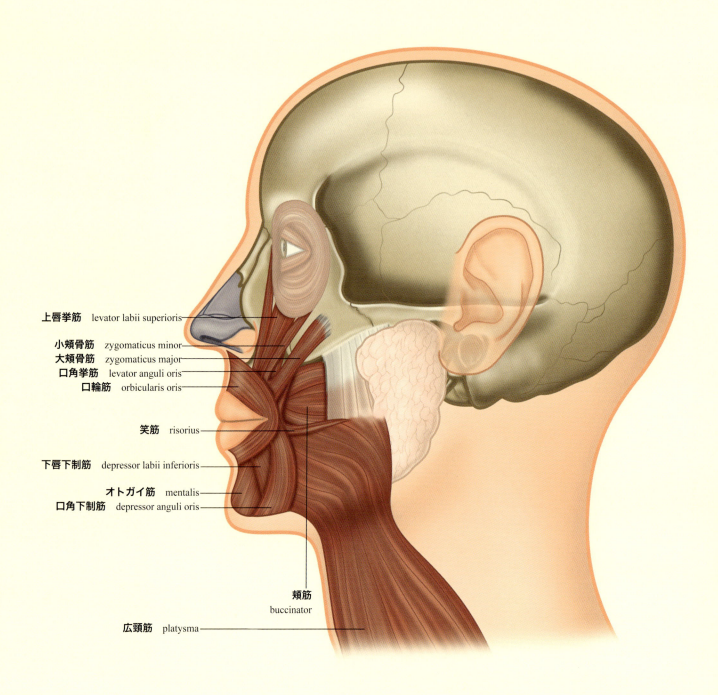

# 口輪筋 orbicularis oris

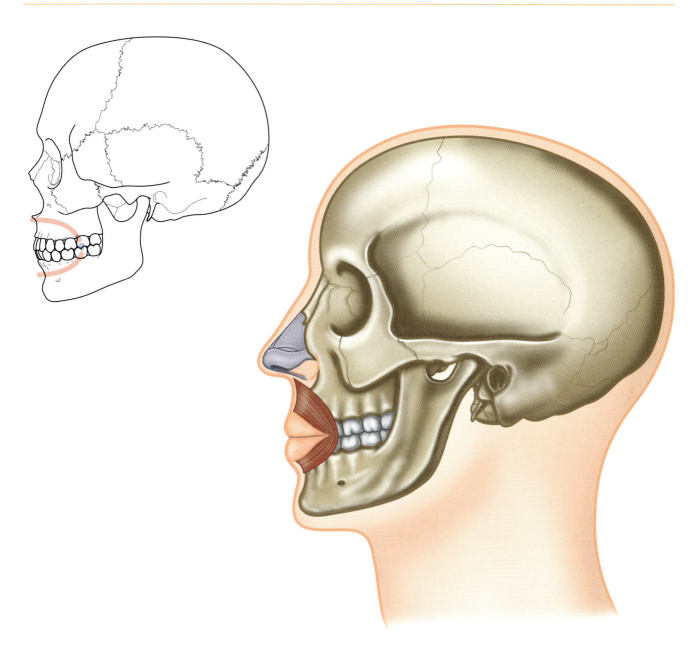

ラテン語で *orbiculus* は「小さな円板」，*oris* は「口の」の意味．

この筋は口の周囲を取り巻く複合的な括約筋である．この筋は他の多くの筋からの筋線維束を受ける．

● 起　始（■で示す）
口裂の周囲を取り巻く筋線維は，口唇やその周辺の皮膚，筋，筋膜から起こる．

● 停　止（■で示す）
口角の皮膚や筋膜

● 作　用
口唇を閉じる．口唇を歯に押し付ける．口唇を突き出す（口をすぼめる）．発声時に口唇の形をつくる．

● 支配神経
顔面（第Ⅶ脳）神経（頬筋枝と下顎縁枝）

● 口輪筋の主要な機能運動
口唇の動きに伴う顔の表情

# 上唇挙筋　levator labii superioris

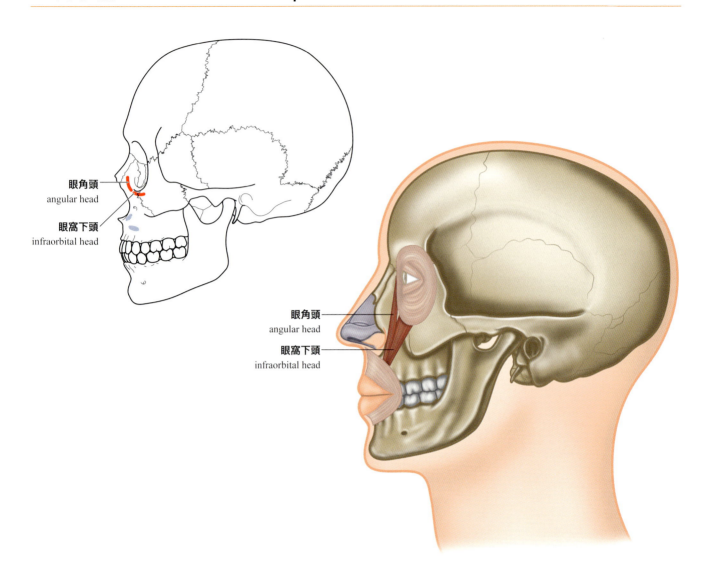

ラテン語の *levare* は「引き上げること」，*labii* は「口唇の」，*superioris* は「上方の」の意味．

### 眼角頭

- 起　始（■で示す）
  頬骨および上顎骨の前頭突起

- 停　止（■で示す）
  大鼻翼軟骨，上唇，鼻の皮膚

- 作　用
  上唇を引き上げる．鼻孔をひろげる．鼻唇溝を形成する．

- 支配神経
  顔面（第Ⅶ脳）神経（頬筋枝）

- 眼角頭の主要な機能運動
  顔の表情形成やキスをする際の口の形をつくる．

### 眼窩下頭

- 起　始（■で示す）
  眼窩の下縁

- 停　止（■で示す）
  上唇の筋群

- 作　用
  上唇を引き上げる．

- 支配神経
  顔面（第Ⅶ脳）神経（頬筋枝）

- 眼窩下頭の主要な機能運動
  顔の表情形成やキスをする際の口の形をつくる．

# 口角挙筋　levator anguli oris

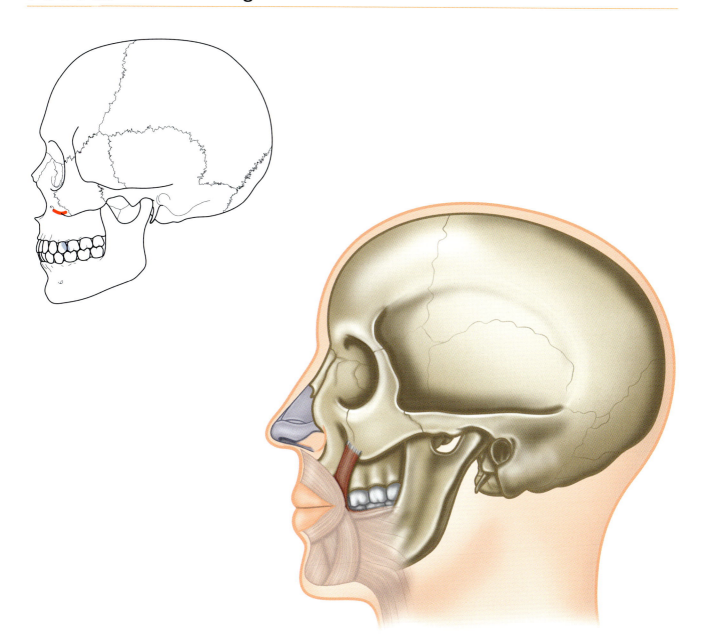

ラテン語の *levare* は「引き上げること」，*anguli* は「角の」，*oris* は「口の」の意味．

● 起　始（■で示す）
上顎骨の犬歯窩

● 停　止（■で示す）
口角

● 作　用
口角を挙上する．

● 支配神経
顔面（第Ⅶ脳）神経（頬筋枝）

● 口角挙筋の主要な機能運動
笑顔をつくる補助をする．

# 大頬骨筋　zygomaticus major

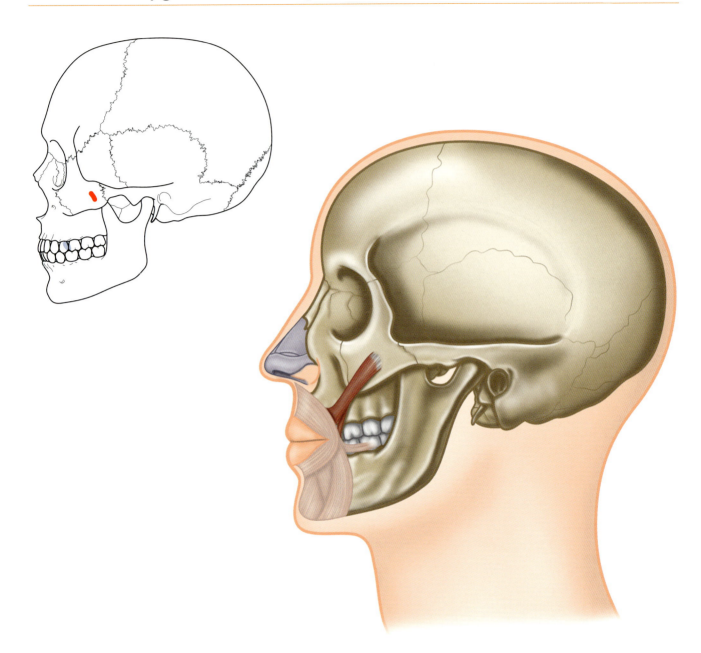

> ギリシャ語の *zygoma* は「棒」「丸太」，ラテン語の *major* は「より大きい」の意味．

● 起　始（■で示す）
頬骨の上外側面

● 停　止（■で示す）
口角の皮膚．口輪筋

● 作　用
笑顔を作る際に，口角を後上方に引く．

● 支配神経
顔面（第Ⅶ脳）神経（頬骨枝と頬筋枝）

● 大頬骨筋の主要な機能運動
笑顔をつくる．

# 小頬骨筋　zygomaticus minor
<sub>しょうきょうこつ</sub>

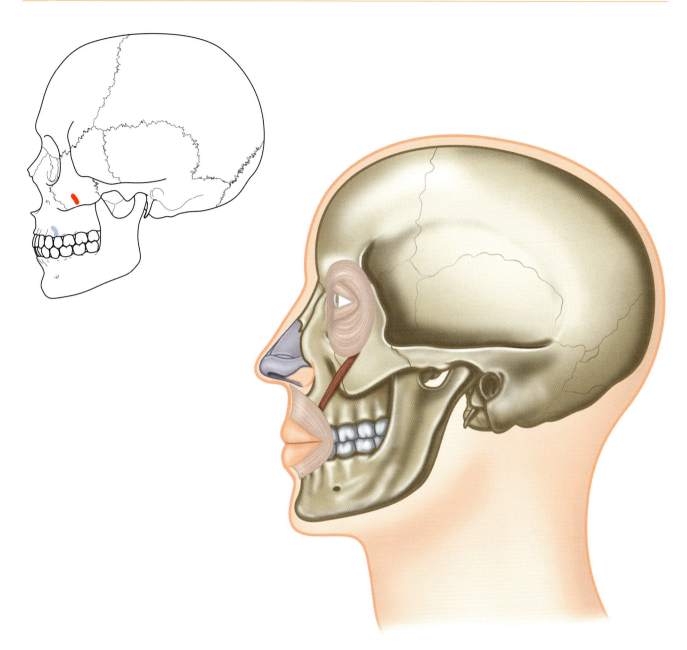

ギリシャ語の *zygoma* は「棒」「丸太」, ラテン語の *minor* は「より小さい」の意味．

● 起　始（■で示す）
頬骨の下面

● 停　止（■で示す）
上唇の外側部で，上唇挙筋の外側

● 作　用
上唇を挙上する．鼻唇溝を形成する．

● 支配神経
顔面（第Ⅶ脳）神経（頬筋枝）

● 小頬骨筋の主要な機能運動
顔の表情をつくる．

# 下唇下制筋　depressor labii inferioris

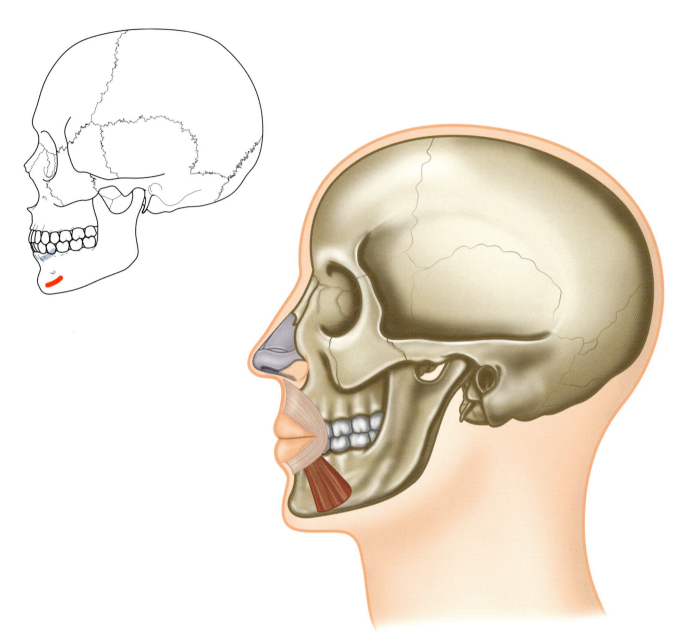

ラテン語の *deprimere* は「押し下げること」，*labii* は「口唇の」，*inferioris* は「下方の」の意味．

● 起　始（■で示す）
下顎骨の前面で，オトガイ孔とオトガイ結合の間

● 停　止（■で示す）
下唇の皮膚

● 作　用
下唇を下方かつわずかに外方に引く．

● 支配神経
顔面（第Ⅶ脳）神経（下顎縁枝）

● 下唇下制筋の主要な機能運動
顔の表情をつくる．

# 口角下制筋　depressor anguli oris

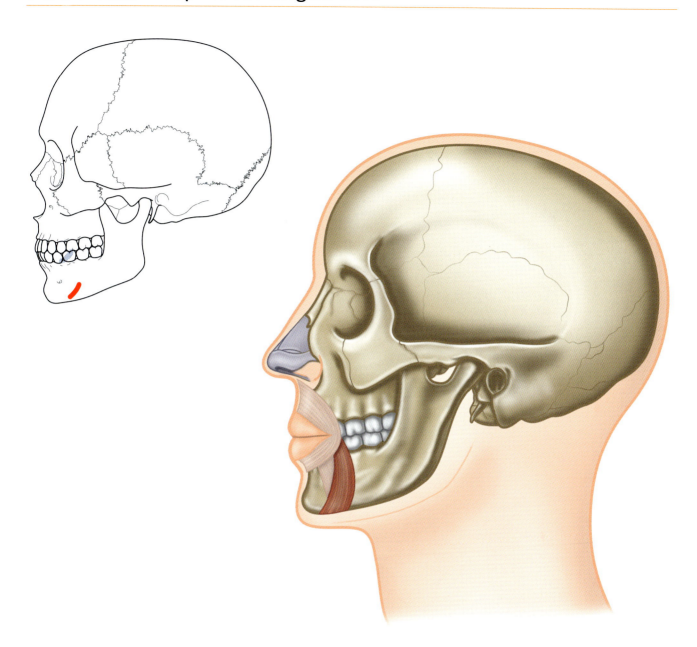

ラテン語の *deprimere* は「押し下げること」，*anguli* は「角の」，*oris* は「口の」の意味．

筋線維は広頚筋とつながっている．

● 起　始（■で示す）
　下顎骨の斜線

● 停　止（■で示す）
　口角

● 作　用
　悲しみや苦渋の際に，口角を下方に引く．

● 支配神経
　顔面（第Ⅶ脳）神経（下顎縁枝と頬筋枝）

# オトガイ筋　mentalis

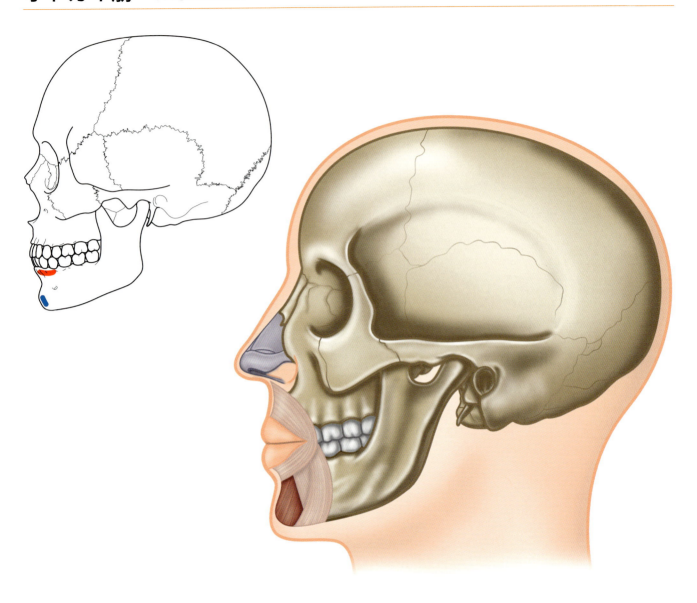

ラテン語の *mentum* は「顎先（オトガイ）」の意味．

通常，口輪筋とつながりをもたない口唇の筋はこの筋だけである．

● 起　始（■で示す）
下顎骨の前面の切歯窩

● 停　止（■で示す）
オトガイの皮膚

● 作　用
ふくれ面の際に，下唇を突き出しオトガイの皮膚を引き上げる（しわを寄せる）．

● 支配神経
顔面（第Ⅶ脳）神経（下顎縁枝）

# 笑　筋　risorius

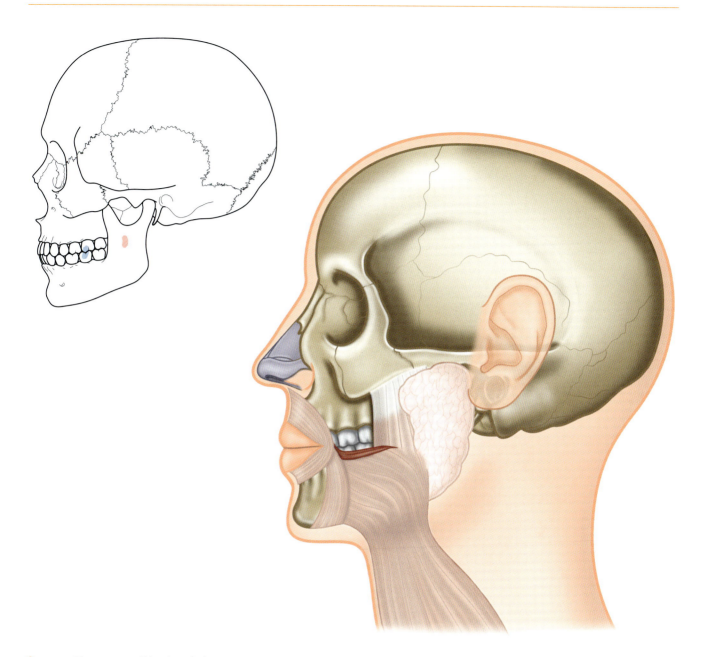

ラテン語の *risus* は「笑い」の意味.

この細長い筋は広頸筋と完全に融合していることが多い.

● 起　始（■で示す）
咬筋や耳下腺（唾液腺）を覆う筋膜（頬側面の筋膜）

● 停　止（■で示す）
口角の皮膚

● 作　用
表情を引き締めたり歯を見せて笑ったりする際に，口角を外側に引く.

● 支配神経
顔面（第Ⅶ脳）神経（頬筋枝）

# 広頸筋　platysma

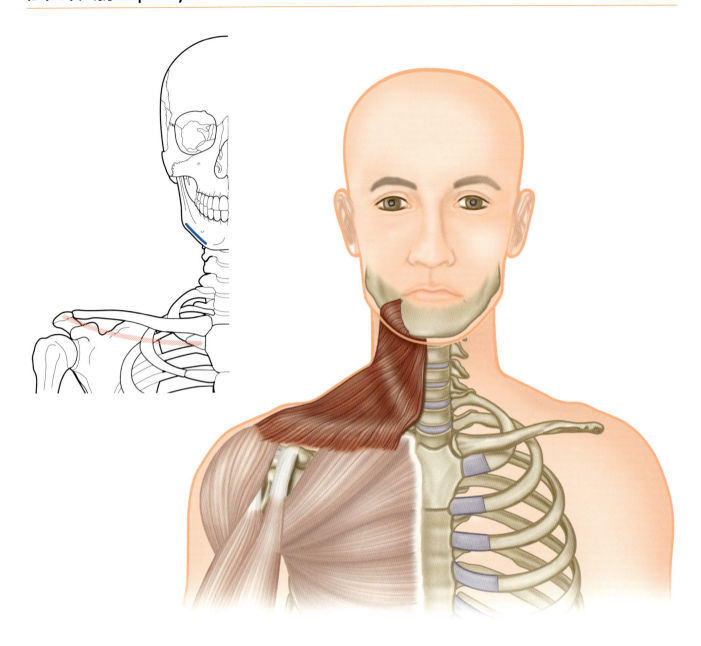

ギリシャ語の *platys* は「幅が広い，平らな」の意味．

この筋は過酷なレースを終えたランナーに際立って見えることがある．

● 起　始（■で示す）
　胸部の上1/4の皮下にある筋膜（大胸筋と三角筋を覆う筋膜）

● 停　止（■で示す）
　オトガイと下顎の皮下にある浅筋膜や筋．下顎骨の下縁

● 作　用
　下唇を口角より下外方に引く．胸部の皮膚を上方に引く．

● 支配神経
　顔面（第Ⅶ脳）神経（頸枝）

● 広頸筋の主要な機能運動
　例：驚きや突然の恐怖といった表情をつくる．

# 頰筋 buccinator

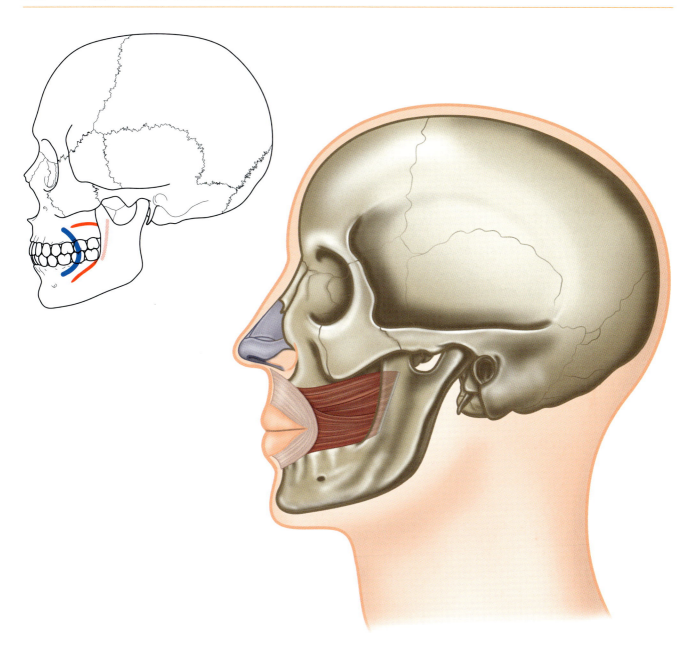

ラテン語の *bucca* は「頰」の意味.

この筋は頰の大部分を形づくる.

● 起　始（■で示す）
上顎骨と下顎骨の臼歯部の歯槽突起および翼突下顎縫線（翼突鈎から下顎骨まで伸びた線維帯）

● 停　止（■で示す）
口輪筋（口唇の筋群）

● 作　用
口腔から息を吐き出す際に, 頰を圧縮する. 頰をへこませて, 吸引の動作をつくる.

● 支配神経
顔面（第Ⅶ脳）神経（頰筋枝）

# 咀嚼筋群

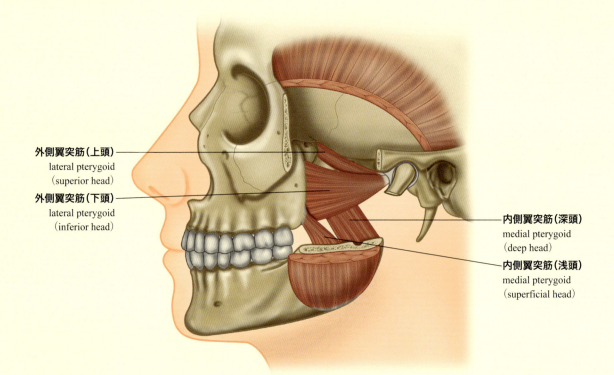

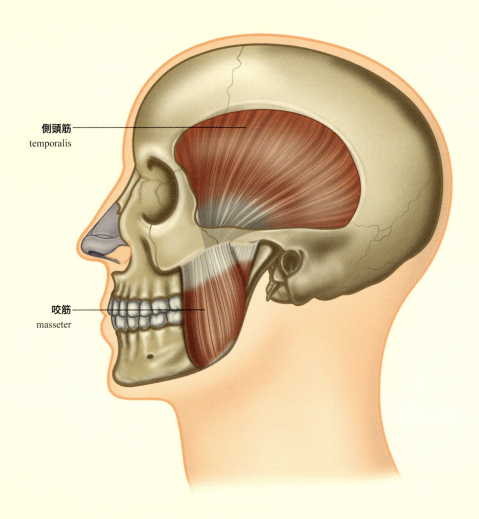

# 咬筋 masseter

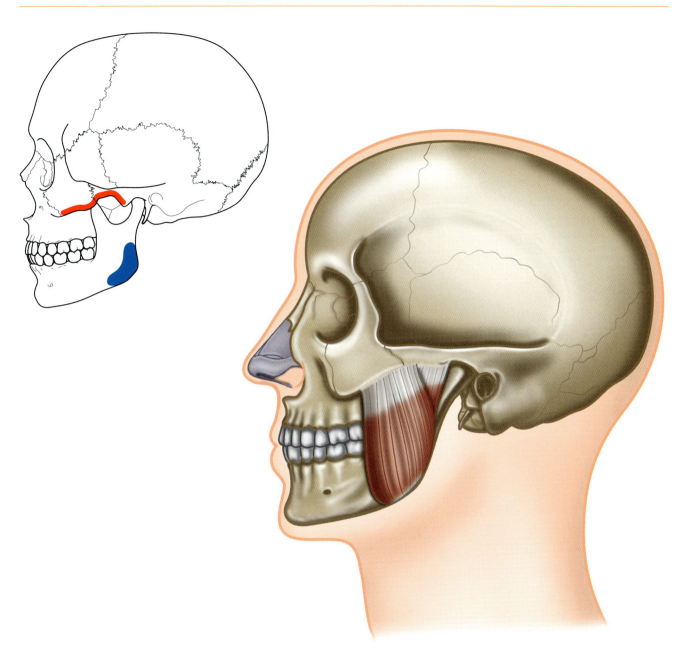

ギリシャ語の *maseter* は「かむ人」の意味.

咬筋は咀嚼筋の中で最も浅層にあるため，歯を食いしばった際に容易に触知することができる.

● 起　始（■で示す）
上顎骨の頬骨突起．頬骨弓の内側部および下面

● 停　止（■で示す）
下顎角の外側面．下顎枝の外側面

● 作　用
下顎を挙上し口を閉じる．歯を食いしばる．下顎骨の左右への動きを補助する.

● 支配神経
三叉（第V脳）神経の下顎神経

● 咬筋の主要な機能運動
食物の咀嚼

# 側頭筋　temporalis

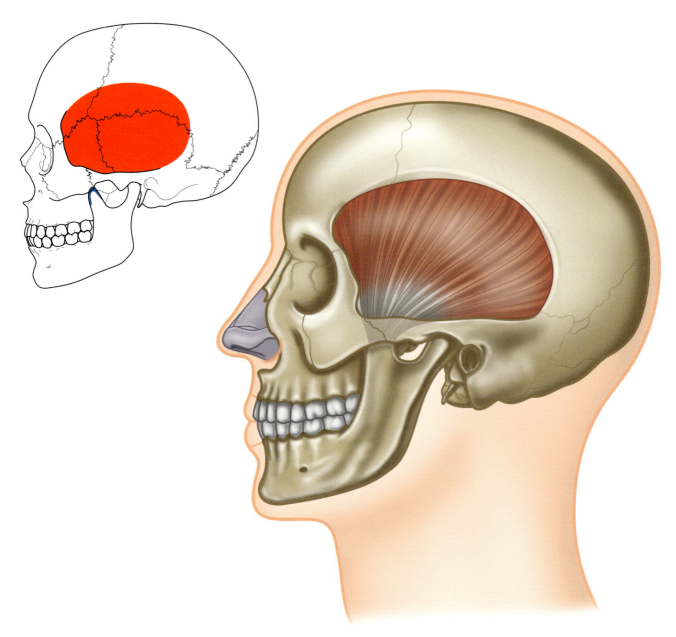

ラテン語の *temporalis* は「側頭に関する」の意味.

側頭筋は幅広く扇形をした筋で，側頭骨の大部分を覆っている．

● 起　始（■で示す）
頭頂骨，側頭骨，前頭骨から成る側頭窩．側頭筋膜

● 停　止（■で示す）
下顎骨の筋突起．下顎枝の前縁

● 作　用
下顎を拳上し口を閉じる．歯を食いしばる．下顎骨の左右への動きを補助する．

● 支配神経
三叉（第Ⅴ脳）神経の下顎神経の枝である前および後深側頭神経

● 側頭筋の主要な機能運動
食物の咀嚼

# 外側翼突筋　lateral pterygoid

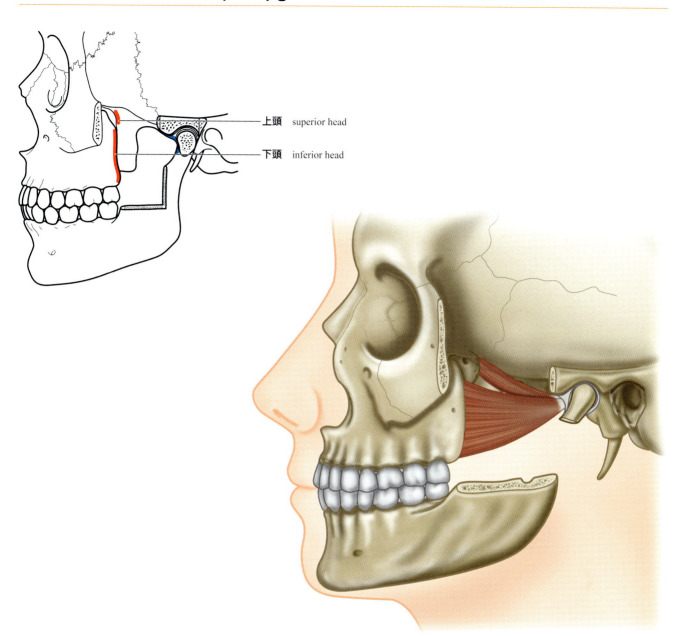

ギリシャ語の *pterygoeides* は「翼状の」，ラテン語の *lateralis* は「外側の」の意味．

この筋の上頭は顎関節の関節円板に入り込んでいるため，*sphenomeniscus*（蝶形円板）筋とよばれることもある．

● 起　始（■で示す）
上頭：蝶形骨大翼の外側面
下頭：蝶形骨翼状突起外側板の外側面

● 停　止（■で示す）
上頭：顎関節の関節包および関節円板
下頭：下顎頸

● 作　用
下顎骨を前方に突き出す．口を開ける．（咀嚼の際に）下顎骨を左右に動かす．

● 支配神経
三叉（第Ⅴ脳）神経の下顎神経

● 外側翼突筋の主要な機能運動
食物の咀嚼

# 内側翼突筋　medial pterygoid

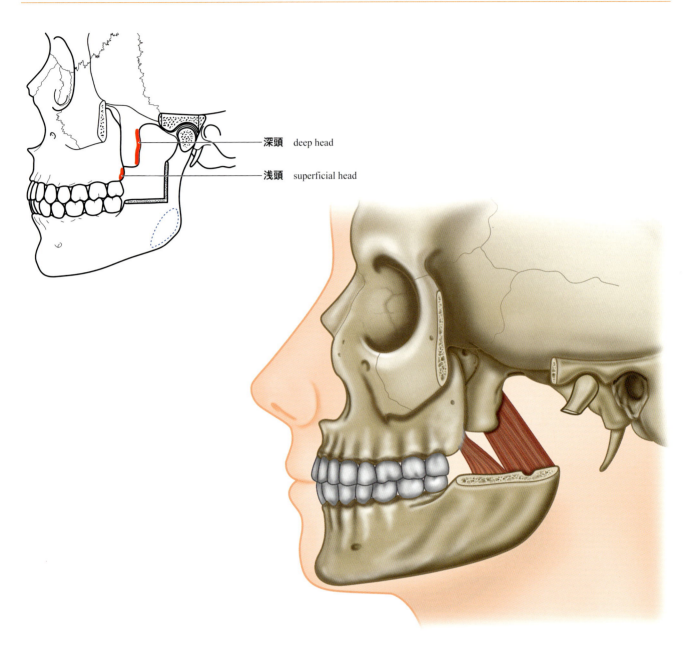

深頭　deep head
浅頭　superficial head

ギリシャ語の *pterygoeides* は「翼状の」，ラテン語の *medialis* は「内側の」の意味．

この筋と咬筋はその間に下顎枝が位置しており，その走行および作用の両方でよく似ている．

● 起　始（■で示す）
深頭：蝶形骨の翼状突起外側板の内側面．口蓋骨の錐体突起
浅頭：上顎骨の上顎結節と口蓋骨の錐体突起

● 停　止（■で示す）
下顎枝および下顎角の内側面

● 作　用
咀嚼の際に，口を閉じたり下顎骨の左右への動きを補助したりするため，下顎骨の拳上や前方への突き出しに働く．

● 支配神経
三叉（第Ⅴ脳）神経の下顎神経

● 内側翼突筋の主要な機能運動
食物の咀嚼

# 4 頸部の筋

顎二腹筋を加えた舌骨筋群は，他の骨とは接していない人体で唯一の骨である舌骨の動きが円滑に行われるよう働く．これらの筋は舌骨をある特定の場所に固定させる機能に加えて，会話や嚥下の際には舌を適度に緊張させたり喉頭を動かしたりするためにも必要不可欠である．舌骨筋群は下顎骨，側頭骨，胸骨柄，鎖骨，第1肋骨の肋軟骨，甲状軟骨に付着する．

椎前筋群は脊柱の頸部や上位胸部において椎体前面や横突起前面に付着する筋の小グループである．頸長筋は3つの部位（上斜部，下斜部，垂直部）から成り，頸椎と上位胸椎の前外側面に位置する．この筋の起始は第3～5頸椎の横突起から，第5頸椎～3胸椎の椎体前面にもひろがっている．この筋は環椎の前結節，第2～4頸椎椎体前面，および第5, 6頸椎横突起の前結節に停止する．頭長筋は第3～6頸椎横突起の前結節から起始し，後頭骨底部の下面に停止する．この筋は頸部の伸展の動きを抑制する．前頭直筋と外側頭直筋は前頭直筋が環椎外側塊の前面から起始し，一方の外側頭直筋が環椎の横突起から起始することで，頭部の伸展と反対側への側屈の動きを抑制する．これら2つの筋は後頭骨の底部（前頭直筋）および頸静脈突起（外側頭直筋）に停止する．

頸部で脊椎の外側にある筋群は，頸椎横突起から肋骨まで走行する斜角筋群（前斜角筋，中斜角筋，後斜角筋）と胸鎖乳突筋から成る．斜角筋群はすべての頸椎の横突起から起始し，第1, 2肋骨および胸膜上膜に停止する．これらの筋は呼吸の際に肋骨を拳上するが，肋骨が固定されている場合は，収縮した筋とは反対方向に頸部を回転させながら同側に側屈させる．両側の筋が同時に収縮すれば頸部を屈曲させる．胸鎖乳突筋は胸骨の胸骨柄と鎖骨の内側部から起始し（二頭），側頭骨の乳様突起に停止する．この筋は頭部の位置について重要な役割を担っている．片側の筋が収縮するとその反対側に頭部を回転させながら同側に側屈させる．両側の筋が同時に収縮した場合は頸椎（頸部）を屈曲させる．

# 舌骨筋群

　舌骨筋群は主に舌骨の固定や運動に関わるので，舌骨とつながる舌や喉頭とも関係している．**舌骨上筋群**には顎舌骨筋，オトガイ舌骨筋，茎突舌骨筋，顎二腹筋がある．それらの筋は舌骨の上方（上位）に位置している．**舌骨下筋群**には胸骨舌骨筋，胸骨甲状筋，甲状舌骨筋，肩甲舌骨筋がある．それらの筋は舌骨の下方（下位）に位置している．

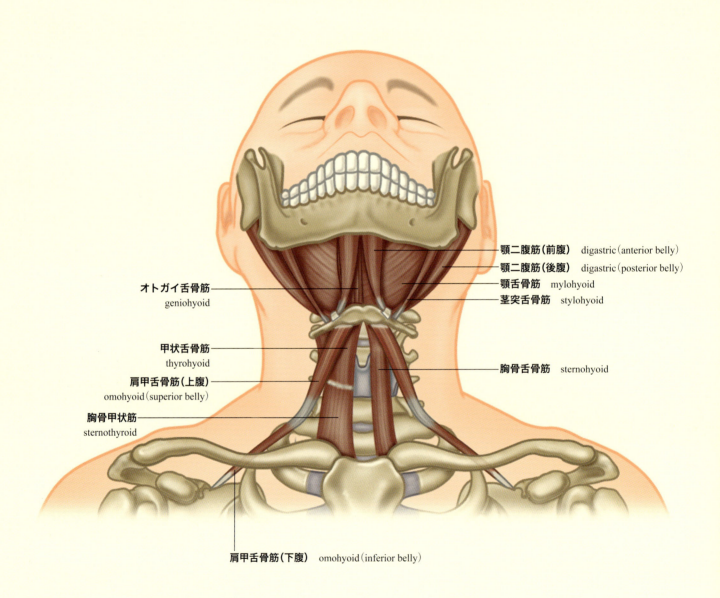

# 顎舌骨筋　mylohyoid

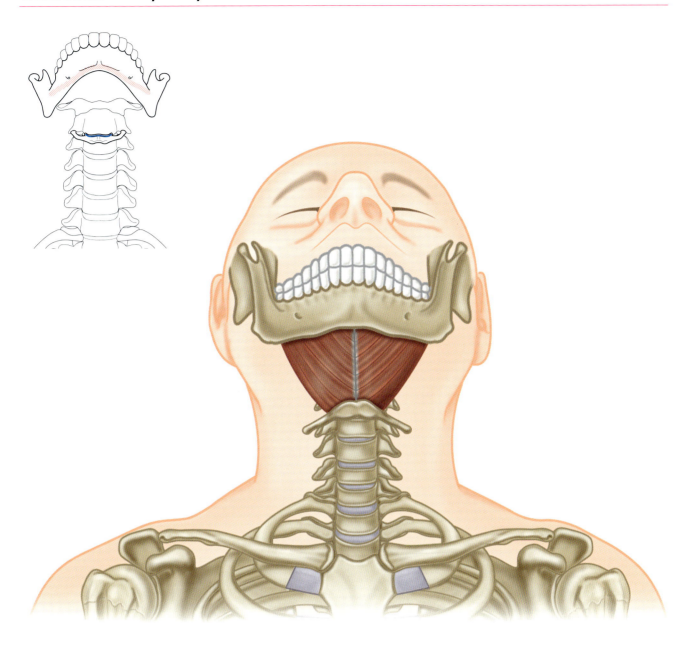

ギリシャ語の mylos は「石臼, 臼歯」, hyoeides は「ギリシャ文字のユプシロン (υ) のような形をした」の意味.

顎舌骨筋の筋線維束は口腔の床面を支える三角巾または横隔膜のような形をしている.

● 起　始（■で示す）
下顎骨内面の顎舌骨筋線

● 停　止（■で示す）
舌骨

● 作　用
嚥下の際に口腔の床面を挙上する. 舌骨を引き上げる. 口腔の天井に向かって舌を後上方に押し上げるのを補助する.

● 支配神経
三叉（第Ⅴ脳）神経の下顎神経の枝である下歯槽神経から分枝した顎舌骨筋神経

● 顎舌骨筋の主要な機能運動
嚥下

# オトガイ舌骨筋　geniohyoid

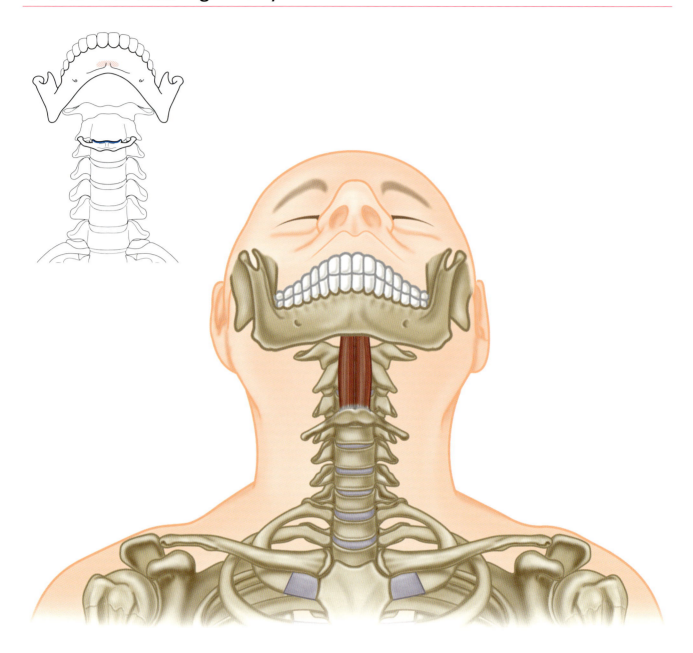

ギリシャ語の *geneion* は「顎先（オトガイ）」，*hyoeides* は「ギリシャ文字のユプシロン（υ）のような形をした」の意味．

● 起　始（■で示す）
下顎骨正中の内面にあるオトガイ棘の下部

● 停　止（■で示す）
舌骨

● 作　用
舌骨を前突し引き上げることで，食物を飲み込む際に咽頭をひろげる．舌骨を固定すれば下顎骨の下制を補助する．

● 支配神経
舌下（第Ⅻ脳）神経に伴行する第1頸神経（C1）の枝

# 茎突舌骨筋　stylohyoid

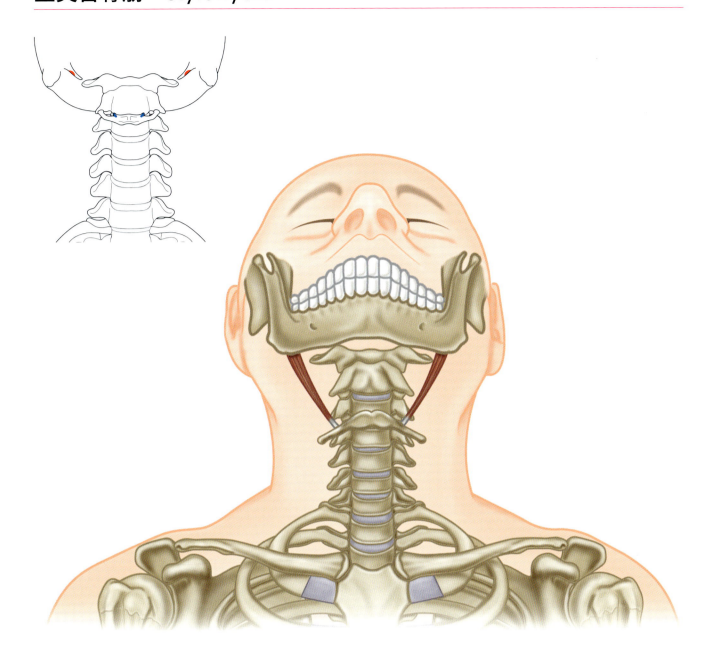

ラテン語の *stilus* は「支柱」「柵」，ギリシャ語の *hyoeides* は「ギリシャ文字のユプシロン（υ）のような形をした」の意味．

● 起　始（■で示す）
側頭骨茎状突起の後縁

● 停　止（■で示す）
舌骨（顎二腹筋の中間腱を取り囲むように分かれた後で）

● 作　用
舌骨を後上方に引き，それによって舌を挙上する．

● 支配神経
顔面（第Ⅶ脳）神経（茎突舌骨筋枝）

# 顎二腹筋　digastric

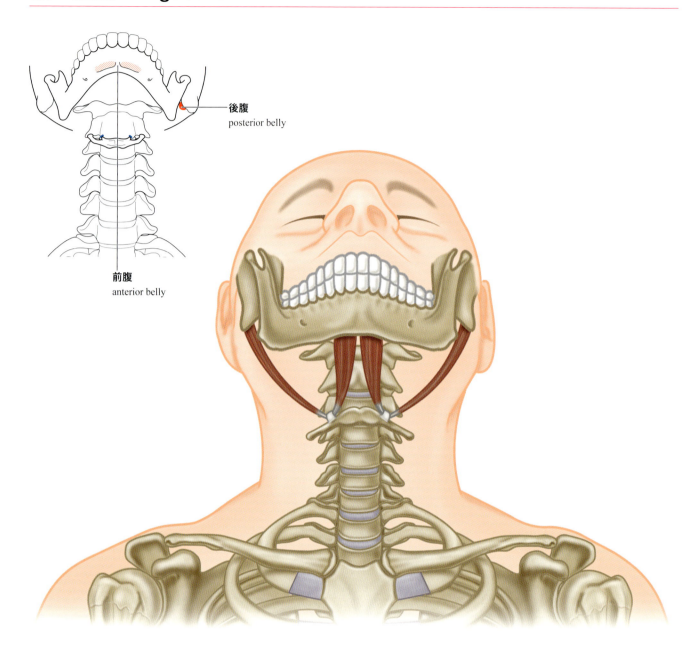

ラテン語で *digastricus* は「2つの（筋）腹をもつ」の意味．

顎二腹筋は前腹と後腹という2つの筋腹から成り，中間腱によって結合している．

● 起　始（■で示す）
前腹：結合線近くの下顎骨下縁の内面にある二腹筋窩
後腹：側頭骨の乳突切痕

● 停　止（■で示す）
中間腱を覆う筋滑車を介して舌骨体

● 作　用
舌骨を挙上する．口を開ける際には下顎骨を引き下げる．

● 支配神経
前腹：三叉（第Ⅴ脳）神経の下顎神経から分枝した顎舌骨筋神経
後腹：顔面（第Ⅶ脳）神経（顎二腹筋枝）

# 胸骨舌骨筋　sternohyoid

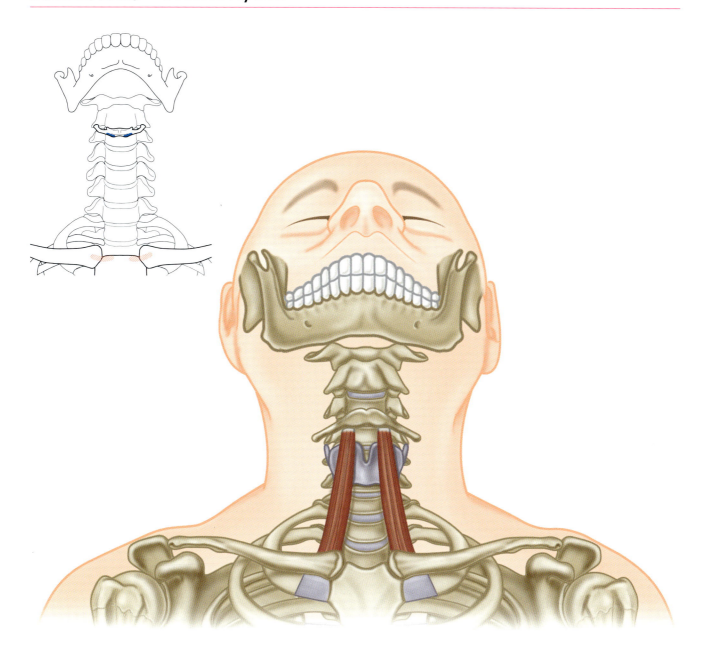

ギリシャ語の *sternon* は「胸」，*hyoeides* は「ギリシャ文字の
ユプシロン（υ）のような形をした」の意味．

● 起　始（■で示す）
胸骨柄の後面．鎖骨の内側端

● 停　止（■で示す）
舌骨の下縁（肩甲舌骨筋の停止部の内側）

● 作　用
舌骨を引き下げる．他の筋が舌骨を基として働く際に舌骨を
固定する．

● 支配神経
頸神経ワナ（C1, 2, 3）

# 胸骨甲状筋　sternothyroid

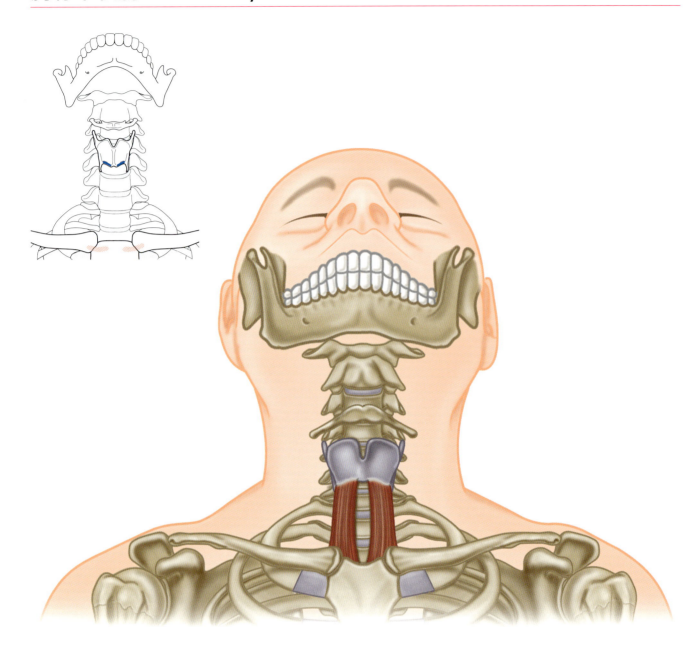

ギリシャ語の *sternon* は「胸」，*thyreos* は「長方形の盾」の意味．

胸骨舌骨筋の深部に位置する．

● 起　始（■で示す）
胸骨柄の後面で，胸骨舌骨筋の起始部の下方．第1肋軟骨後面

● 停　止（■で示す）
甲状軟骨外側面の斜線

● 作　用
甲状軟骨を舌骨から引き離すことで，喉頭の開口部を開ける．

● 支配神経
頸神経ワナ（C1, 2, 3）

# 甲状舌骨筋　thyrohyoid

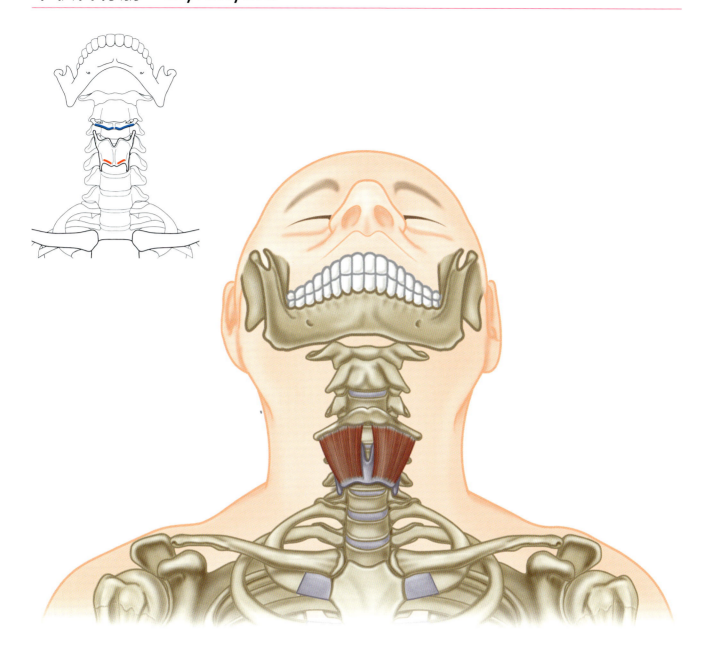

ギリシャ語で *thyreos* は「長方形の盾」，*hyoeides* は「ギリシャ文字のユプシロン（υ）のような形をした」の意味．

この筋は短いひも状の筋である．

● 起　始（■で示す）
甲状軟骨外側面の斜線

● 停　止（■で示す）
舌骨体と舌骨大角の下縁

● 作　用
甲状軟骨を挙上し舌骨を引き下げることで，喉頭口を閉じ，嚥下の際に食物が喉頭に入るのを防ぐ．

● 支配神経
舌下（第XII脳）神経に伴行する頸神経ワナ（C1, 2）

# 肩甲舌骨筋　omohyoid

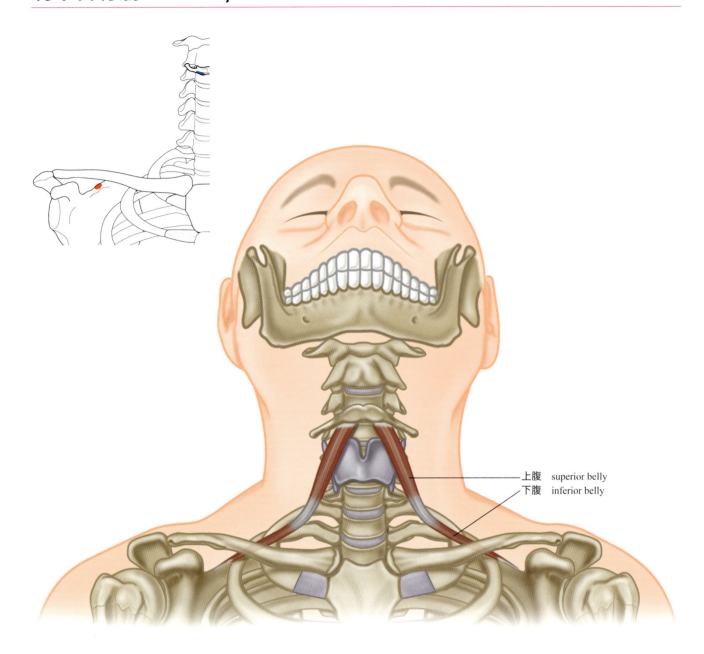

上腹　superior belly
下腹　inferior belly

　ギリシャ語の *omos* は「肩」，*hyoeides* は「ギリシャ文字のユプシロン（υ）のような形をした」の意味．

● 起　始（■で示す）
下腹：肩甲骨の上縁で，肩甲切痕の内側および上肩甲横靱帯
上腹：中間腱

● 停　止（■で示す）
下腹：中間腱
上腹：舌骨の下縁で，胸骨舌骨筋の停止部の外側

注意：中間腱は頸筋膜の滑車によって鎖骨と第1肋骨につなぎ止められている．

● 作　用
舌骨を引き下げる．

● 支配神経
頸神経ワナ（C2, 3）

# 椎前筋群

椎前筋群は脊柱の頸部や上位胸部において椎体前面や横突起前面に付着する筋の小グループである．

**筋力増強**

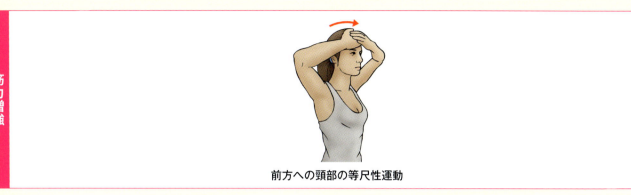

前方への頸部の等尺性運動

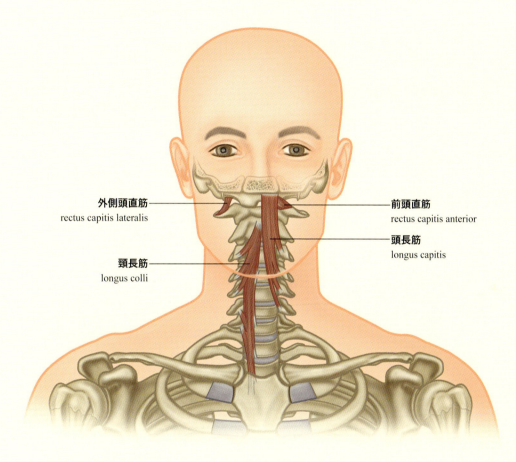

外側頭直筋　rectus capitis lateralis
前頭直筋　rectus capitis anterior
頭長筋　longus capitis
頸長筋　longus colli

**セルフストレッチ**

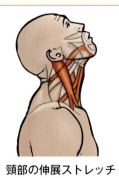

頸部の伸展ストレッチ

# 頸長筋 longus colli

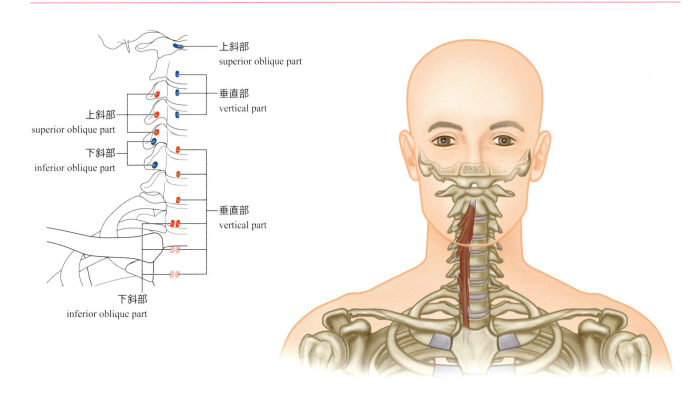

ラテン語の *longus* は「長い」，*colli* は「頸の」の意味．

頸長筋は上斜部，下斜部，垂直部の3つの部に分けることができ，椎前筋群の中では最も大きな筋である．

### 上斜部
- 起　始（■で示す）
  第3～5頸椎の横突起

- 停　止（■で示す）
  環椎の前結節

- 作　用
  頸椎を屈曲する．

- 支配神経
  頸神経（C2-7）の前枝

- 頸長筋上斜部の主要な機能運動
  頸部を安定させながら滑らかに屈曲する．

### 下斜部
- 起　始（■で示す）
  第1と第2または第3胸椎椎体の前面

- 停　止（■で示す）
  第5と第6頸椎の横突起

- 作　用
  頸椎を屈曲する．

- 支配神経
  頸神経（C2-7）の前枝

- 頸長筋下斜部の主要な機能運動
  頸部を安定させながら滑らかに屈曲する．

### 垂直部
- 起　始（■で示す）
  第5頸椎～第3胸椎椎体の前面

- 停　止（■で示す）
  第2～4頸椎椎体の前面

- 作　用
  頸椎を屈曲する．

- 支配神経
  頸神経（C2-7）の前枝

- 頸長筋垂直部の主要な機能運動
  頸部を安定させながら滑らかに屈曲する．

# 頭長筋 longus capitis

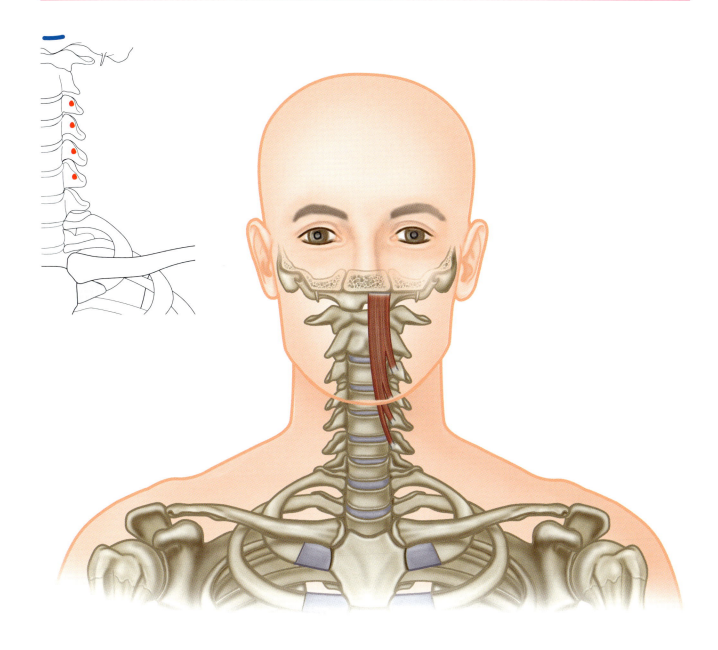

ラテン語の *longus* は「長い」，*capitis* は「頭の」の意味．

頭長筋は頸長筋の上斜部の前方に位置している．

● 起　始（■で示す）
第3〜6頸椎の横突起の前結節

● 停　止（■で示す）
後頭骨底部で，大後頭孔の前方

● 作　用
頭部と頸椎上部を屈曲する．

● 支配神経
頸神経 C1-3，(C4)の前枝

● 頭長筋の主要な機能運動
頭部を安定させながら滑らかに屈曲する（うなずくこと）．

# 前頭直筋　rectus capitis anterior

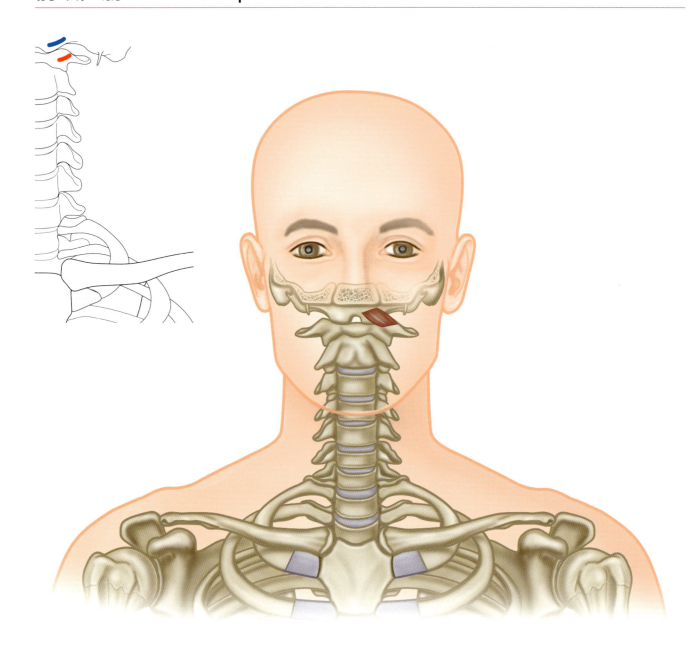

ラテン語の *rectus* は「真っ直ぐな」, *capitis* は「頭の」, *anterior* は「前方に」の意味.

● 起　始（■で示す）
環椎外側塊の前面

● 停　止（■で示す）
後頭骨底部で, 後頭顆の前方（すなわち後頭顆と頭長筋の停止部の間）

● 作　用
頸の上方で頭部を屈曲する. 運動中, ぴったり寄せて環椎後頭関節の関節面を支える.

● 支配神経
頸神経（C1, 2）の前枝間のループ

● 前頭直筋の主要な機能運動
頭部を安定させながら滑らかに屈曲する（うなずくこと）.

# 外側頭直筋　rectus capitis lateralis

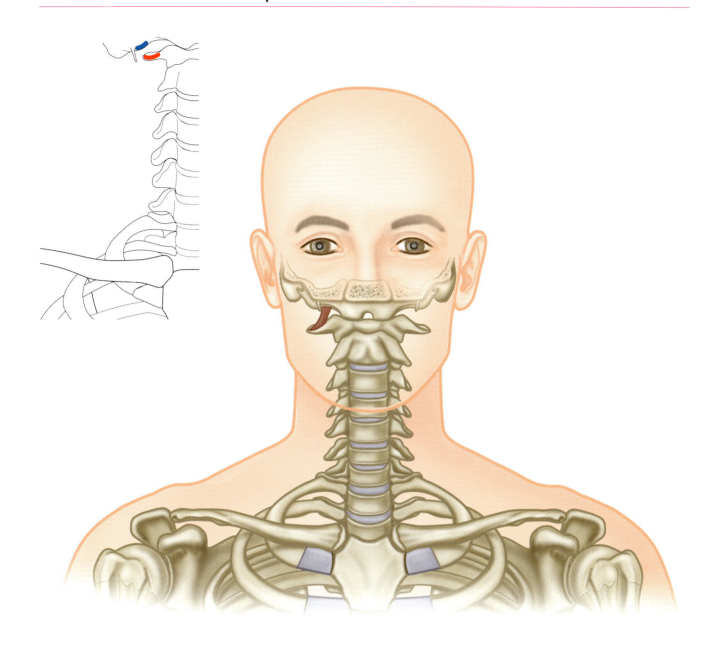

ラテン語の rectus は「真っ直ぐな」，capitis は「頭の」，lateralis は「外側の」の意味．

● 起　始（■で示す）
環椎の横突起

● 停　止（■で示す）
後頭骨の頸静脈突起

● 作　用
同側に頭部を傾ける．環椎後頭関節を安定させる．

● 支配神経
頸神経（C1, 2）の前枝間のループ

# 脊椎外側の筋群

頸部で脊椎の外側にある筋群は，斜角筋群（頸椎の横突起から肋骨まで走行する）と胸鎖乳突筋から成る．

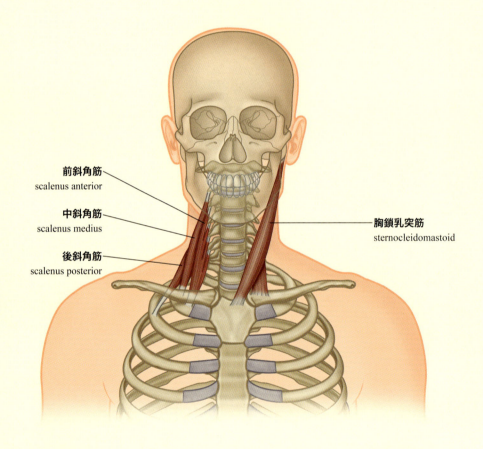

前斜角筋 scalenus anterior
中斜角筋 scalenus medius
後斜角筋 scalenus posterior
胸鎖乳突筋 sternocleidomastoid

**筋力増強**
- 背臥位での対角線状の（斜めに行う）腹筋運動
- 側方への頸部の等尺性運動
- 背臥位での体幹の回旋を伴う腹筋運動

**セルフストレッチ**

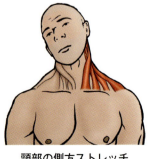

頸部の側方ストレッチ

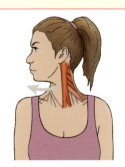

頸部の回旋ストレッチ

# 前斜角筋　scalenus anterior

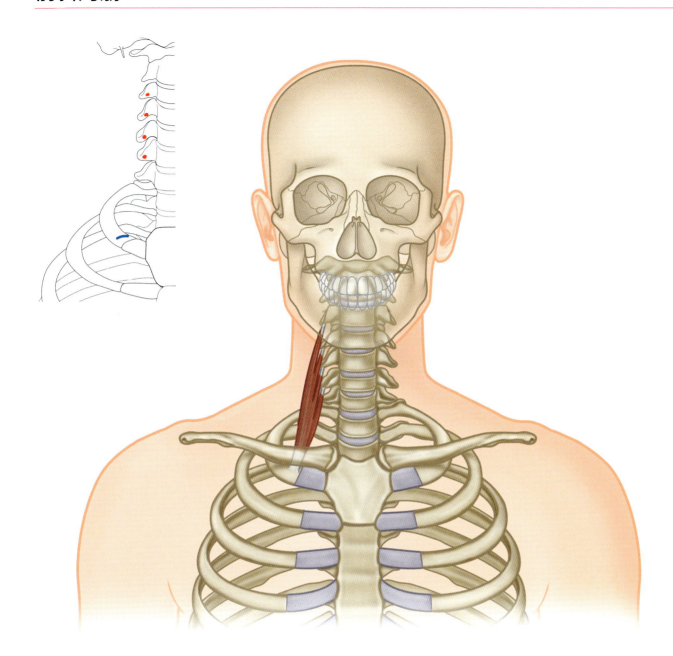

ギリシャ語の *skalenos* は「平らでない」，ラテン語の *anterior* は「前方に」の意味．

● 起　始（■で示す）
第3〜6頸椎の横突起の前結節

● 停　止（■で示す）
第1肋骨内縁の前斜角筋結節

● 作　用
両側の働き：頸部を屈曲する．努力性吸息の際に第1肋骨を挙上する．
片側の働き：頸部を側屈し回旋する．

● 支配神経
頸神経（C5-7）の前枝

● 前斜角筋の主要な機能運動
主に吸息を補助する．

● 前斜角筋を酷使するスポーツ
激しい呼吸作用を必要とするすべての活動的スポーツ（たとえば，ハイペースのランニング）

● 前斜角筋が慢性的に硬くなったり短縮した際の一般的な問題
過度に緊張した筋は鎖骨下動脈の他に腕神経叢とよばれる神経束も圧迫することによって頸肩腕部に疼痛を引き起こす．

# 中斜角筋　scalenus medius

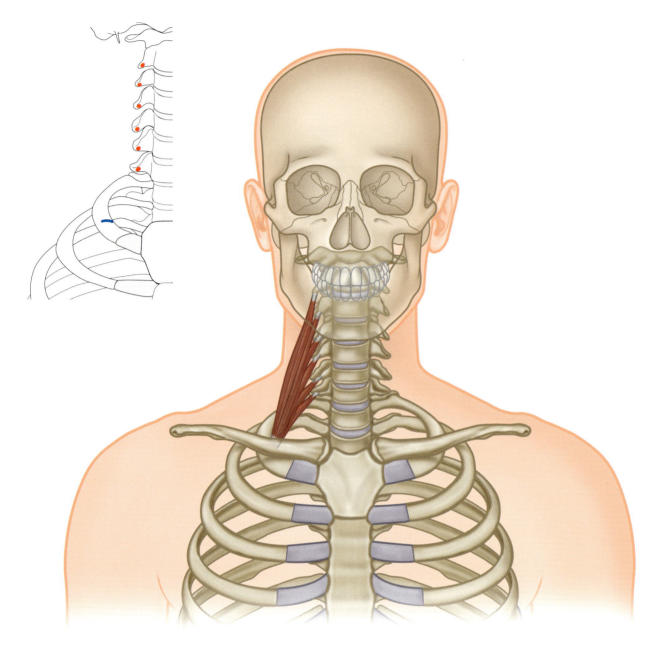

ギリシャ語の *skalenos* は「平らでない」，ラテン語の *medius* は「中央の」の意味．

● 起　始（■で示す）
第2～7頸椎横突起の後結節

● 停　止（■で示す）
第1肋骨上面で，鎖骨下動脈溝の後方

● 作　用
両側の働き：頸部を屈曲する．努力性吸息の際に第1肋骨を挙上する．
片側の働き：頸部を側屈し回旋する．

● 支配神経
頸神経（C3-8）の前枝

● 中斜角筋の主要な機能運動
主に吸息を補助する．

● 中斜角筋を酷使するスポーツ
激しい呼吸作用を必要とするすべての活動的スポーツ（たとえば，ハイペースのランニング）

● 中斜角筋が慢性的に硬くなったり短縮した際の一般的な問題
過度に緊張した筋は鎖骨下動脈の他に腕神経叢とよばれる神経束も圧迫することによって頸肩腕部に疼痛を引き起こす．

# 後斜角筋　scalenus posterior

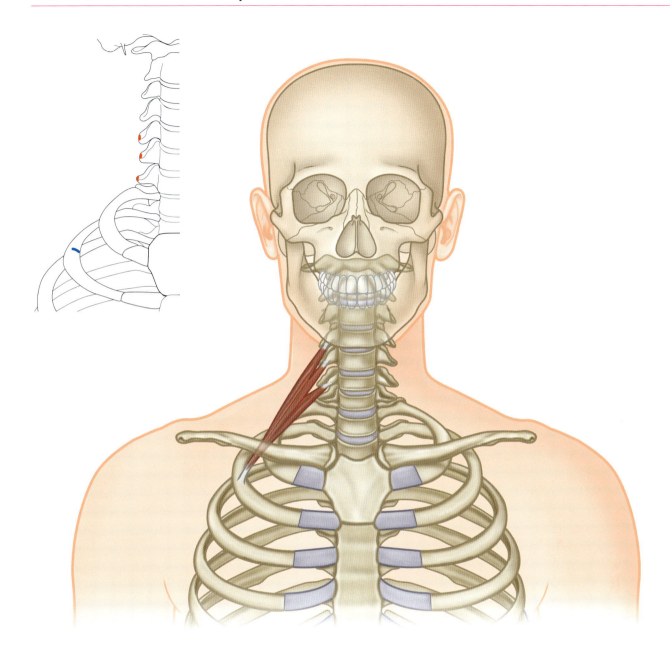

ギリシャ語の *skalenos* は「平らでない」，ラテン語の *posterior* は「後方に」の意味．

● 起　始（■で示す）
第5〜7頸椎横突起の後結節

● 停　止（■で示す）
第2肋骨の外面

● 作　用
両側の働き：頸部を屈曲する．努力性吸息の際に第2肋骨を挙上する．
片側の働き：頸部を側屈し回旋する．

● 支配神経
頸神経（C7, 8）の前枝

● 後斜角筋の主要な機能運動
主に吸息を補助する．

● 後斜角筋を酷使するスポーツ
激しい呼吸作用を必要とするすべての活動的スポーツ（たとえば，ハイペースのランニング）

● 後斜角筋が慢性的に硬くなったり短縮した際の一般的な問題
過度に緊張した筋は鎖骨下動脈の他に腕神経叢とよばれる神経束も圧迫することによって頸肩腕部に疼痛を引き起こす．

# 胸鎖乳突筋　sternocleidomastoid

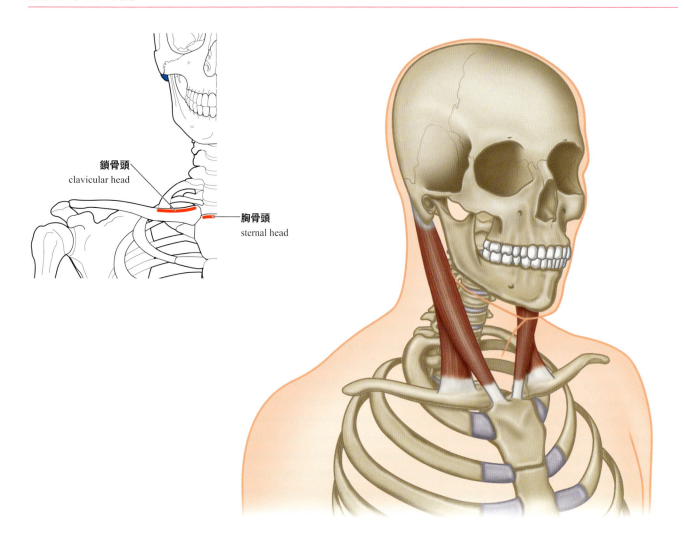

鎖骨頭 clavicular head
胸骨頭 sternal head

> ギリシャ語の *sternon* は「胸」，*kleis* は「鍵」，*mastoeides* は「乳房状の」の意味．

この筋は2つの筋頭をもった長いひも状の筋である．この筋は出産時に損傷を受けることがあり，一部が線維性組織に置き換わり短縮すると斜頸（ねじれた頸）となる．

● 起　始（■で示す）
胸骨頭：胸骨柄の前面と上縁
鎖骨頭：鎖骨の内側1/3の上面

● 停　止（■で示す）
側頭骨乳様突起の外側面．後頭骨の上項線の外側1/3

● 作　用
両側の収縮：枕から頭部を挙上する際のように，頸部を屈曲し頭部を前方に引く．深い吸息時には胸骨を上方に挙げ，さらにその結果として肋骨を持ち上げる．
片側の収縮：同側に頭部を傾け，かつ反対側に顔を向けるように（同時に上を向くように）頭部を回転させる．

● 支配神経
副（第XI脳）神経と自己受容性感覚を伝える頸神経（C2, 3）からの感覚神経

● 胸鎖乳突筋の主要な機能運動
例：肩越しに見るように頭部の向きを変えたり，枕から頭部を持ち上げたりする．

● 胸鎖乳突筋を酷使するスポーツ
例：水泳，ラグビーのスクラム，アメリカンフットボール

● 胸鎖乳突筋を損傷するおそれのある運動や外傷
重度のむち打ち症

● 胸鎖乳突筋が慢性的に硬くなったり短縮した際の一般的な問題
頭痛と頸部痛

# 5 体幹の筋群

　脊柱周囲や背部のより広い部位に位置する筋群は，主に立位での脊柱の安定化や背部の維持に作用する．背部や側面にある筋は，上半身や脊柱の屈曲，側屈，伸展，過伸展，回旋を可能にする．

　仙棘筋ともよばれる**脊柱起立筋**は，並列して走る外側から腸肋筋，最長筋，棘筋の3筋群から成る．**腸肋筋**は脊柱起立筋の最も外側に位置し，腰腸肋筋，胸腸肋筋，頸腸肋筋に分けられる．**最長筋**は脊柱起立筋の中間部に位置し，胸最長筋，頸最長筋，頭最長筋に分けられる．**棘筋**は脊柱起立筋の最も内側に位置し，胸棘筋，頸棘筋，頭棘筋に分けられる．

　**横突棘筋**は，脊柱起立筋より深層に位置する3つの小さな筋群から成る．横突棘筋を構成するそれぞれの筋群は，脊柱起立筋と異なり，横に並んで配列するというより，表層から深層に向かって，半棘筋，多裂筋，回旋筋の順に連続的に配列している．これらの筋群は，一般的に横突起から起始し，上方の棘突起に向かって上内側方向に走行する．**半棘筋**は，胸半棘筋，頸半棘筋，頭半棘筋に分けられる．**多裂筋**は半棘筋や脊柱起立筋の深層にあり，棘突起と横突起で形成される溝の部分に位置する横突棘筋である．**回旋筋**は最も深層に位置する横突棘筋である．

　**棘間筋**は，棘間靱帯の両脇にある短い小さな筋である．棘間筋同様，**横突間筋**も短い小さな筋である．頸部，胸部の横突間筋は前横突間筋，後横突間筋から成り，腰部の横突間筋は外側横突間筋，内側横突間筋から成る．

　下部の**外肋間筋**は外腹斜筋と重なるように筋線維が混ざる．このため肋間隙にひろがる外肋間筋と外腹斜筋は，実質的には連続する1つの薄板状の筋を形成する．**内肋間筋**は深層にあり，外肋間筋と交差して斜めに走行している．胸郭において左右それぞれに11の内・外肋間筋が存在する．

　興味深いことに，線維性心膜は**横隔膜**の腱中心と連続し，さらに横隔膜は，脊柱と下肢（大腿骨の小転子）に付着する大腰筋と直接的につながっている．横隔膜は腹斜筋群とともに肋骨へ付着し，さらに胸骨または剣状突起にも付着するので，筋膜は腹直筋とつながる．多くの成書で大腰筋は股関節屈筋と記載されているが，これらのことより大腰筋は呼吸や脊柱の安定性にも寄与すると考えられる．腹斜筋群も呼吸機能に直接関与すると考えるべきである．これらの筋は，解剖学的には個別であるが，機能的な個別性は小さい．横隔膜は機能的な呼吸において必須の構造であるが，動きや呼吸，全体的な運動力学を向上させる機能も有することを見逃してはならない．

　前腹壁にある筋は，肋骨と骨盤の間に存在し，内臓を取り囲み，さらに体幹の支持や運動（主に腰椎の屈曲や回旋）を可能にし，腰背部を支持する．これらの筋は3層に分かれており，胸壁のこれらに相当する3層の筋と同じ方向に走行する．最も深層にあるのが**腹横筋**で，その線維はほぼ水平に走行している．腹横筋は体幹の周りにひろがり，胸腰筋膜（腰背腱膜）*thoracolumbar fascia*に付着する．胸腰筋膜は厚い膜状の結合組織で，張力が加わることにより体幹や骨盤の安定性に寄与する．

　中間層にあるのは**内腹斜筋**で，最も浅層にある**外腹斜筋**と交差して走行する．これはセント・アンドリュー・クロス［訳注：スコットランドの国旗のような，2本の直線が斜めに交差した模様］に似ている．これら3層の筋に重なるように位置するのが**腹直筋**である．腹直筋は，腹壁の中央線（白線）の左右で垂直方向に走行しており，鍛えられたスポーツ選手では6つの区画（six-pack）が認められることもある．腹直筋は体幹の屈曲作用があるので，胸郭を骨盤に近づけることを，機能的な方法でトレーニングすべきである．腹直筋は他の腹筋群が安定化筋として働くのと同様に作用するが，腰椎の過伸展を防ぐ役割もある．

　**腰方形筋**は，下方の腸骨と腸腰靱帯から起こり，上方の第12肋骨と上位4腰椎に付くが，これらの線維は交差するように走行している．腰方形筋の作用は，いまだ不明な点もあるが，体幹を側屈することと体幹が反対方向へ引かれるのを抑制することである．

**大腰筋**は下方に向かって走行し，**腸骨筋**と合体して腸腰筋ともよばれる．これらの筋は一緒に，さまざまな腹部臓器の緩衝材として働き，さらに股関節屈曲の主動筋，腰背部の安定化筋としても働く．大殿筋が広背筋につながるように，大腰筋は横隔膜につながる．大腰筋上部線維の一部は長い腱となり腸恥隆起に停止し，**小腰筋**とよばれるが，わずかな作用しかなく，約40％の人で欠損していることに注意してほしい．両側の大腰筋が収縮すると，腰椎の前弯は増す．

# 脊柱後方の筋群

脊柱後方の筋群は背部の最深層筋で，脊柱に沿って縦方向に走行する．これらの筋は姿勢保持には不可欠で，脊柱の動きを促進する．この筋群のより浅層のものは起始から停止までかなり離れているが，最深層のものは上下に隣接する2つの椎骨間のみを走行する．仙棘筋 *sacrospinalis* ともよばれる脊柱起立筋は並列する柱状構造を成し，3つの筋群，すなわち腸肋筋，最長筋，棘筋から成る（外側から内側に向かって）．

**筋力増強**

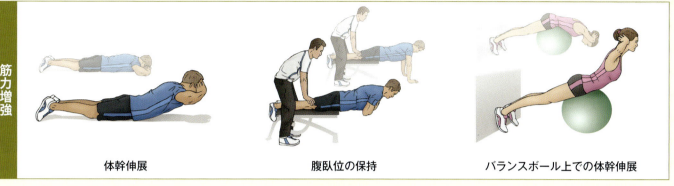

体幹伸展　　　腹臥位の保持　　　バランスボール上での体幹伸展

頭最長筋 longissimus capitis
頭棘筋 spinalis capitis
頸棘筋 spinalis cervicis
頸最長筋 longissimus cervicis
胸最長筋 longissimus thoracis
胸棘筋 spinalis thoracis

頭半棘筋 semispinalis capitis
頸腸肋筋 iliocostalis cervicis
頸半棘筋 semispinalis cervicis
胸半棘筋 semispinalis thoracis
胸腸肋筋 iliocostalis thoracis
腰腸肋筋 iliocostalis lumborum

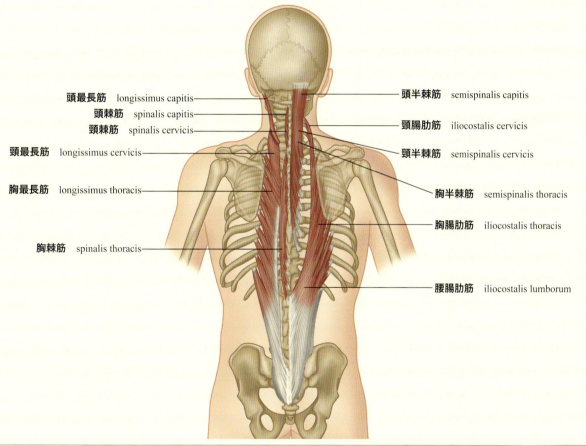

**セルフストレッチ**

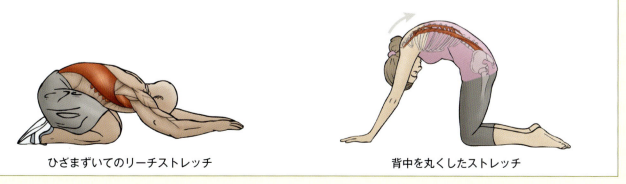

ひざまずいてのリーチストレッチ　　　背中を丸くしたストレッチ

# 腰腸肋筋　iliocostalis lumborum

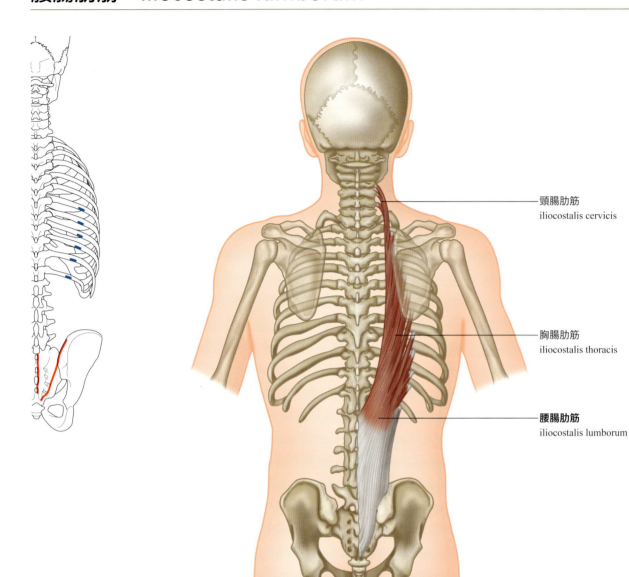

- 頸腸肋筋　iliocostalis cervicis
- 胸腸肋筋　iliocostalis thoracis
- **腰腸肋筋**　iliocostalis lumborum

ラテン語の *iliocostalis* は「腸骨から肋骨へ」，*lumborum* は「腰部」の意味．

腸肋筋は脊柱起立筋の最も外側の筋で，腰腸肋筋，胸腸肋筋，頸腸肋筋に分けられる．全体として腸肋筋は第4頸髄から第5仙髄までの脊髄神経後枝の支配を受ける．

- **起　始**（■で示す）
  外側・内側仙骨稜．腸骨稜の内側部

- **停　止**（■で示す）
  下位6つの肋骨の肋骨角

- **作　用**
  脊柱の伸展と側屈．立位や坐位で脊柱の弯曲を正常に保つ．歩行時，骨盤の上で脊柱を安定化させる．

- **神経支配**
  腰神経の後枝

- **腰腸肋筋の主要な機能運動**
  背部を直立に保つ（適切な弯曲を保って）．

- **腰腸肋筋を酷使するスポーツ**
  例：すべてのスポーツで使うが，特に水泳，器械体操，レスリング

- **腰腸肋筋を損傷するおそれのある運動や外傷**
  膝を曲げずに，または背部を伸ばしたまま物を持ち上げる動作．体の前方で遠くの物を持ち上げようとする動作

# 胸腸肋筋　iliocostalis thoracis

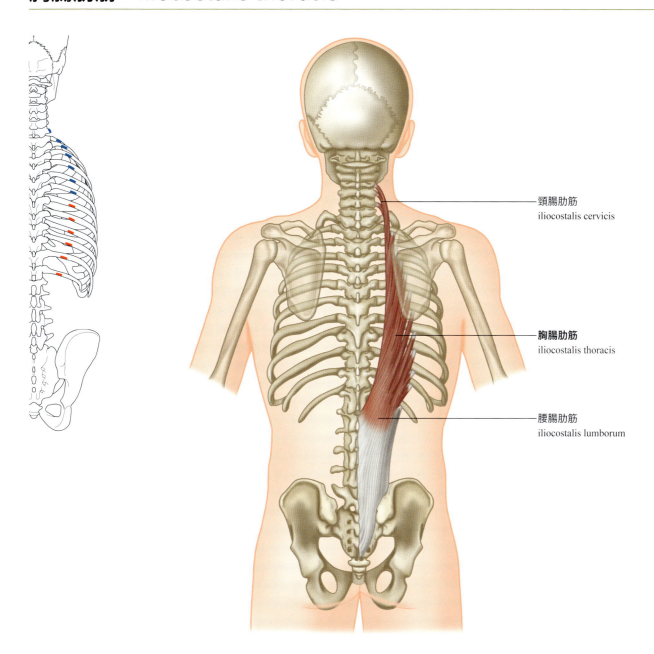

頸腸肋筋
iliocostalis cervicis

胸腸肋筋
iliocostalis thoracis

腰腸肋筋
iliocostalis lumborum

ラテン語の iliocostalis は「腸骨から肋骨へ」，thoracis は「胸部」の意味．

● 起　始（■で示す）
腰腸肋筋の内側で下位 6 つの肋骨の肋骨角

● 停　止（■で示す）
上位 6 つの肋骨の肋骨角と第 7 頸椎の横突起

● 作　用
脊柱の伸展と側屈．立位や坐位で脊柱の正常な弯曲の維持を補助する．強制吸気の際，肋骨を回旋する．

● 神経支配
胸神経の後枝

● 胸腸肋筋の主要な機能運動
背部を直立に保つ（適切な弯曲を保って）．

● 胸腸肋筋を酷使するスポーツ
例：すべてのスポーツで使うが，特に水泳，器械体操，レスリング

● 胸腸肋筋を損傷するおそれのある運動や外傷
膝を曲げずに，または背部を伸ばしたまま物を持ち上げる動作．体の前方で遠くの物を持ち上げようとする動作

# 頸腸肋筋　iliocostalis cervicis

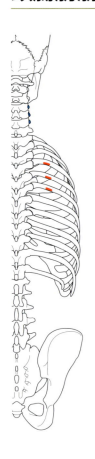

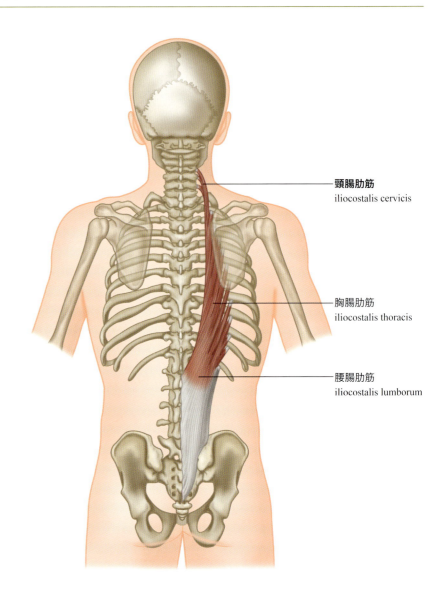

頸腸肋筋　iliocostalis cervicis

胸腸肋筋　iliocostalis thoracis

腰腸肋筋　iliocostalis lumborum

ラテン語の iliocostalis は「腸骨から肋骨へ」，cervicis は「頸部」の意味．

- ● 起　始（■で示す）
  第3〜6肋骨の肋骨角

- ● 停　止（■で示す）
  第4, 5, 6頸椎の横突起の後結節（C4-6）

- ● 作　用
  脊柱の伸展と側屈．立位や坐位で脊柱の正常な弯曲の維持を補助する．

- ● 神経支配
  下位頸神経の後枝

- ● 頸腸肋筋の主要な機能運動
  背部を直立に保つ（適切な弯曲を保って）．

- ● 頸腸肋筋を酷使するスポーツ
  例：すべてのスポーツで使うが，特に水泳，器械体操，レスリング

- ● 頸腸肋筋を損傷するおそれのある運動や外傷
  膝を曲げずに，または背部を伸ばしたまま物を持ち上げる動作．体の前方で遠くの物を持ち上げようとする動作

# 胸最長筋　longissimus thoracis

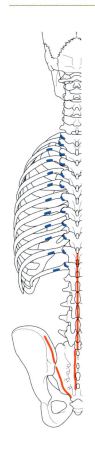
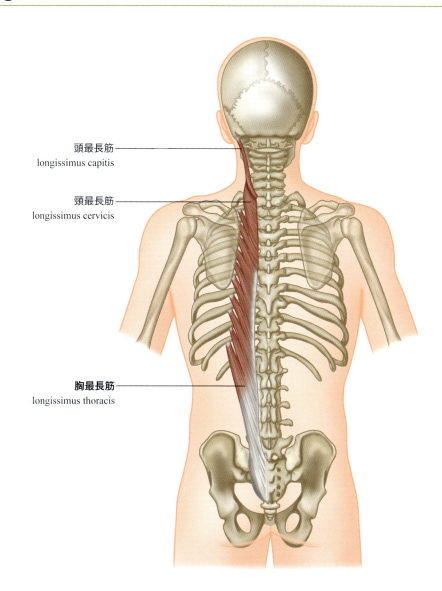

頭最長筋 longissimus capitis
頸最長筋 longissimus cervicis
**胸最長筋** longissimus thoracis

ラテン語の *longissimus* は「最も長い」，*thoracis* は「胸部」の意味．

最長筋は脊柱起立筋の中間部に位置し，胸最長筋，頸最長筋，頭最長筋に分けられる．全体として最長筋は第1頸髄から第1仙髄までの後枝の支配を受ける．

● **起　始**（■で示す）
外・内側仙骨稜．全腰椎（L1-5）と第11，12胸椎（T11-12）の棘突起，棘上靭帯，腸骨稜の内側部

● **停　止**（■で示す）
全胸椎（T1-12）の横突起．下位9または10肋骨の肋骨結節と肋骨角の間

● **作　用**
脊柱の伸展と側屈．立位や坐位で脊柱の正常な弯曲の維持を補助する．強制吸気の際，肋骨を回旋する．歩行時，骨盤の上で脊柱を安定化させる．

● **神経支配**
腰神経と胸神経の後枝

● **胸最長筋の主要な機能運動**
背部を直立に保つ（適切な弯曲を保って）．

● **胸最長筋を酷使するスポーツ**
例：すべてのスポーツで使うが，特に水泳，器械体操，レスリング

● **胸最長筋を損傷するおそれのある運動や外傷**
膝を曲げずに，または背部を伸ばしたまま物を持ち上げる動作．体の前方で遠くの物を持ち上げようとする動作

# 頸最長筋　longissimus cervicis

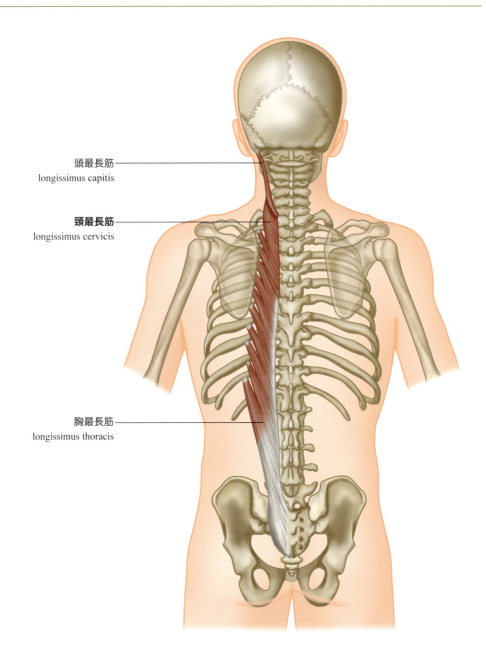

頭最長筋　longissimus capitis
頸最長筋　longissimus cervicis
胸最長筋　longissimus thoracis

ラテン語の *longissimus* は「最も長い」，*cervicis* は「頸部」の意味．

● **起　始**（■で示す）
上位4または5胸椎（T1-5）の横突起

● **停　止**（■で示す）
第2〜6頸椎（C2-6）の横突起の後結節

● **作　用**
上部脊柱の伸展と側屈．立位や坐位で胸椎と頸椎の正常な弯曲の維持を補助する．

● **神経支配**
下位頸神経と上位胸神経の後枝

● 頸最長筋の主要な機能運動
上位背部と頸部を直立に保つ（適切な弯曲を保って）．

● 頸最長筋を酷使するスポーツ
例：すべてのスポーツで使うが，特に水泳，器械体操，レスリング

● 頸最長筋を損傷するおそれのある運動や外傷
膝を曲げずに，または背部を伸ばしたまま物を持ち上げる動作．体の前方の遠くの物を持ち上げようとする動作

# 頭最長筋　longissimus capitis

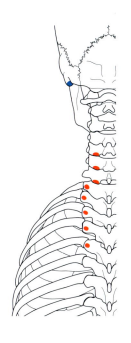
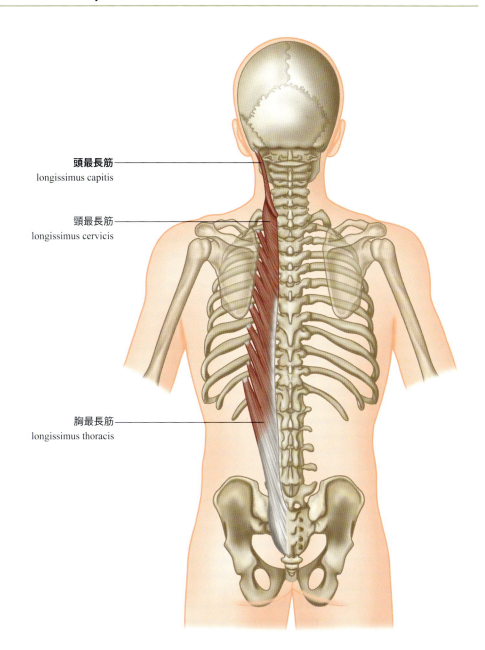

頭最長筋
longissimus capitis

頸最長筋
longissimus cervicis

胸最長筋
longissimus thoracis

ラテン語の *longissimus* は「最も長い」，*capitis* は「頭部」の意味．

● 起　始（■で示す）
上位5つの胸椎（T1–5）の横突起
下位3つの頸椎（C5–7）の関節突起

● 停　止（■で示す）
側頭骨の乳様突起後部

● 作　用
頭部の伸展と回旋．
立位や坐位で胸椎と頸椎の正常な弯曲の維持を補助する．

● 神経支配
中・下位頸神経の後枝

● 頭最長筋の主要な機能運動
上位背部を直立に保つ（適切な弯曲を保って）．

● 頭最長筋を酷使するスポーツ
例：すべてのスポーツで使うが，特に水泳，器械体操，レスリング

● 頭最長筋を損傷するおそれのある運動や外傷
膝を曲げずに，または背部を伸ばしたまま物を持ち上げる動作．体の前方で遠くの物を持ち上げようとする動作

# 胸棘筋 spinalis thoracis

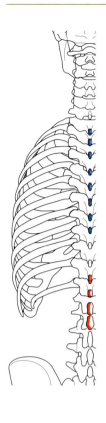
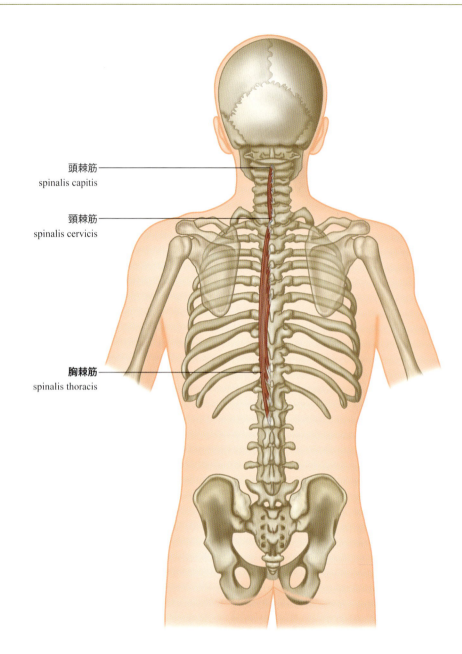

ラテン語の *spinalis* は「棘状」, *thoracis* は「胸部」の意味.

棘筋は脊柱起立筋の最も内側に位置し, 胸棘筋, 頸棘筋, 頭棘筋に分けられる. 全体として棘筋は第2頸髄から第3腰髄までの後枝の支配を受ける.

● 起　始（■で示す）
下位2つの胸椎（T11-12）の棘突起と上位2つの腰椎（L1-2）の棘突起

● 停　止（■で示す）
上位8つの胸椎（T1-8）の棘突起

● 作　用
脊柱の伸展. 立位や坐位で脊柱の正常な弯曲の維持を補助する.

● 神経支配
脊髄神経の後枝

● 胸棘筋の主要な機能運動
背部を直立に保つ（適切な弯曲を保って）.

● 胸棘筋を酷使するスポーツ
例：すべてのスポーツで使うが, 特に水泳, 器械体操, レスリング

● 胸棘筋を損傷するおそれのある運動や外傷
膝を曲げずに, または背部を伸ばしたまま物を持ち上げる動作. 体の前方で遠くの物を持ち上げようとする動作

# 頸棘筋 spinalis cervicis

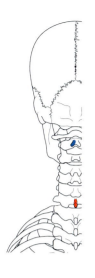

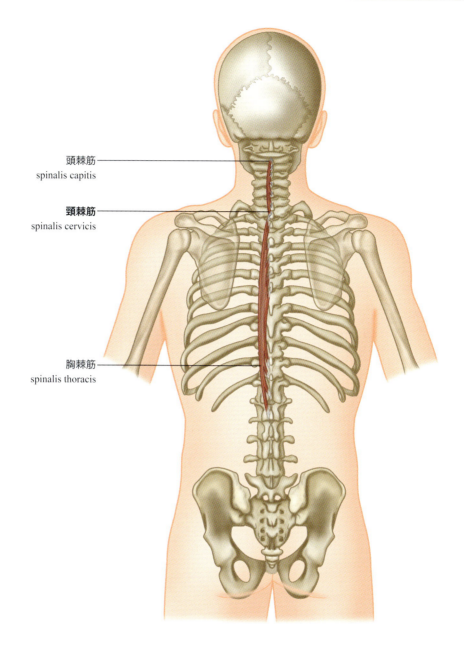

頭棘筋 spinalis capitis
頸棘筋 spinalis cervicis
胸棘筋 spinalis thoracis

ラテン語の spinalis は「棘状」，cervicis は「頸部」の意味．

● 起　始（■で示す）
項靱帯．第7頸椎（C7）の棘突起

● 停　止（■で示す）
軸椎（C2）の棘突起

● 作　用
脊柱の伸展．立位や坐位で頸椎の正常な弯曲の維持を補助する．

● 神経支配
頸神経の後枝

● 頸棘筋の主要な機能運動
頸部を直立に保つ（適切な弯曲を保って）．

● 頸棘筋を酷使するスポーツ
例：すべてのスポーツで使うが，特に水泳，器械体操，レスリング

● 頸棘筋を損傷するおそれのある運動や外傷
膝を曲げずに，または背部を伸ばしたまま物を持ち上げる動作．体の前方で遠くの物を持ち上げようとする動作

# 頭棘筋 spinalis capitis

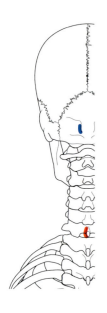

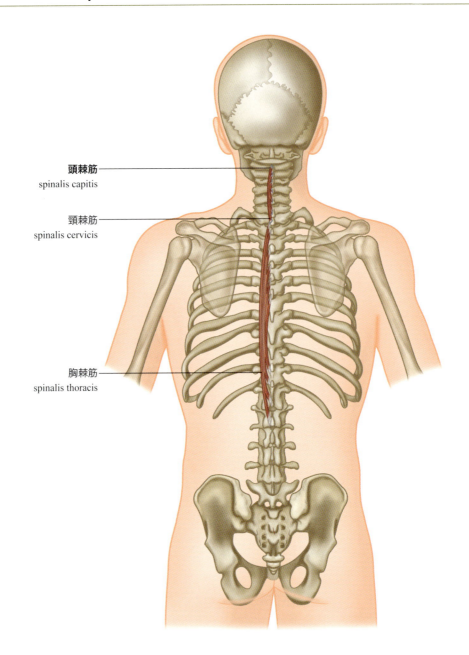

**頭棘筋**
spinalis capitis

**頸棘筋**
spinalis cervicis

**胸棘筋**
spinalis thoracis

ラテン語の *spinalis* は「棘状」，*capitis* は「頭部」の意味．

頭半棘筋の内側部である．［訳注：欠損することが多い．図には頭棘筋は示されていない．］

- **起　始**（■で示す）
  第7頸椎（C7）の棘突起外側

- **停　止**（■で示す）
  上項線と下項線の間の内側部

- **作　用**
  頭部と椎骨の伸展

- **神経支配**
  第1～3頸神経（C1-3）の後枝

- **頭棘筋を酷使するスポーツ**
  例：ラグビーのスクラム，アメリカンフットボール，レスリング，水泳

- **頭棘筋を損傷するおそれのある運動や外傷**
  むち打ち損傷

- **頭棘筋が慢性的に硬くなったり短縮した際の一般的な問題**
  頭痛や頸部痛

# 頭板状筋　splenius capitis

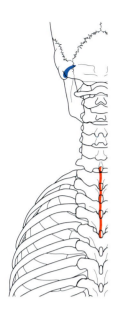

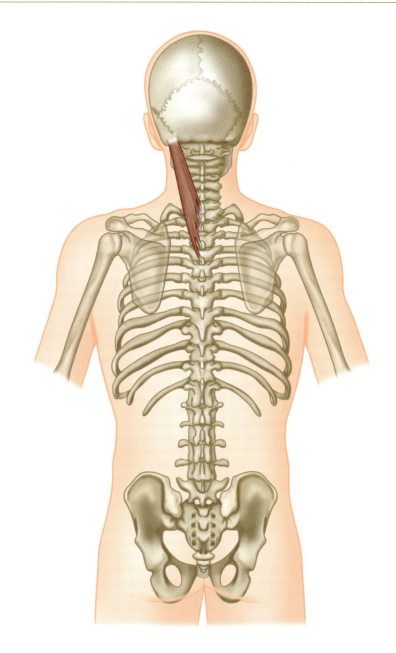

ギリシャ語の splenion は「板状の」，ラテン語の capitis は「頭部」の意味．

- ●起　始（■で示す）
  項靱帯下部．第7頸椎（C7）と上位3または4胸椎（T1-4）棘突起

- ●停　止（■で示す）
  側頭骨の乳様突起後面．上項線外側部で胸鎖乳突筋の付着部より深側

- ●作　用
  両側が同時に働くと頭頸部を伸展．片側が働くと頸部を同側に側屈し頭部を同側に回旋

- ●神経支配
  中・下位頸神経の後枝

- ●頭板状筋の主要な機能運動
  例：上を見上げたり，頭部を回旋して後ろを見る動作

- ●頭板状筋を酷使するスポーツ
  例：ラグビーのスクラム，アメリカンフットボール，レスリング，水泳

- ●頭板状筋を損傷するおそれのある運動や外傷
  むち打ち損傷

- ●頭板状筋が慢性的に硬くなったり短縮した際の一般的な問題
  頭痛や頸部痛

# 頸板状筋　splenius cervicis

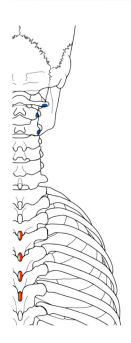

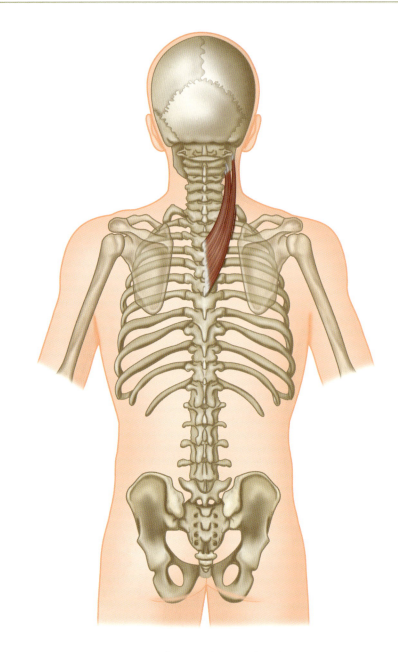

ギリシャ語の *splenion* は「板状の」，ラテン語の *cervicis* は「頸部」の意味．

● 起　始（■で示す）
　第3～6胸椎（T3-6）の棘突起

● 停　止（■で示す）
　上位2または3頸椎（C1-3）の横突起後結節

● 作　用
　両側が同時に働くと頭部と頸部の伸展．
　片側が働くと同側への頸部の側屈と頭部の回旋

● 神経支配
　中・下位頸神経の後枝

● 頸板状筋の主要な機能運動
　例：上を見上げたり，頭部を回旋して後ろを振り向く．

● 頸板状筋を酷使するスポーツ
　例：ラグビーのスクラム，アメリカンフットボール，レスリング，水泳

● 頸板状筋を損傷するおそれのある運動や外傷
　むち打ち損傷

● 頸板状筋が慢性的に硬くなったり短縮した際の一般的な問題
　頭痛や頸部痛

# 横突棘筋群
<small>おうとつきょく</small>

横突棘筋群は脊柱起立筋の深部にある3つの小さな筋群から構成されている．それぞれの筋群は，脊柱起立筋と異なり，横に並んで配列するというより浅層から深層に連続的に配列する．筋は浅層から深層に向かって半棘筋，多裂筋，回旋筋の順である．筋線維は，一般的に横突起に起始し，上内側に向かって走行して上位棘突起に停止する．

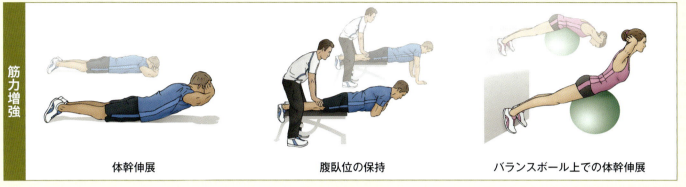

**筋力増強**
- 体幹伸展
- 腹臥位の保持
- バランスボール上での体幹伸展

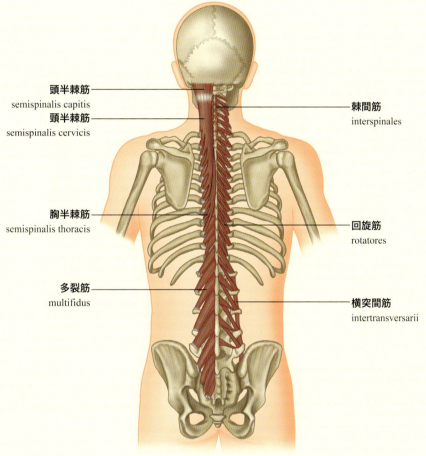

- 頭半棘筋 semispinalis capitis
- 頭半棘筋 semispinalis cervicis
- 胸半棘筋 semispinalis thoracis
- 多裂筋 multifidus
- 棘間筋 interspinales
- 回旋筋 rotatores
- 横突間筋 intertransversarii

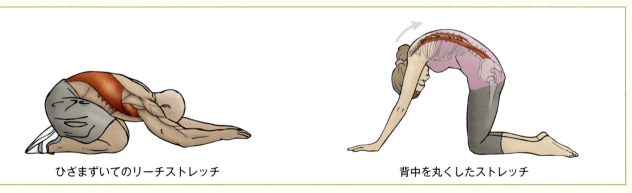

**セルフストレッチ**
- ひざまずいてのリーチストレッチ
- 背中を丸くしたストレッチ

# 胸半棘筋　semispinalis thoracis

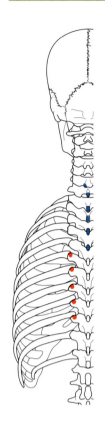
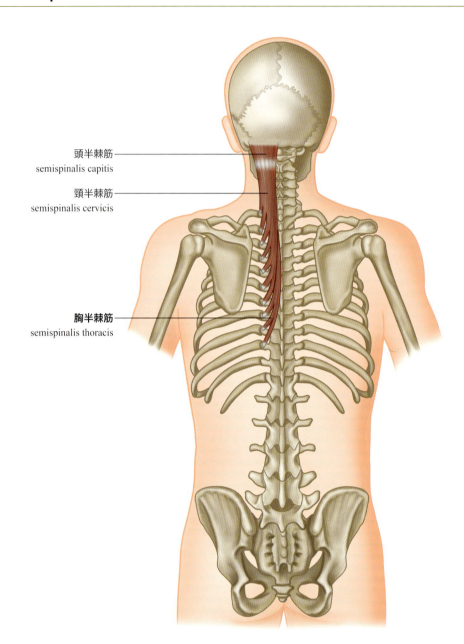

ラテン語の *semispinalis* は「半棘」，*thoracis* は「胸部」の意味．

● 起　始（■で示す）
　第6〜10胸椎（T6-10）の横突起

● 停　止（■で示す）
　下位2つの頸椎と上位4つの胸椎（C6-T4）の棘突起

● 作　用
　胸部，頸部の脊柱の伸展
　胸椎，頸椎の回旋の補助

● 神経支配
　胸神経と頸神経の後枝

● 胸半棘筋の主要な機能運動
　例：上を見上げたり，頭部を回旋して後ろを振り向く．

● 胸半棘筋を酷使するスポーツ
　例：ラグビーのスクラム，アメリカンフットボール，レスリング，水泳

● 胸半棘筋を損傷するおそれのある運動や外傷
　むち打ち損傷

# 頸半棘筋　semispinalis cervicis

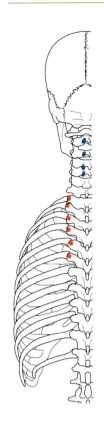
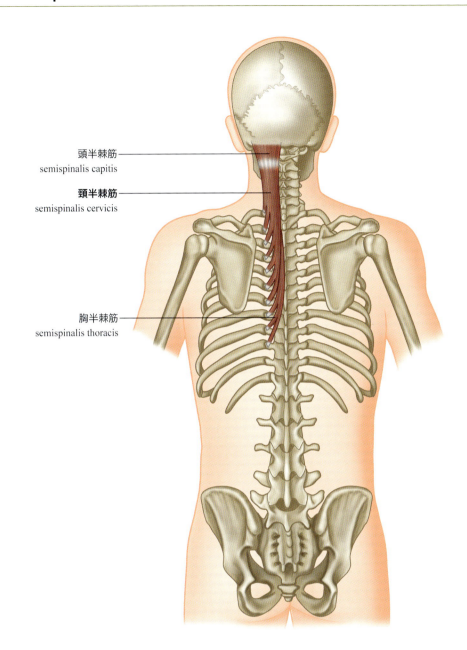

ラテン語の *semispinalis* は「半棘」，*cervicis* は「頸部」の意味．

- ●起　始（■で示す）
  上位5または6胸椎（T1-6）の横突起

- ●停　止（■で示す）
  第2〜5頸椎（C2-5）の棘突起

- ●作　用
  脊柱の胸部と頸部の伸展．胸椎，頸椎の回旋の補助

- ●神経支配
  胸神経と頸神経の後枝

- ●頸半棘筋の主要な機能運動
  例：上を見上げたり，頭部を回旋して後ろを振り向く．

- ●頸半棘筋を酷使するスポーツ
  例：ラグビーのスクラム，アメリカンフットボール，レスリング，水泳

- ●頸半棘筋を損傷するおそれのある運動や外傷
  むち打ち損傷

# 頭半棘筋　semispinalis capitis

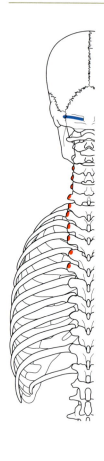

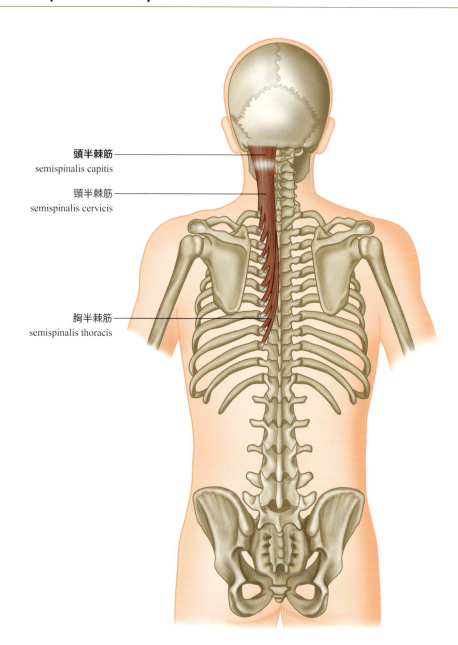

ラテン語の *semispinalis* は「半棘」，*capitis* は「頭部」の意味．

内側部は頭棘筋である．

● 起　始（■で示す）
　下位4頸椎と上位6または7胸椎（C4-T7）の横突起

● 停　止（■で示す）
　後頭骨の上項線と下項線の間

● 作　用
　最も強力な頭部の伸展筋
　頭部の回旋の補助

● 神経支配
　頸神経の後枝

● 頭半棘筋の主要な機能運動
　例：上を見上げたり，頭部を回旋して後ろを振り向く．

● 頭半棘筋を酷使するスポーツ
　例：ラグビーのスクラム，アメリカンフットボール，レスリング，水泳

● 頭半棘筋を損傷するおそれのある運動や外傷
　むち打ち損傷

# 多裂筋 multifidus

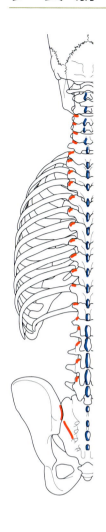
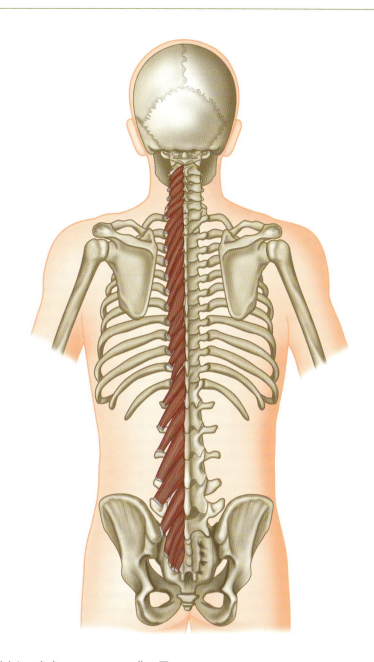

ラテン語の multi は「多い」，findere は「裂く」の意味．

この筋は，椎骨の棘突起と横突起の間の溝の部分に位置する横突棘筋である．多裂筋は脊柱起立筋や半棘筋の深層に位置する．

● 起　始（■で示す）
後仙骨孔と上後腸骨棘との間の仙骨後面．全腰椎の乳頭突起（上関節突起の後縁）．全胸椎の横突起．下位4頸椎の関節突起

● 停　止（■で示す）
起始より2〜4椎骨上位の棘突起；全体として，第5腰椎から軸椎（L5-C2）までのすべての棘突起

● 作　用
より強力な浅層の主動筋により引き起こされる動きから椎間関節を保護する．脊柱の伸展，側屈および回旋

● 神経支配
脊髄神経の後枝

● 多裂筋の主要な機能運動
立位，坐位およびすべての動作で良好な姿勢と脊柱の安定性の維持を補助

● 多裂筋を損傷するおそれのある運動や外傷
膝を曲げずに，または背部を伸ばしたまま物を持ち上げる動作．体の前方で遠くの物を持ち上げようとする動作

# 回旋筋 rotatores

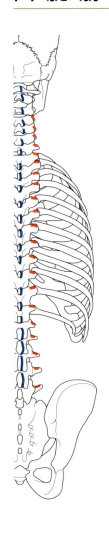

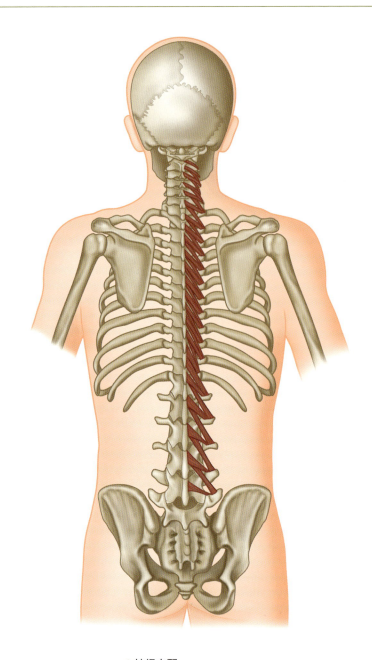

ラテン語の *rota* は「回旋」の意味.

これらの小さな筋群は，横突棘筋群の最深層に位置する［訳注：直上に隣接する椎骨に停止する短回旋筋と，1つの椎骨を隔てた上位の椎骨に停止する長回旋筋がある］.

- 起　始（■で示す）
  個々の椎骨の横突起

- 停　止（■で示す）
  上位に隣接する椎骨の棘突起基部

- 作　用
  脊柱の回旋と伸展の補助

- 神経支配
  脊髄神経の後枝

- 回旋筋の主要な機能運動
  立位，坐位およびすべての動作で良好な姿勢と脊柱の安定性の維持を補助

- 回旋筋を損傷するおそれのある運動や外傷
  膝を曲げずに，または背部を伸ばしたまま物を持ち上げる動作．体の前方で遠くの物を持ち上げようとする動作

# 棘間筋 interspinales

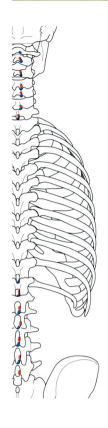
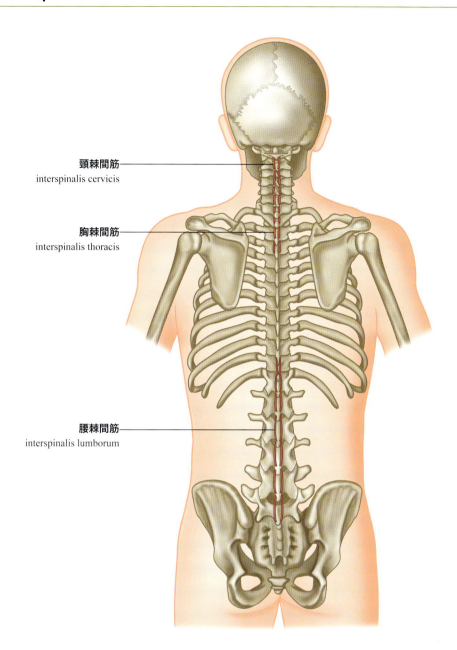

頸棘間筋
interspinalis cervicis

胸棘間筋
interspinalis thoracis

腰棘間筋
interspinalis lumborum

> ラテン語の *inter* は「間」，*spinalis* は「棘状」の意味．
> 棘間靱帯の両脇にある短い小さな筋である．

● 起始（■で示す）/停止（■で示す）
　脊柱全体をとおして1つ下位の棘突起から起始し，1つ上位の棘突起に停止する．頸部と腰部でよく発達しており，胸部では認められないこともある．

● 作　用
　伸張性のある靱帯のように働く．わずかに脊柱を伸展する．

● 神経支配
　脊髄神経の後枝

# 前横突間筋　intertransversarii anteriores

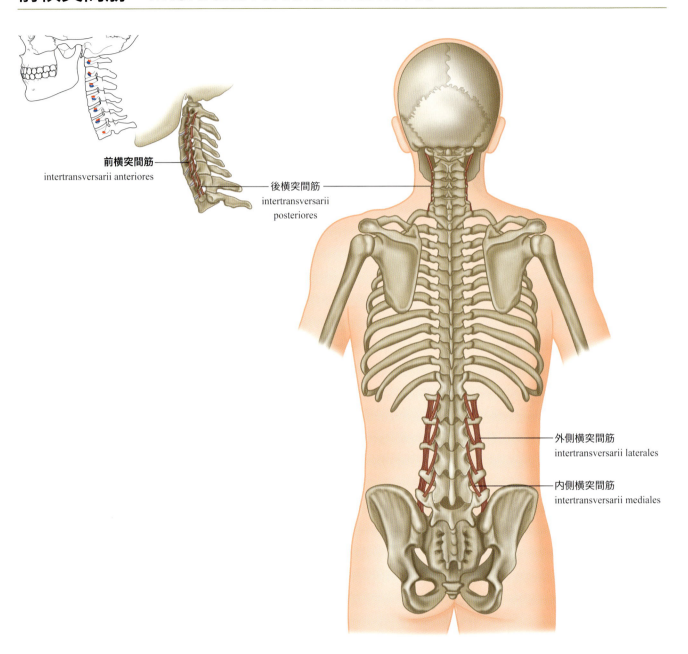

棘間筋と同様，横突間筋も短い小さな筋である．頸部，胸部の横突間筋は前横突間筋，後横突間筋から成り，腰部の横突間筋は外側横突間筋，内側横突間筋から成る［訳注：胸部の横突間筋は通常欠損する］．

ラテン語の *inter* は「間」，*transversus* は「横切る，斜めに」，*anterior* は「前」の意味．

● 起　始（■で示す）
第1胸椎から軸椎（T1–C2）までの横突起の前結節［訳注：第1胸椎は横突起前部］

● 停　止（■で示す）
上位に隣接する椎骨の横突起の前結節

● 作　用
頸椎の側屈のわずかな補助．伸張性のある靱帯のように働く．

● 神経支配
脊髄神経の後枝

# 後横突間筋　intertransversarii posteriores

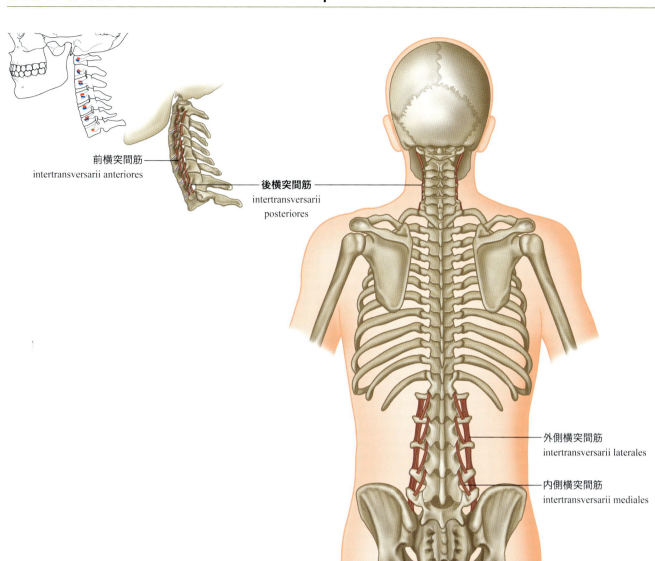

前横突間筋　intertransversarii anteriores
後横突間筋　intertransversarii posteriores
外側横突間筋　intertransversarii laterales
内側横突間筋　intertransversarii mediales

ラテン語の inter は「間」，transversus は「横切る，斜めに」，posterior は「後」の意味．

● 起　始（■で示す）
第1胸椎から軸椎（T1-C2）までの横突起の後結節［訳注：第1胸椎は横突起後部］

● 停　止（■で示す）
上位に隣接する椎骨の横突起の後結節

● 作　用
頸椎の側屈のわずかな補助．伸張性のある靱帯のように働く．

● 神経支配
脊髄神経の後枝

# 外側横突間筋　intertransversarii laterales

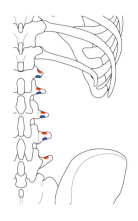

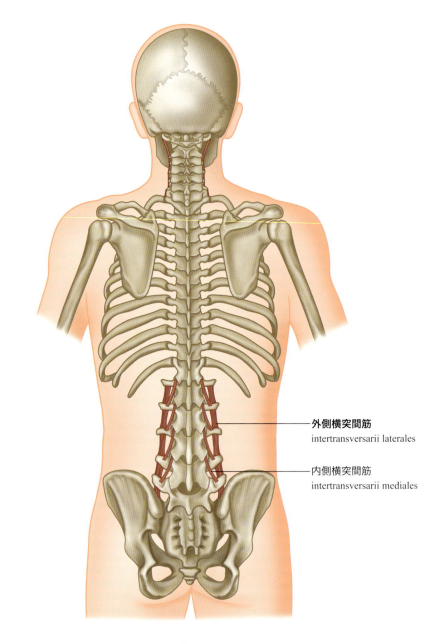

**外側横突間筋** intertransversarii laterales

**内側横突間筋** intertransversarii mediales

ラテン語の *inter* は「間」，*transversus* は「横切る，斜めに」，*lateralis* は「外側」の意味．

● 起　始（■で示す）
腰椎の横突起

● 停　止（■で示す）
上位に隣接する腰椎の横突起

● 作　用
腰椎の側屈のわずかな補助．伸張性のある靱帯のように働く．

● 神経支配
脊髄神経の後枝

# 内側横突間筋　intertransversarii mediales

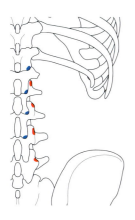

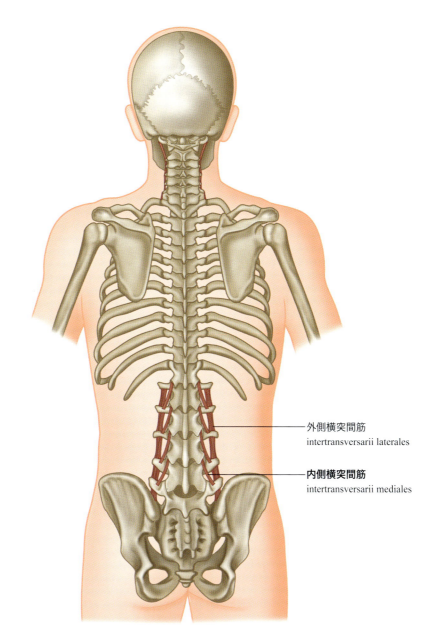

外側横突間筋
intertransversarii laterales

**内側横突間筋**
intertransversarii mediales

ラテン語の *inter* は「間」，*transversus* は「横切る，斜めに」，*medialis* は「内側」の意味．

● 起　始（■で示す）
個々の腰椎の乳頭突起（上関節突起の後縁）

● 停　止（■で示す）
上位に隣接する腰椎の副突起

● 作　用
腰椎の側屈のわずかな補助．伸張性のある靱帯のように働く．

● 神経支配
脊髄神経の後枝

# 脊柱後方の筋群—後頭下筋群

後頭下筋群は頸部の深層にあり，頭半棘筋，頭最長筋ならびに頭板状筋（深層）の前に位置する．これらの筋群は後頭下三角 *suboccipital triangle* とよばれる三角形をしたスペースを囲む．

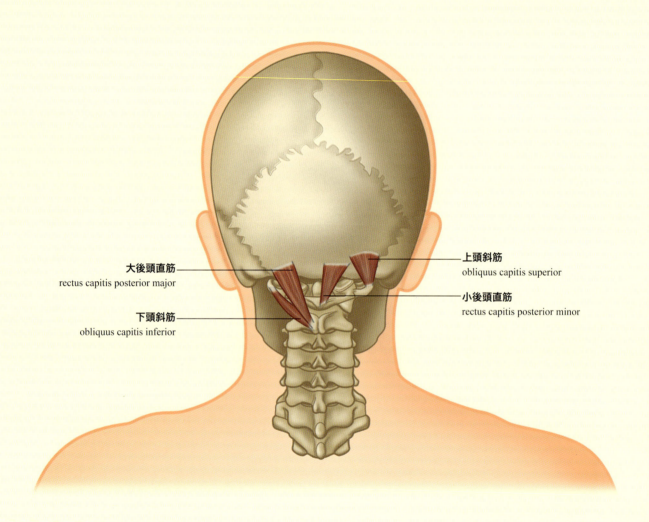

大後頭直筋 rectus capitis posterior major
下頭斜筋 obliquus capitis inferior
上頭斜筋 obliquus capitis superior
小後頭直筋 rectus capitis posterior minor

# 大後頭直筋　rectus capitis posterior major

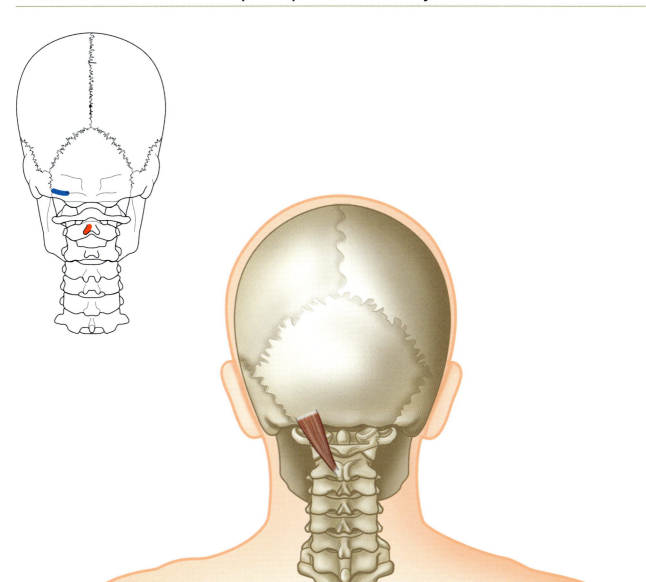

ラテン語の rectus は「直筋：真っ直ぐな」, capitis は「頭部」, posterior は「後ろ」, major は「より大きい」の意味.

- 起　始（■で示す）
  軸椎の棘突起

- 停　止（■で示す）
  後頭骨の下項線の外側部下方

- 作　用
  頭部の伸展と同側への回旋

- 神経支配
  後頭下神経［第1頸髄神経（C1）の後枝］

- 大後頭直筋の主要な機能運動
  上を見上げたり, 肩越しに見る際, スムーズな動きを助け, その安定性に寄与する.

# 小後頭直筋　rectus capitis posterior minor

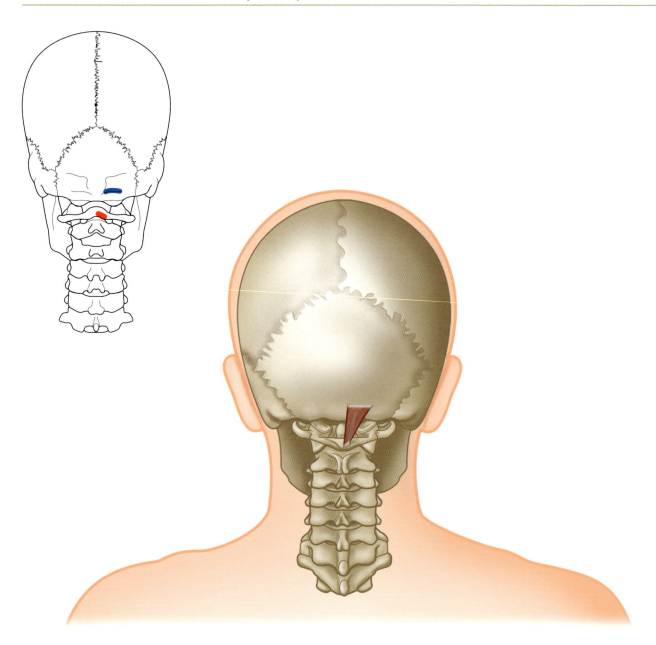

ラテン語の *rectus* は「真っ直ぐな」, *capitis* は「頭部」, *posterior* は「後ろ」, *minor* は「より小さい」の意味.

● 起　始（■で示す）
環椎の後結節

● 停　止（■で示す）
後頭骨の下項線内側部

● 作　用
頭部の伸展

● 神経支配
後頭下神経［第1頸髄神経（C1）の後枝］

● 小後頭直筋の主要な機能運動
上を見上げる際，スムーズな動きを助け，その安定性に寄与する.

# 下頭斜筋　obliquus capitis inferior

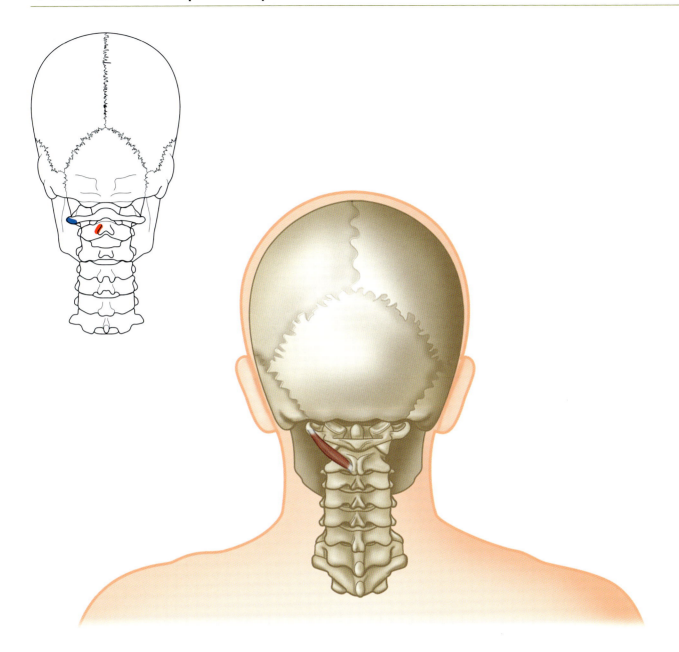

ラテン語の *obliquus* は「斜め，傾く」，*capitis* は「頭部」，*inferior* は「下」の意味．

● 起　始（■で示す）
軸椎の棘突起

● 停　止（■で示す）
環椎の横突起

● 作　用
軸椎上で環椎を回旋する．そのために頭部は同側へ回旋する．

● 神経支配
後頭下神経［第1頸髄神経（C1）の後枝］

● 下頭斜筋の主要な機能運動
頭部を回す際，頭部に安定性を与える．

# 上頭斜筋　obliquus capitis superior

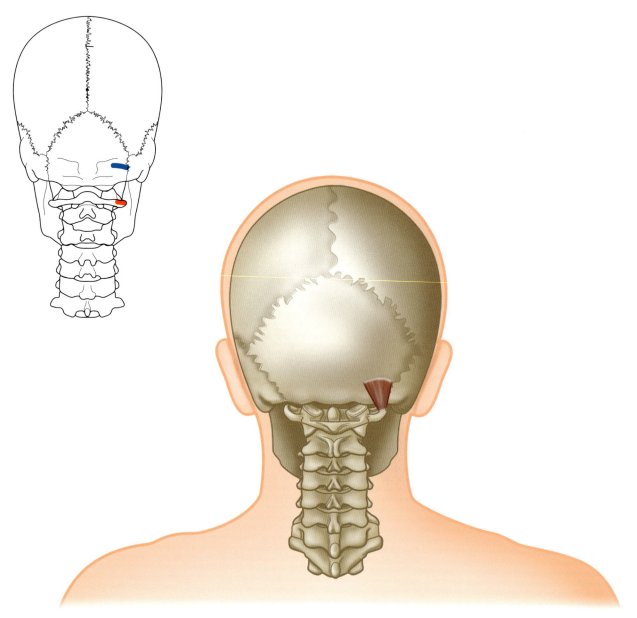

ラテン語の *obliquus* は「斜め，傾く」，*capitis* は「頭部」，*superior* は「上」の意味．

● 起　始（■で示す）
環椎の横突起

● 停　止（■で示す）
後頭骨の上項線と下項線の間の部位

● 作　用
頭部を伸展する．

● 神経支配
後頭下神経［第1頸髄神経（C1）の後枝］

● 上頭斜筋の主要な機能運動
上を見上げる際，スムーズな動きを助け，その安定性に寄与する．

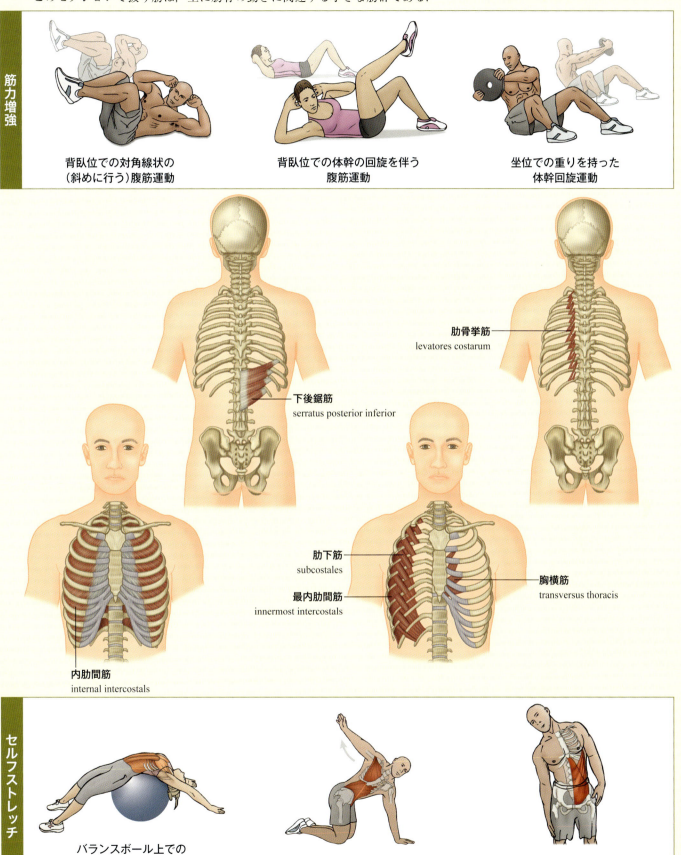

# 外肋間筋　external intercostals

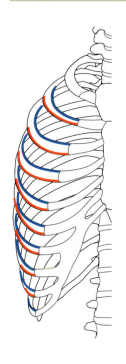

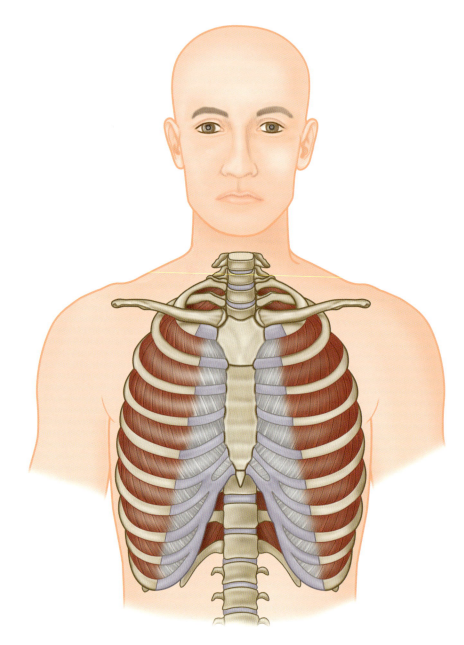

ラテン語の *inter* は「間」，*costa* は「肋骨」，*externi* は「外」の意味．

下部外肋間筋がそれらと重なる外腹斜筋の筋線維束と混ざり合うことで，肋骨の間に存在する外肋間筋と外腹斜筋は，実質的には連続する1つの筋性薄板となる．胸郭において左右それぞれに11の外肋間筋が存在する．［訳注：肋軟骨間の肋間隙には外肋間筋は存在しない．］

- ●起　始（■で示す）
  肋骨の下縁

- ●停　止（■で示す）
  下位肋骨の上縁（筋線維束は前下方に走行する）

- ●作　用
  体幹のさまざまな動きの際，胸郭を安定化する．吸気時に肋骨を引き上げる．このことにより胸郭の容量が増加する（この作用には異論もある）．呼吸時に肋間隙が膨化したりへこんだりするのを防ぐ．

- ●神経支配
  対応する肋間神経（T1–T11）

- ●外肋間筋を酷使するスポーツ
  すべての激しいスポーツ

- ●外肋間筋が慢性的に硬くなったり短縮した際の一般的な問題
  脊柱後弯（円背）や陥没胸

# 内肋間筋　internal intercostals
ないろっかん

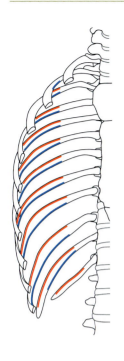

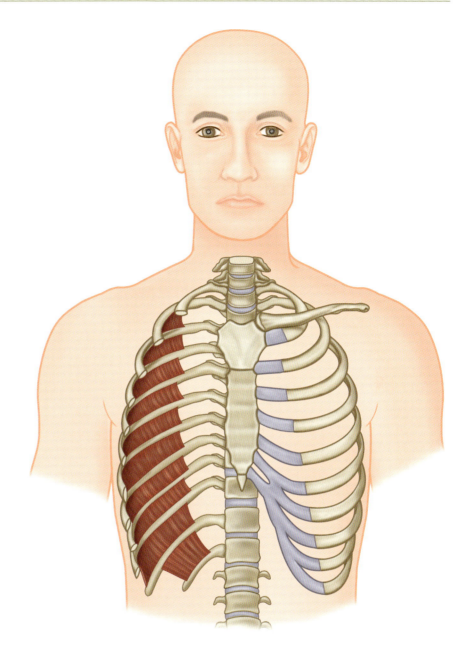

ラテン語の *inter* は「間」，*costalis* は「肋骨に関連する」，*interni* は「内」の意味．

内肋間筋は深層にあり，外肋間筋に対し斜めに交差して走行する．胸郭において左右それぞれに 11 の内肋間筋が存在する．[訳注：肋骨角から胸椎体の間の肋間隙には内肋間筋は存在しない．]

- **起　始**（■で示す）
  肋骨と肋軟骨の上縁

- **停　止**（■で示す）
  上位肋骨の下縁（筋線維束は肋軟骨に向かって前上方に走行する）

- **作　用**
  体幹のさまざまな動きの際，胸郭を安定化する．強制呼気時に隣接する肋骨を引き寄せる．このことにより胸郭の容量が減少する（この作用には異論もある）．呼吸時に肋間隙が膨化したりへこんだりするのを防ぐ．

- **神経支配**
  対応する肋間神経（T1–T11）

- **内肋間筋を酷使するスポーツ**
  すべての激しいスポーツ

- **内肋間筋が慢性的に硬くなったり短縮した際の一般的な問題**
  脊柱後弯（円背）や陥没胸

# 最内肋間筋　innermost intercostals

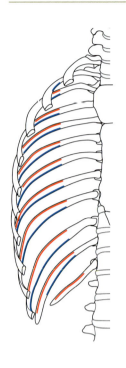

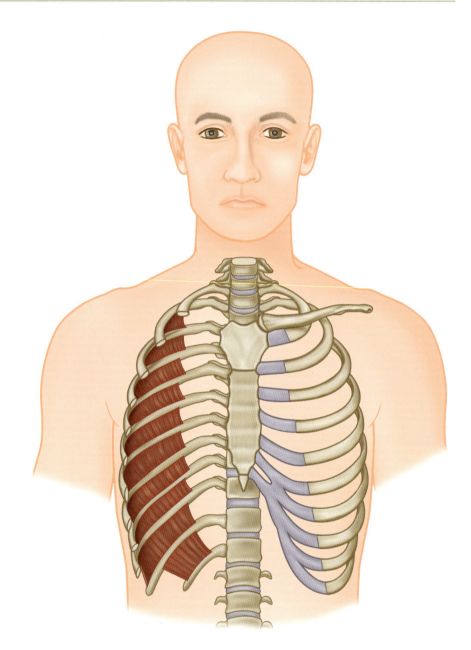

ラテン語の *inter* は「間」，*costalis* は「肋骨に関連する」，*intimo* は「最も内側」の意味．

これらの筋は内肋間筋の深層にあり，内肋間筋と同じ方向に走行するが筋層は変異に富む．最内肋間筋は，肋間神経と肋間血管により内肋間筋から分けられる．

● 起　始（■で示す）
肋骨の上縁

● 停　止（■で示す）
上位肋骨の下縁

● 作　用
最内肋間筋の作用は明らかでないが，呼吸の際に肋骨を固定する働きがあるとされている［訳注：一般的には，付着部と走行が内肋間筋とほぼ同じであることより，最内肋間筋は呼気時に働くと考えられている］．

● 神経支配
対応する肋間神経（T1–T11）

# 肋下筋 subcostales

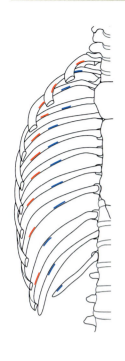

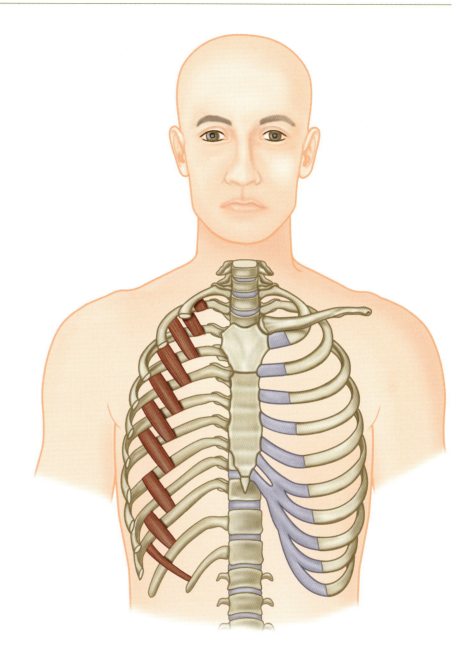

ラテン語の *sub* は「下」，*costalis* は「肋骨に関連する」の意味．

肋下筋は下部内肋間筋の深層に位置し，最内肋間筋と同じ走行をし，最内肋間筋に続く．肋下筋，胸横筋，および最内肋間筋は肋間筋群の最深層を形成する．

● 起　始（■で示す）
下位肋骨の肋骨角付近の内面

● 停　止（■で示す）
筋線維束は斜め内側に向かって走行し，2～3本下位肋骨の内面に停止する．

● 作　用
体幹のさまざまな動きの際，胸郭を安定化する．強制呼気時に隣接する肋骨を引き寄せる．このことにより胸郭の容量が減少する（この作用には異論もある）．

● 神経支配
対応する肋間神経（T1-T11）

# 胸横筋 transversus thoracis

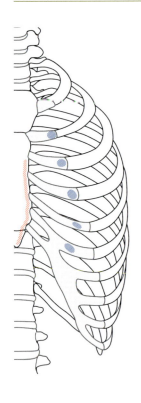

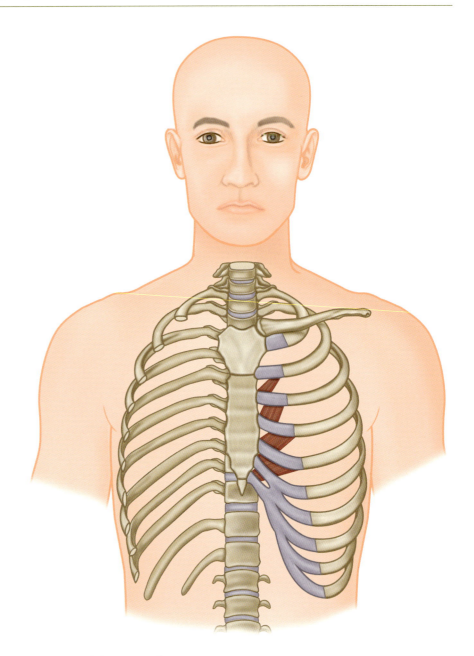

ラテン語の *transversus* は「横切る，斜めに」，*thoracis* は「胸部」の意味．

胸横筋は内肋間筋の深層に位置する．

● 起　始（■で示す）
剣状突起と胸骨体の後面

● 停　止（■で示す）
第2〜6肋軟骨の後面

● 作　用
肋軟骨を下方に引き，強制呼気に寄与する．

● 神経支配
対応する肋間神経

● 胸横筋の主要な機能運動
例：なかなか消えない炎を吹き消す．

# 肋骨挙筋 levatores costarum

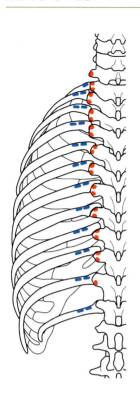

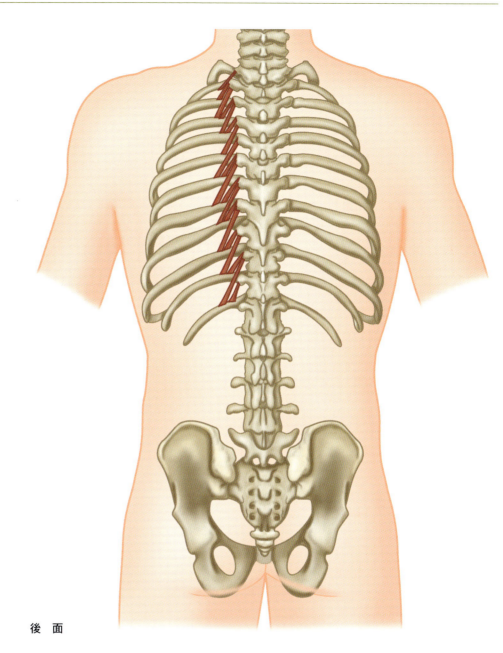

後　面

ラテン語の levare は「上げる」，costarum は「肋骨」の意味．短い小さな筋である．

● 起　始（■で示す）
第 7 頸椎から第 11 胸椎（C7-T11）の横突起

● 停　止（■で示す）
外下方に向かって走行し，下位肋骨の肋骨結節から肋骨角にかけての外面

● 作　用
肋骨を引き上げる．脊柱の側屈と回旋をわずかに補助する．

● 神経支配
胸神経の後枝

# 上後鋸筋　serratus posterior superior

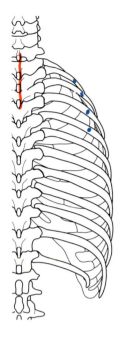
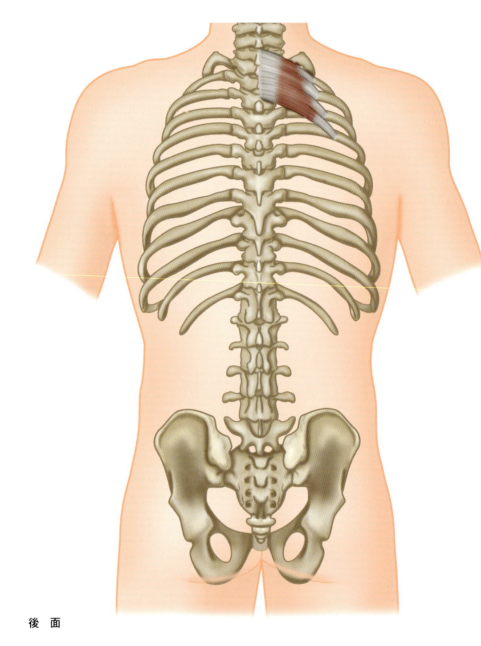

後　面

ラテン語の *serratus* は「のこぎりの歯状の」，*posterior* は「後ろ」，*superior* は「上」の意味．

菱形筋群の深層に位置する筋である．

- ●作　用
  上位肋骨を引き上げる（強制吸気のとき）．

- ●神経支配
  第2～4肋間神経（T2, 3, 4）

- ●起　始（■で示す）
  項靱帯の下部．第7頸椎（C7）から上位3～4胸椎（T1-4）の棘突起

- ●停　止（■で示す）
  第2～5肋骨の肋骨角より外側の上縁

# 下後鋸筋　serratus posterior inferior

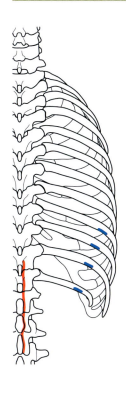
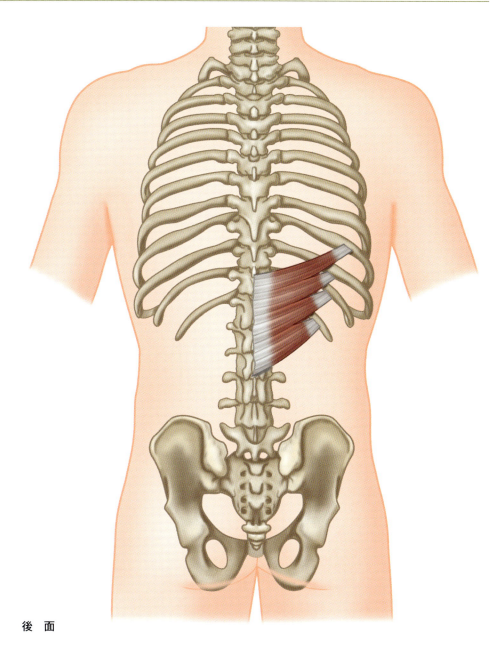

後　面

ラテン語の serratus は「のこぎりの歯状の」，posterior は「後ろ」，inferior は「下」の意味．

● 起　始（■で示す）
下位 2 つの胸椎（T11-12）と上位 2〜3 腰椎（L1-3）の棘突起に付く胸腰筋膜（腰背腱膜）

● 停　止（■で示す）
下位 4 肋骨の肋骨角より外側の下縁

● 作　用
横隔膜に引かれるのに抵抗して，下位肋骨を後下方に引き下げる．

● 神経支配
第 9〜11 肋間神経（T9, 10, 11）

# 横隔膜 diaphragm

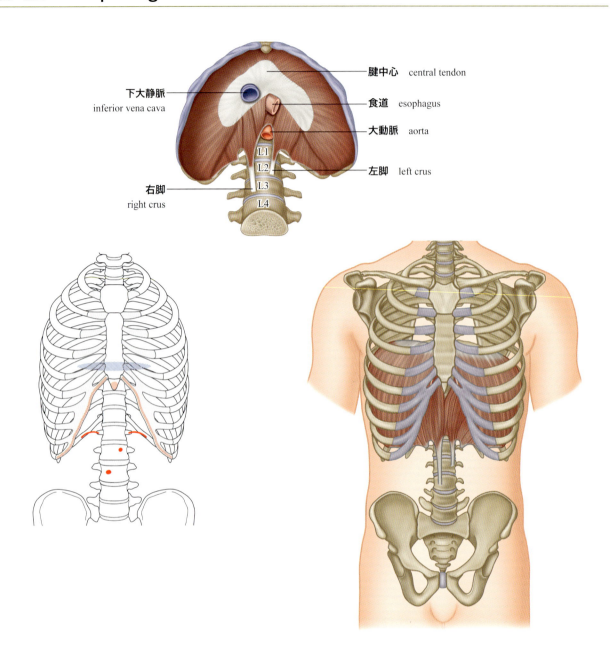

ギリシャ語の *dia* は「横切る」，*phragma* は「仕切り，壁」の意味．

左右の脚は 2 本の腱性組織で，横隔膜から脊柱に向かって張る．横隔膜の収縮を補助するロープのように働く．

● 起　始（■で示す）
胸骨部：剣状突起後面
肋骨部：下位 6 肋骨の内面とその肋軟骨の内面
腰椎部：上位 2〜3 腰椎（L1-3）
内側・外側腰肋弓（内側・外側弓状靱帯 *medial and lateral arcuate ligaments* としても知られている）

● 停　止（■で示す）
すべての筋線維は収束して腱中心に付着する．すなわち，横隔膜は筋自体に停止する．

● 作　用
胸腔の床を形成する．吸気時に腱中心を下方に下げることにより，胸腔の容積を拡大する（腹式呼吸）．［訳注：前腹壁や骨盤底の筋群と共働して腹圧を高める．］

● 神経支配
横隔神経（C3, **4**, 5）

● 横隔膜の主要な機能運動
肺活量の約 60％を担う．

● 横隔膜を酷使するスポーツ
体を激しく使うスポーツすべて．

# 前腹壁の筋群

前腹壁には3層に分かれた筋群があり，その線維束は胸壁の対応する3層の筋群と同様な走行をする．最深側にあるのが腹横筋で，その線維束はほぼ水平に走行する．中間にあるのは内腹斜筋で，最浅側にある外腹斜筋と交差するように走行し，両者はセント・アンドリュー・クロスに似た格子状を形成する．これら3層の筋の浅側に位置するのが腹直筋である．腹直筋は，腹壁の中央線（白線）の左右で垂直方向に走行する．

筋力増強

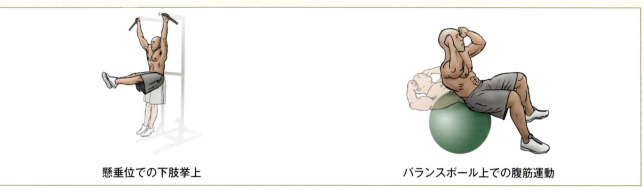

懸垂位での下肢挙上　　　バランスボール上での腹筋運動

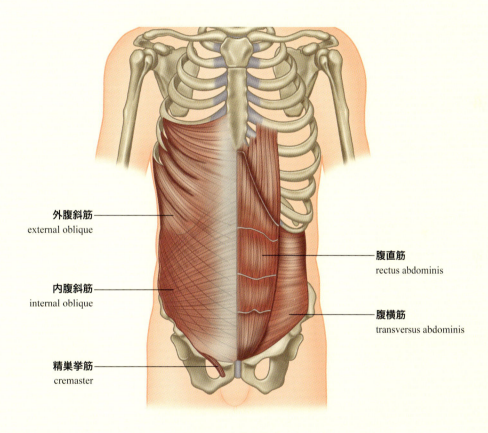

外腹斜筋 external oblique
内腹斜筋 internal oblique
精巣挙筋 cremaster
腹直筋 rectus abdominis
腹横筋 transversus abdominis

セルフストレッチ

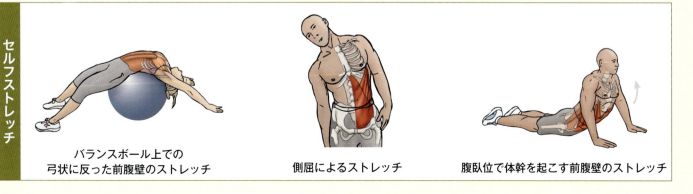

バランスボール上での弓状に反った前腹壁のストレッチ　　　側屈によるストレッチ　　　腹臥位で体幹を起こす前腹壁のストレッチ

# 外腹斜筋　external oblique

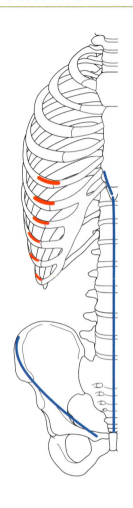
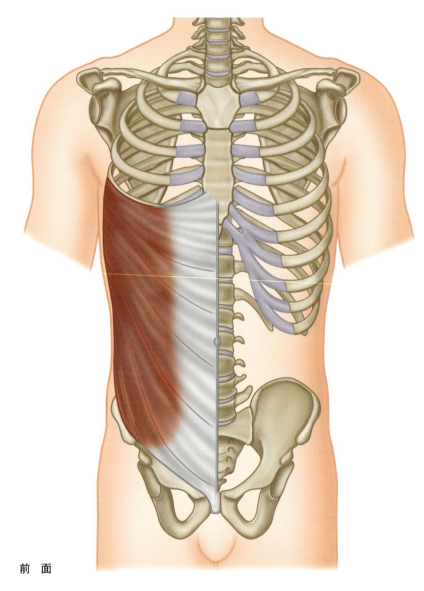

前　面

ラテン語の *obliquus* は「斜め，傾く」，*externus* は「外」の意味．

外腹斜筋の後部線維は，通常，広背筋に覆われているが，腸骨稜のすぐ上方で外腹斜筋と広背筋の間に腰三角 lumbar triangle とよばれる隙間が存在することがある．腰三角は腹壁の脆弱な部位である．

● 起　始（■で示す）
　前部線維：前鋸筋と互いにかみ合って第5〜8肋骨の外面
　外側部線維：前鋸筋と互いにかみ合って第9肋骨の外面，広背筋と互いにかみ合って第10〜12肋骨外面

● 停　止（■で示す）
　前部線維：幅広くて平坦な腹直筋鞘となり剣状突起から下方に伸びる腱性の縫線である白線に付く．
　外側部線維：上前腸骨棘から恥骨結節の間に張る鼠径靱帯と腸骨稜前1/2の外唇

● 作　用
　腹部を締め付けることにより，腹圧を高めるとともに重力に抗して腹部内臓を支持するのを助ける．一側の収縮により体幹を同側に側屈し，反対側へ回旋する．

● 神経支配
　第5〜12胸神経（T5-12）の前枝

● 外腹斜筋の主要な機能運動
　例：シャベルで掘る．

● 外腹斜筋を酷使するスポーツ
　例：器械体操，ボートを漕ぐ，ラグビー

● 外腹斜筋の筋力が弱いときの一般的な問題
　腹筋の張力は腰部の安定化に寄与するので，腰椎の損傷が起こる．

# 内腹斜筋　internal oblique

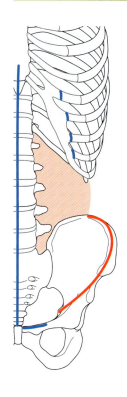

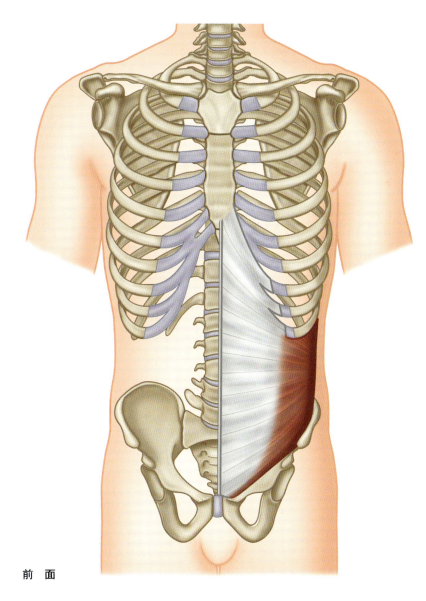

前　面

ラテン語の obliquus は「斜め，傾く」，internus は「内」の意味．

- ●起　始（■で示す）
  腸骨稜，鼠径靱帯の外側 2/3，胸腰筋膜

- ●停　止（■で示す）
  下位 3 または 4 肋骨と腹直筋鞘を介して白線に付く．恥骨稜（腹横筋に沿って）

- ●作　用
  腹部を締め付けることにより，腹圧を高めるとともに重力に抗して腹部内臓を支持するのを助ける．一側の収縮により体幹を同側に側屈し，回旋する．

- ●神経支配
  第 7～12 胸神経（T7-12）の前枝，腸骨鼠径神経および腸骨下腹神経

- ●内腹斜筋の主要な機能運動
  例：熊手で掃く．

- ●内腹斜筋を酷使するスポーツ
  例：ゴルフ，槍投げ，棒高跳び

- ●内腹斜筋の筋力が弱いときの一般的な問題
  腹筋の張力は腰部の安定化に寄与するので，腰椎の損傷が起こる．

# 精巣挙筋 cremaster

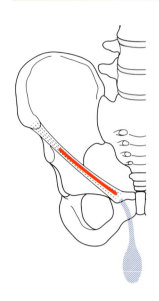

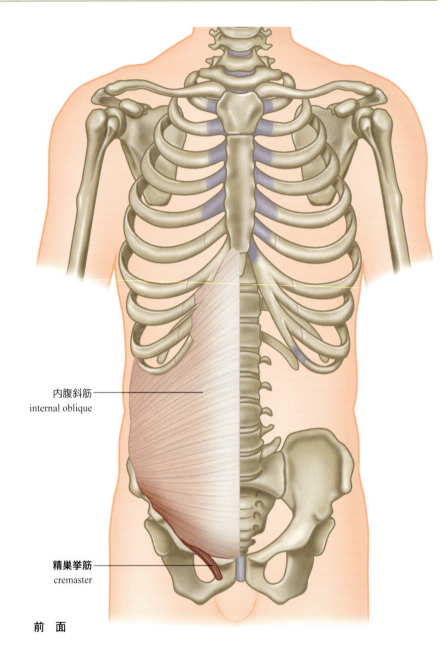

内腹斜筋
internal oblique

精巣挙筋
cremaster

前　面

ギリシャ語の *kremaster* は「サスペンダー」の意味．

精巣挙筋は内腹斜筋の薄い筋線維束から成り，男性では発生過程で精索や精巣とともに前腹壁を貫いて下降する．精巣挙筋は男性でよく発達しており，女性では未発達か欠損している．精索や精巣の周囲で薄いネットワークを形成する．

● 作　用
精巣を体のほうに引き上げる（主に精巣の温度を調節するため）．

● 神経支配
陰部大腿神経の陰部枝（L1, 2）

● 起　始（■で示す）
鼠径靱帯

● 停　止（■で示す）
恥骨結節，恥骨稜，腹直筋鞘

# 腹横筋 transversus abdominis

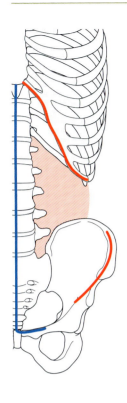

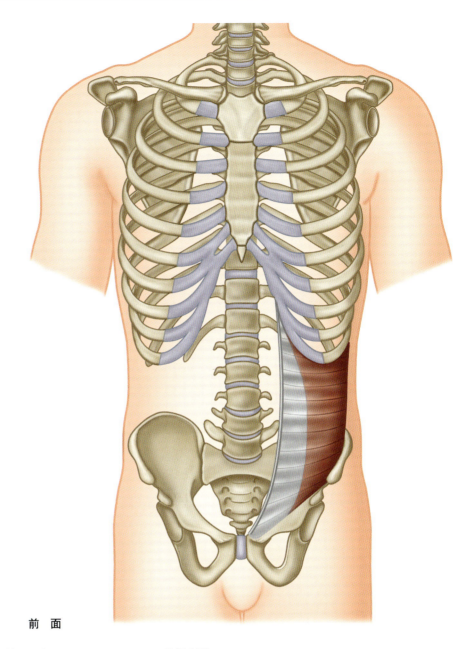

前　面

ラテン語の *transversus* は「横切る，斜めに」，*abdominis* は「腹/胃」の意味．

● 起　始（■で示す）
腸骨稜の前2/3，鼠径靱帯の外側1/3，胸腰筋膜，下位6肋骨の肋軟骨，腸腰筋を覆う筋膜

● 停　止（■で示す）
腹直筋鞘を介して剣状突起と白線．下部の線維は結合して腱となり恥骨稜と恥骨櫛に付く．

● 作　用
腹部を締めつけることにより，腹圧を高めるとともに重力に抗して腹部内臓を支持するのを助ける．

● 神経支配
第7～12胸神経（T7-12）の前枝，腸骨鼠径神経および腸骨下腹神経

● 腹横筋の主要な機能運動
強制呼気，くしゃみ，および咳をする際に重要となる．良好な姿勢保持に役立つ．

● 腹横筋を酷使するスポーツ
例：器械体操，座ってボートを漕ぐ，槍投げ，棒高跳び

● 腹横筋の筋力が弱いときの一般的な問題
腹筋の張力は腰部の安定化に寄与するので，腰椎の損傷が起こる．

# 腹直筋 rectus abdominis

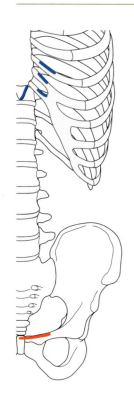

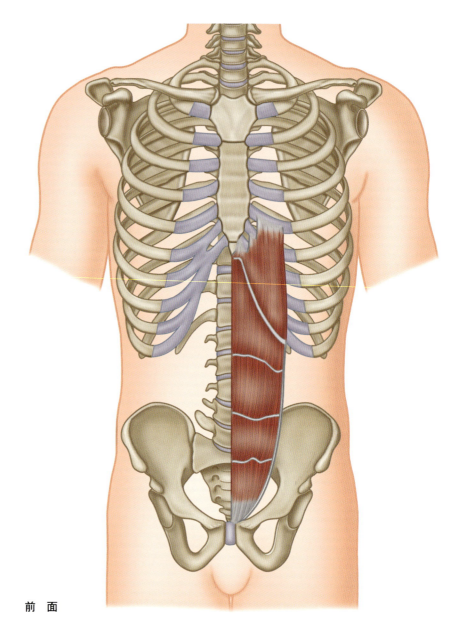

前　面

ラテン語の *rectus* は「真っ直ぐな」の意味で，*abdominis* は「腹/胃」の意味．

腹直筋は腱画により3つまたは4つの筋腹に分けられる．それぞれは側腹筋群からの腱膜に包まれる．これらの線維は中心に集まり白線を形成する．腹直筋の下部で，腹直筋の前に位置する錐体筋 *pyramidalis* とよばれる筋は，しばしば欠損することがある．錐体筋は恥骨稜から起こり，白線に付く．錐体筋は白線を緊張させるが，理由はよくわからない．

● 起　始（■で示す）
腸骨稜と恥骨結合

● 停　止（■で示す）
剣状突起の前面．第5〜7肋軟骨

● 作　用
腰椎の屈曲．胸郭の下制．歩行時，骨盤を安定させる．

● 神経支配
第5〜12胸神経（T5-12）の前枝

● 腹直筋の主要な機能運動
例：低い椅子からの立ち上がりの初期

● 腹直筋を酷使するスポーツ
すべてのスポーツ

● 腹直筋の筋力が弱いときの一般的な問題
腹筋の張力は腰部の安定化に寄与するので，腰椎の損傷が起こる．

# 後腹壁の筋群

後腹壁は，腰方形筋と，腰方形筋の内側にあり腰椎椎体の側面と腰椎横突起の前面を覆う大腰筋の起始部で構成される．大腰筋は下方に向かって走行し，腸骨窩を覆う腸骨筋と合体する．これらの筋はともにさまざまな腹部臓器の緩衝材として働き，腹部を出て，股関節屈曲の主動筋となる．

筋力増強

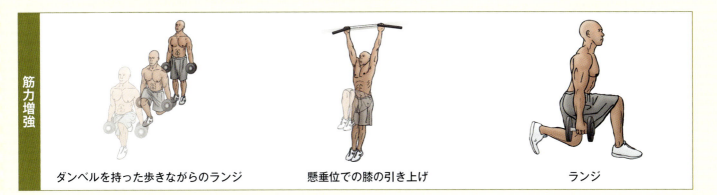

ダンベルを持った歩きながらのランジ　　懸垂位での膝の引き上げ　　ランジ

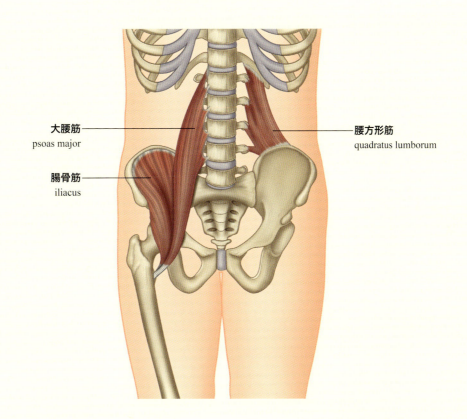

**大腰筋** psoas major

**腸骨筋** iliacus

**腰方形筋** quadratus lumborum

セルフストレッチ

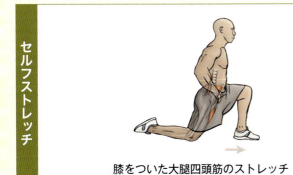
膝をついた大腿四頭筋のストレッチ

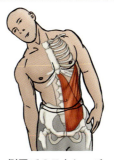
側屈でのストレッチ

# 腰方形筋　quadratus lumborum

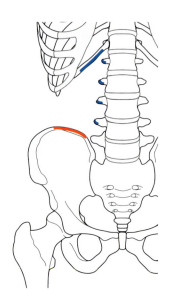

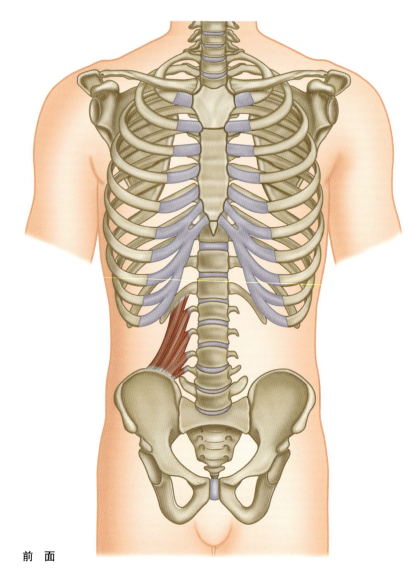

前　面

ラテン語の *quadratus* は「四辺形」，*lumborum* は「腰部」の意味．

- ●起　始（■で示す）
  腸骨稜の後部．腸腰靱帯

- ●停　止（■で示す）
  第12肋骨の下縁内側部．上位4腰椎（L1-4）の横突起

- ●作　用
  脊柱の側屈．深呼吸の際に第12肋骨を固定する（例：歌手が発声トレーニングを行っているときに，横隔膜の安定化を補助する）．脊柱腰部の伸展を補助し，外側の安定化に寄与する．

- ●神経支配
  肋下神経と上位3ないし4腰神経（T12，L1，2，3）の前枝

- ●腰方形筋の主要な機能運動
  例：坐位で床から物を持ち上げる際に側屈する．

- ●腰方形筋を酷使するスポーツ
  例：器械体操（あん馬），槍投げ，テニスのサーブ

- ●腰方形筋を損傷するおそれのある運動や外傷
  体幹を側屈して急激に物を持ち上げる動作

- ●腰方形筋が慢性的に硬くなったり短縮した際の一般的な問題
  股関節周囲，殿部，および腰背部への関連痛

# 大腰筋（腸腰筋の一部） psoas major (part of iliopsoas)

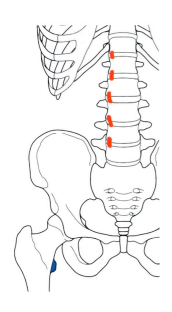

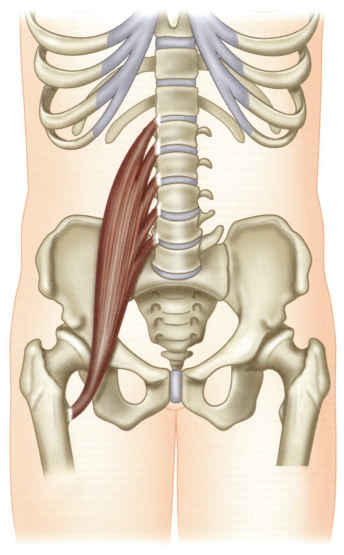

前　面

ギリシャ語の *psoa* は「腰部の筋」，ラテン語の *major* は「大きい」の意味．

大腰筋と腸骨筋は，その位置と腹部臓器の衝撃を和らげることから後腹壁の一部と考えられている．しかし，これら2筋の主な作用が股関節屈曲であることからすれば，これらの2筋を第8章「殿部と大腿の筋群」に入れてもよいであろう．大腰筋の上部線維の中で，長い腱で腸恥骨隆起に付着する部分は小腰筋とよばれるが，作用はわずかで約40％のヒトで欠損する．

両側の大腰筋が収縮すると腰椎の前弯は増強する．

● 起　始（■で示す）
　すべての腰椎（L1-5）の横突起基部．第12胸椎とすべての腰椎（T12-L5）の椎体．各腰椎上の椎間円板

● 停　止（■で示す）
　大腿骨の小転子

● 作　用
　腸骨筋と合体して股関節屈曲の主動筋（サッカーボールを蹴るときのように，股関節を屈曲し外旋する）として働く．停止部を固定すると，背臥位から起き上がるときのように，体幹を屈曲する．

● 神経支配
　第1～4腰神経（L1, 2, 3, 4）の前枝（小腰筋はL1, 2）

● 大腰筋の主要な機能運動
　例：階段や坂道を上る．

● 大腰筋を酷使するスポーツ
　例：ロッククライミング，短距離走（歩幅を最大にする動作），蹴るスポーツ（たとえばサッカーで力一杯キックする）

● 大腰筋が慢性的に硬くなったり短縮した際の一般的な問題
　腰椎の弯曲（前弯）の増加による腰痛

# 腸骨筋（腸腰筋の一部） iliacus（part of iliopsoas）

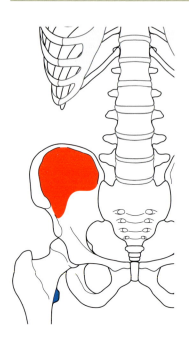

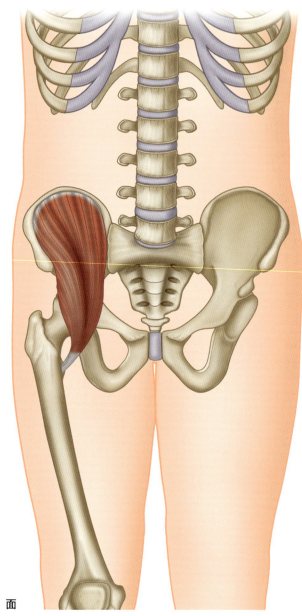

前　面

> ラテン語の *iliacus* は「腰部に関連する」の意味．

- **起　始**（■で示す）
  腸骨窩の上2/3．腸骨陵内唇．仙骨翼と腰仙関節および仙腸関節の前靱帯

- **停　止**（■で示す）
  大腰筋の腱の外側で大腿骨小転子

- **作　用**
  腸骨筋と合体して股関節屈曲の主動筋として働く．サッカーボールを蹴るときのように，股関節を屈曲し外旋する．歩行やランニングでは下肢を前方へ運ぶ．停止部を固定すると，背臥位から起き上がるときのように，体幹を屈曲する．

- **神経支配**
  大腿神経［L(1), **2**, **3**, 4］

- **腸骨筋の主要な機能運動**
  例：階段や坂道を上る．

- **腸骨筋を酷使するスポーツ**
  例：ロッククライミング，短距離走（歩幅を最大にする動作），蹴るスポーツ（たとえばサッカーで力一杯キックする）

- **腸骨筋が慢性的に硬くなったり短縮した際の一般的な問題**
  腰椎の弯曲（前弯）の増加による腰痛

# 6 肩と上腕の筋群

　進化の過程において下肢は二足歩行を獲得したのに対して，上肢は操作性と巧緻性を獲得した．上肢は，安定性を犠牲にして運動性を飛躍的に進化させた．肩の運動は主に3つの関節［胸鎖関節，肩鎖関節，肩関節（肩甲上腕関節）］に依存している．この部位の筋群は次のように分類できる．1) 体幹と肩甲骨の間を走行し，肩関節には作用せず上肢帯に作用する筋群：**僧帽筋，肩甲挙筋，菱形筋，前鋸筋，小胸筋，鎖骨下筋**．2) 体幹と上腕骨の間を走行し，肩関節と上肢帯の両方に作用する筋群：**大胸筋，広背筋**．3) 肩甲骨と上腕骨の間を走行し，主に肩関節に作用する筋群：**三角筋，棘上筋，棘下筋，小円筋，肩甲下筋，大円筋，烏口腕筋**．

　広背筋は背部で最も大きい筋であり，体を上方に引き上げるクライミング筋群の1つである．広背筋は肩を後下方に引く．また上腕が固定された場合は，上腕に体幹を引き寄せる作用がある．したがって，広背筋はロッククライミングや体操（特に吊り輪や平行棒），水泳，ボートといったスポーツで酷使される．その形状（菱形）から名前が付けられた**菱形筋**は脊柱と肩甲骨の間に位置し，小さい**小菱形筋**と大きい**大菱形筋**から成る．

　回旋筋腱板を構成する筋群（**棘上筋，棘下筋，肩甲下筋，小円筋**）は，強度よりも巧緻性（より広い可動域）に関与する．つまり，回旋筋腱板を構成する筋群は肩関節の安定性にも関与することを意味する．通常，回旋筋腱板を構成する筋群のエクササイズは，主に立位で行うことが推奨される．それは下肢に発生した筋力が，胸郭を介して上肢帯に伝えられることで上肢帯の安定性が向上し，その結果，回旋筋腱板の機能が高まるからである．そのため，坐位よりも立位で肩関節は機能的な運動が可能となる．したがって，坐位で屈曲または伸展を伴う内旋・外旋などの肩関節エクササイズを行う場合は，上肢を下垂したまま，自重で行うような単純な課題にする必要がある．

　上腕の筋群は肩甲骨か上腕骨のいずれか，または両方から起始し，橈骨か尺骨のいずれかに停止する．そのため上腕の筋群は肘関節か上橈尺関節，またはその両方に作用する［訳注：腕尺関節，腕橈関節，および上橈尺関節は共通の関節包に包まれているので，合わせて肘関節とよばれることもある］．上腕の筋群は，上腕二頭筋，上腕筋，上腕三頭筋，肘筋である．**烏口腕筋**は肩関節に作用するが，これらの筋群に隣接するため上腕の筋群に含まれる．**上腕二頭筋**は3つの関節（肩関節，肘関節，上橈尺関節）をまたいでいるため，3つの関節に作用する．2つの起始（つまり二頭）と2つの停止をもつ．まれに烏口腕筋の停止部からも起始して，三頭となることがある．上腕二頭筋短頭は，烏口腕筋や上腕骨とともに腋窩の外側壁の一部を形成する．**上腕筋**は上腕二頭筋の深層に位置する肘関節の主要な屈筋である．**上腕三頭筋**は，3つの起始をもつ筋であり，**肘筋**は肘関節の後面にある唯一の筋である．

# 体幹から上腕につく筋群

このセクションでは，体幹と肩甲骨の間を走行し，肩関節ではなく上肢帯に作用する筋群，また体幹と上腕骨の間を走行し，上肢帯と肩関節に作用する筋群について説明する．

**筋力増強**

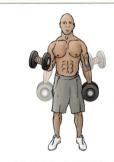

ダンベルを用いた肘関節屈曲運動
［訳注：主動筋は肘関節の屈筋，体幹から上腕につく筋が固定筋として作用する］

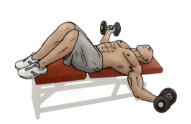

背臥位でのダンベルを用いた肩関節水平内転運動
［訳注：大胸筋に効果的］

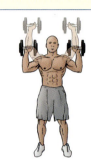

立位でのダンベルを用いた肩関節挙上運動
［訳注：僧帽筋上部，肩甲挙筋，三角筋に効果的］

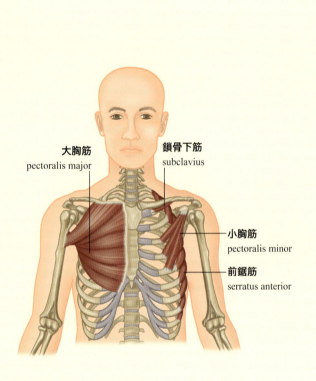

大胸筋 pectoralis major
鎖骨下筋 subclavius
小胸筋 pectoralis minor
前鋸筋 serratus anterior

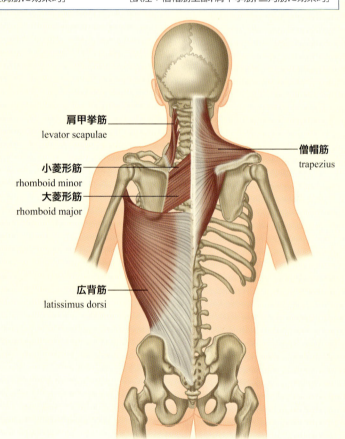

肩甲挙筋 levator scapulae
小菱形筋 rhomboid minor
大菱形筋 rhomboid major
広背筋 latissimus dorsi
僧帽筋 trapezius

**セルフストレッチ**

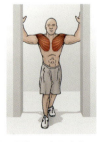

ドアフレームストレッチ
［訳注：両側の大胸筋］

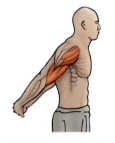

後方伸展ストレッチ
［訳注：三角筋前部，上腕二頭筋］

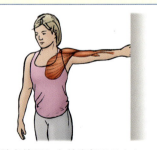

壁を使用した前胸部のストレッチ
［訳注：片側の大胸筋，三角筋前部］

# 僧帽筋 trapezius

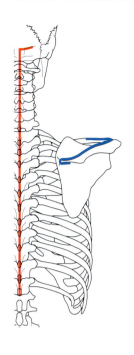
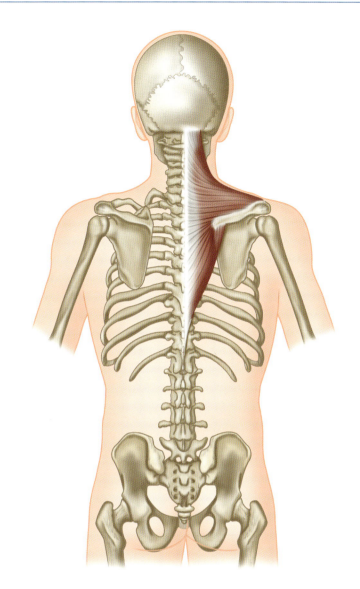

ギリシャ語の *trapezoeides* は「テーブル（台形の）」の意味．

左右の僧帽筋を全体としてみた場合，台形に見えることから命名された［訳注：日本語の僧帽筋の名称は，両側のこの筋の全体の形が僧侶がかぶる帽子に似ていることに由来する］．

● 起　始（■で示す）
後頭骨上項線（最上項線と上項線との間）の内側 1/3，外後頭隆起，項靱帯，第 7 頸椎（C7）とすべての胸椎（T1–12）の棘突起と棘上靱帯

● 停　止（■で示す）
鎖骨の外側 1/3 の後縁，肩峰の内側縁，肩甲棘上縁

● 作　用
上部線維束：上肢帯を引き上げる（挙上）．荷物を肩や手で運ぶ際に，上肢帯が下がる（下制）のを防ぐ．
中部線維束：肩甲骨を後退（内転）させる．
下部線維束：肩甲骨を引き下げる（下制）．手を使って椅子から立ち上がるとき，手で体重を支持する（プッシュアップ）．
上・下部線維束の共同：手を頭上に挙上する際に，肩甲骨を上方回旋する．

● 支配神経
運動神経：副（第 XI 脳）神経
感覚神経（自己受容性感覚）：頸神経（C2, 3, 4）の前枝

● 僧帽筋の主要な機能運動
例：（上・下部線維束の共同）：天井の塗装動作

● 僧帽筋を酷使するスポーツ
例：砲丸投げ，ボクシング，ボート競技

● 僧帽筋が慢性的に硬くなったり短縮した際の一般的な問題
上部線維束：頸部痛，肩こり，頭痛

# 肩甲挙筋　levator scapulae

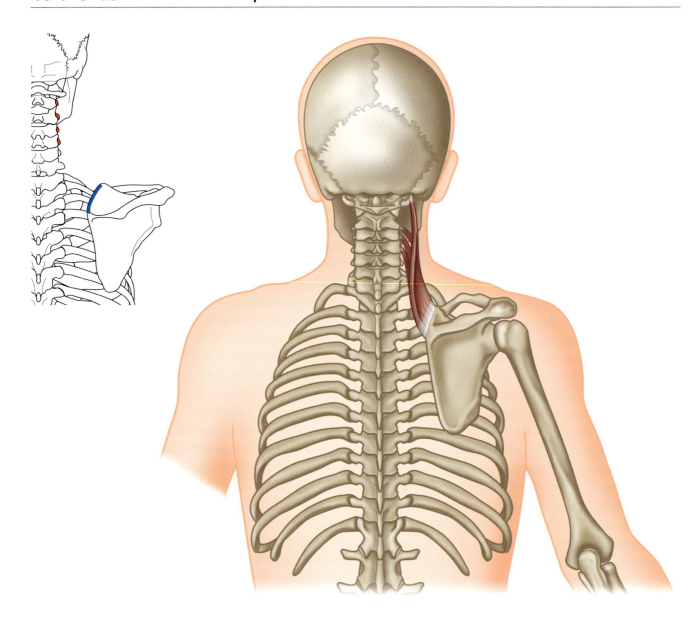

ラテン語の *levare* は「持ち上げる」，*scapulae* は「肩甲骨」の意味．

肩甲挙筋は胸鎖乳突筋や僧帽筋より深層に位置する．肩甲骨を挙上する作用にちなんで命名された．

- ●起　始（■で示す）
  第1～3もしくは第4頸椎（C1-4）の横突起後結節

- ●停　止（■で示す）
  肩甲骨の内側縁上部（上角と肩甲棘基部の間）

- ●作　用
  肩甲骨の挙上．肩甲骨の後退を補助．頸部の側屈を補助

- ●支配神経
  肩甲背神経（C4, 5）と頸神経（C3, 4）の前枝

- ●肩甲挙筋の主要な機能運動
  例：重い鞄を運ぶ動作

- ●肩甲挙筋を酷使するスポーツ
  例：砲丸投げ，重量挙げ

- ●肩甲挙筋が慢性的に硬くなったり短縮した際の一般的な問題
  上部線維束：頸部痛，肩こり，頭痛

# 小菱形筋　rhomboid minor

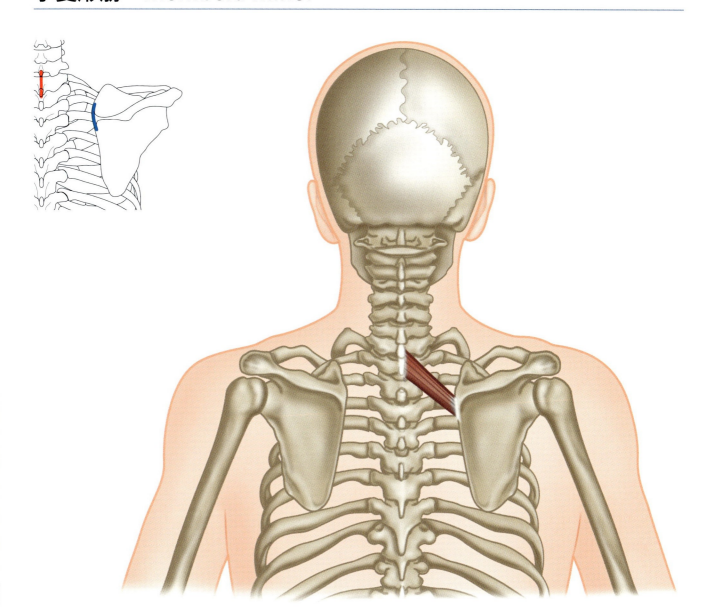

ギリシャ語の *rhomboeides* は向かい合う辺と角度が等しい「平行四辺形」，ラテン語の *minor* は「小さい」の意味．

小菱形筋は，脊椎と肩甲骨をつなぐ筋で，僧帽筋の深層に位置する．小さい菱形をしていることにちなんで命名された．

● 起　始（■で示す）
　第7頸椎と第1胸椎の棘突起と棘上靱帯，項靱帯の下部

● 停　止（■で示す）
　肩甲骨内側縁（肩甲棘基部のレベル）

● 作　用
　肩甲骨の後退（内転），肩甲骨の安定化，肩甲骨のわずかな下方回旋（内側縁をわずかに引き上げる），肩関節の内転をわずかに補助する（腕を頭上から肩の位置まで下げる）．

● 支配神経
　肩甲背神経（C4, 5）

● 小菱形筋の主要な機能運動
　例：引き出しを開けるなど，自分に向かって引く動作

● 小菱形筋を酷使するスポーツ
　例：アーチェリー，ボート競技，ウィンドサーフィン，ラケットを使うスポーツ（テニス，バドミントン，卓球など）

● 小菱形筋が硬くなったり過伸長した際の一般的な問題
　硬結：肩甲骨の間の鋭痛や鈍痛
　過伸長：巻き肩は菱形筋の過伸長に伴う症候であり，過伸長された菱形筋は巻き肩をより増悪させる（菱形筋は硬くなるよりも過伸長する傾向がある）．

# 大菱形筋　rhomboid major

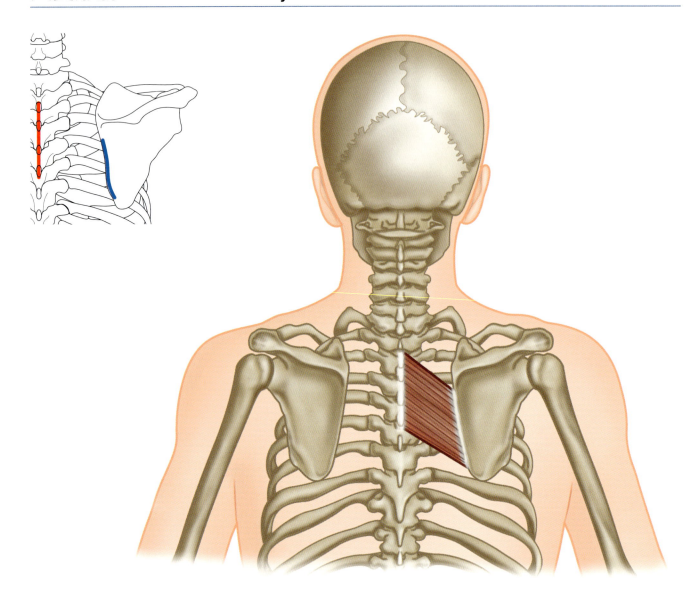

ギリシャ語の *rhomboeides* は向かい合う辺と角度が等しい「平行四辺形」，ラテン語の *major* は「大きい」の意味．

大菱形筋は，小菱形筋と並行して走行し，多くの場合，小菱形筋と連続している．大きい菱形をしていることにちなんで命名された．

- ●起　始（■で示す）
  第2〜5胸椎（T2-5）の棘突起と棘上靱帯

- ●停　止（■で示す）
  肩甲骨の内側縁（肩甲棘基部〜下角）

- ●作　用
  肩甲骨の後退（内転），肩甲骨の安定化，肩甲骨のわずかな下方回旋（内側縁をわずかに引き上げる），肩関節の内転をわずかに補助する（腕を頭上から肩の位置まで下げる）．

- ●支配神経
  肩甲背神経（C4, 5）

- ●大菱形筋の主要な機能運動
  例：引き出しを開けるなど，自分に向かって引く動作

- ●大菱形筋を酷使するスポーツ
  例：アーチェリー，ボート競技，ウィンドサーフィン，ラケットを使うスポーツ（テニス，バドミントン，卓球など）

- ●大菱形筋が硬くなったり過伸長した際の一般的な問題
  硬結：肩甲骨の間の鋭痛や鈍痛
  過伸長：巻き肩は菱形筋の過伸長に伴う症候であり，過伸長された菱形筋は巻き肩をより増悪させる（菱形筋は硬くなるよりも過伸長する傾向がある）．

# 前鋸筋　serratus anterior

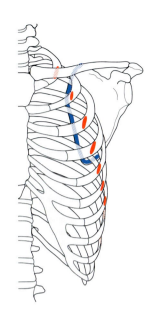
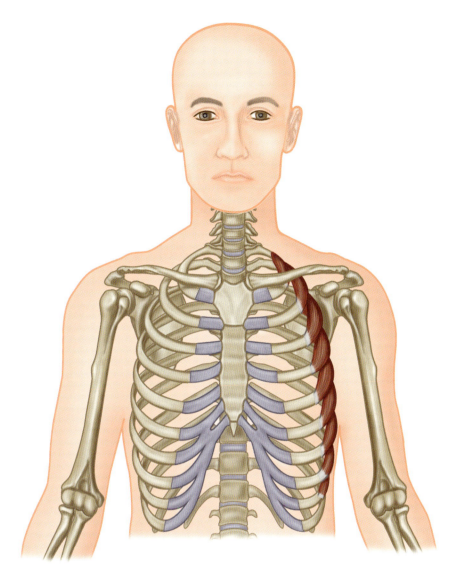

ラテン語の *serratus* は「ノコギリ歯形」，*anterior* は「前」の意味．

前鋸筋は上位5つの肋骨とともに，腋窩の内側壁を形成する．前鋸筋は一連の指状筋片から成る大きな筋である．前鋸筋の下部は外腹斜筋の起始部と互いにかみ合っている．

● 起　始（■で示す）
　上位8～9肋骨の外面と上縁とそれらの肋間隙を覆う筋膜

● 停　止（■で示す）
　肩甲骨内側縁の前面（肋骨面）と下角

● 作　用
　上腕の屈曲時や外転時に肩甲骨を上方回旋する．肩甲骨の前方突出．腕立てやパンチなど上肢を押し出す動作（肩甲骨を肋骨上で前方に引きつけ，肩甲骨を胸壁にしっかりと固定する役割）

● 支配神経
　長胸神経（C5, 6, 7, 8）

● 前鋸筋の主要な機能運動
　例：前方に手を伸ばす動作

● 前鋸筋を酷使するスポーツ
　例：ボクシング，砲丸投げ

● 前鋸筋の筋力が弱いときの一般的な問題
　長胸神経の損傷では，肩甲骨内側縁が後方胸壁から離れる．この状態が天使の羽のように見えることから「翼状肩甲骨症 winged scapula」という．この症状は前鋸筋の支配神経損傷の特徴でもある．

# 小胸筋 pectoralis minor

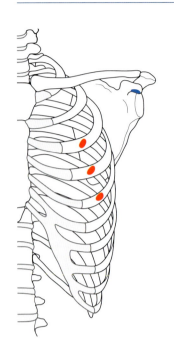

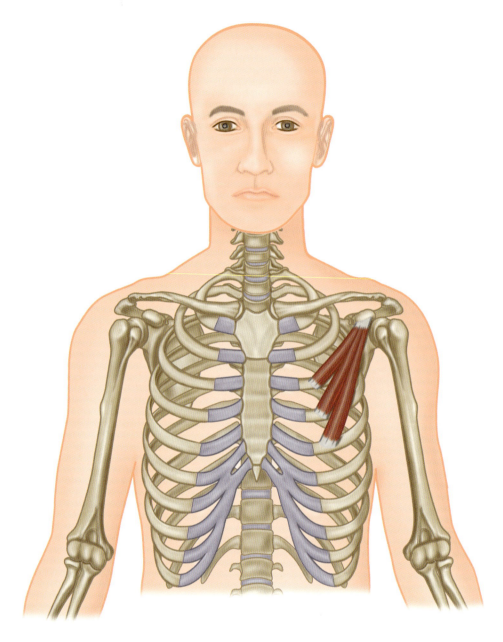

ラテン語の *pectoralis* は「胸」，*minor* は「より小さい」の意味．

小胸筋は，大胸筋の後方に隠れている平らな三角形の筋である．大胸筋とともに腋窩の前壁を形成している．

● 起　始（■で示す）
　第3, 4, 5肋骨の外面とそれらの肋間隙を覆う筋膜

● 停　止（■で示す）
　肩甲骨の烏口突起

● 作　用
　肩甲骨を前下方に引く．努力性吸気の際に肋骨を引き上げる（肩甲骨が僧帽筋や菱形筋で固定される際には，前鋸筋は吸気の補助筋となる）．

● 支配神経
　内側胸筋神経と外側胸筋神経［C(6), 7, 8, T1］

● 小胸筋の主要な機能運動
　例：椅子のひじ掛けを押して立ち上がる動作

● 小胸筋を酷使するスポーツ
　例：ラケットスポーツ（テニス，バドミントン，卓球など），投球，短距離走

● 小胸筋が慢性的に硬くなったり短縮した際の一般的な問題
　胸郭の拡張が制限される．

# 鎖骨下筋　subclavius

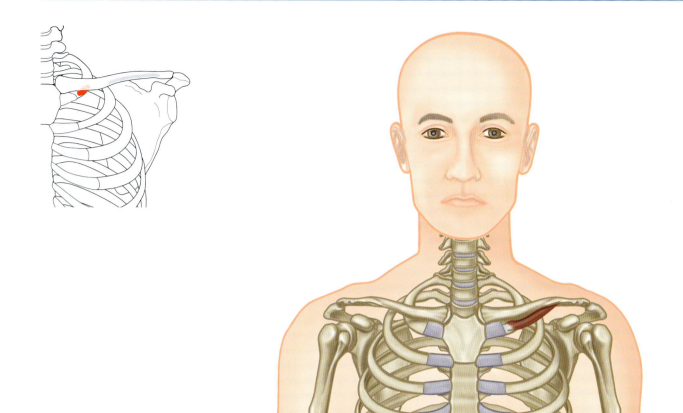

ラテン語の *sub* は「〜の下」，*clavis* は「鍵」の意味．

鎖骨下筋は，鎖骨と大胸筋の後方で深層に位置する．この筋が麻痺しても，明らかな影響はでない．

● 起　始（■で示す）
第1肋骨と第1肋軟骨の連結部

● 停　止（■で示す）
鎖骨の下面の溝（鎖骨下筋溝）

● 作　用
鎖骨の引き下げ．胸骨に向かって鎖骨を引き，それによって上肢帯の動きを安定させる．

● 支配神経
鎖骨下筋神経（C5, 6）

# 大胸筋 pectoralis major

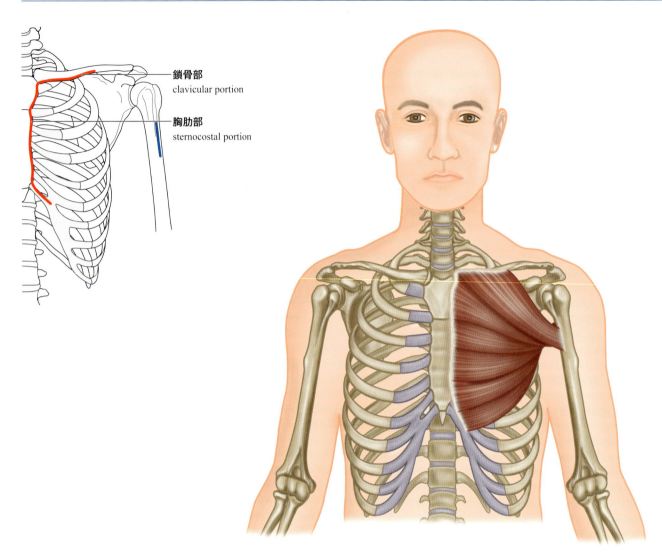

鎖骨部 clavicular portion
胸肋部 sternocostal portion

ラテン語の *pectoralis* は「胸」，*major* は「より大きい」の意味．

小胸筋とともに大胸筋は腋窩の前壁を形成する．

● 起　始（■で示す）
鎖骨部：鎖骨の内側 1/2〜2/3 の前面
胸肋部：胸骨（胸骨柄と胸骨体），第 1〜6 肋軟骨，腹直筋鞘の前葉

● 停　止（■で示す）
上腕骨の大結節稜（上腕骨の結節間溝の外側唇）

● 作　用
上腕骨の内転，内旋
鎖骨部：上腕骨を屈曲，内旋，および対側の肩に向かって水平内転する．
胸肋部：上腕骨を対側の腰に向かって，斜め下方に内転する．
大胸筋は，体を引き上げる際に，上腕に体幹を引きつける主要なクライミング筋の1つである．

● 支配神経
上部線維束：外側胸筋神経（C5, 6, 7）
下部線維束：内側・外側胸筋神経（C6, 7, 8, T1）

● 大胸筋の主要な機能運動
鎖骨部：腕を体の前を横切って反対側にもっていく動作
　（例：反対側の腋に消臭剤を吹きつける）
胸肋部：上から下へ引っ張る動作
　（例：鐘を鳴らすためにロープを引く）

● 大胸筋を酷使するスポーツ
例：ラケットスポーツ（たとえばテニス，バドミントン，卓球），ゴルフ，投球，体操（吊り輪と鉄棒），柔道，レスリング

● 大胸筋を損傷するおそれのある運動や外傷
腕相撲や，上腕骨の内転や内旋を強制する高強度の運動は，停止部の損傷を起こすおそれがある．

● 大胸筋が硬くなった際の一般的な問題
猫背になり，胸郭の拡張を制限する．上腕骨の外転と外旋を制限する．

# 広背筋 latissimus dorsi

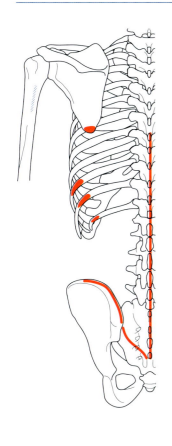

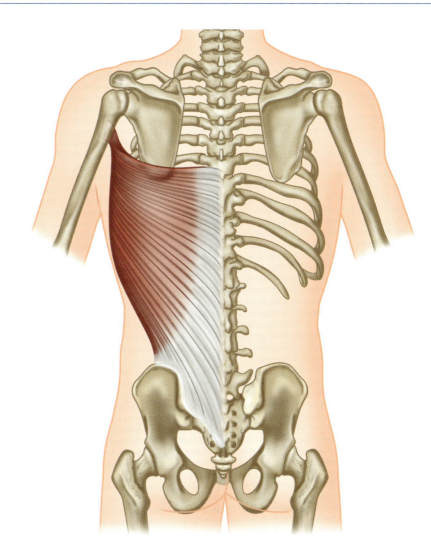

ラテン語の *latissimus* は「最も広い」，*dorsi* は「背部」の意味．

広背筋は，肩甲下筋と大円筋とともに腋窩の後壁を形成する．

● 起　始（■で示す）
胸腰筋膜［下位6胸椎とすべての腰椎と仙椎（T7-S5）の棘突起や棘上靱帯に付く］，腸骨稜の後面の一部，第(9)10〜12肋骨，肩甲骨の下角

● 停　止（■で示す）
上腕骨の小結節稜（結節間溝の内側唇）

● 作　用
屈曲した上腕の伸展．上腕骨の内転と内旋．肩を後方と下方に引っ張る広背筋は，体を引き上げる主なクライミング筋の1つで，上腕が固定されているときには，上腕に体を引き寄せる作用がある（それゆえクロールのストローク動作で活動が増加する）．下位肋骨を挙上することにより強制吸息を補助する．

● 支配神経
腕神経叢の後神経束の枝である胸背神経（C6, 7, 8）

● 広背筋の主要な機能運動
例：椅子のひじ掛けを押して立ち上がる動作

● 広背筋を酷使するスポーツ
例：登山，体操（吊り輪，平行棒），水泳，ボート競技

# 肩関節の筋群

このセクションでは，肩甲骨と上腕骨の間を走行し，もっぱら肩関節の運動に作用する筋群について説明する．烏口腕筋も肩関節の運動のみに作用するが，その位置から上腕の筋群に含まれる．

## 筋力増強

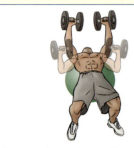
バランスボール上でのダンベルプレス
［訳注：三角筋，上腕三頭筋，大胸筋に効果的］

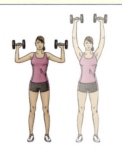
立位ダンベル・プレス
［訳注：三角筋に効果的］

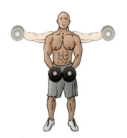
ダンベルの側方挙上
［訳注：三角筋に効果的］

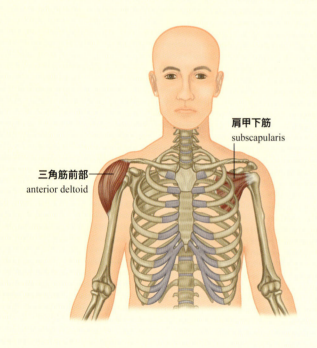
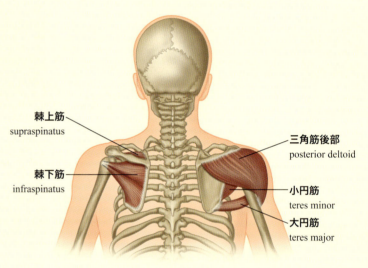

## セルフストレッチ

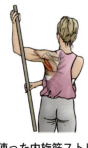
棒を使った内旋筋ストレッチ
［訳注：肩甲下筋に効果的］

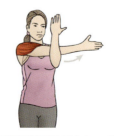
肩関節後面のストレッチ
［訳注：三角筋後部，棘下筋，小円筋に効果的］

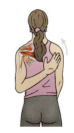
反対側の肩甲骨へのリーチストレッチ
［訳注：三角筋中部・棘上筋に効果的］

# 三角筋　deltoid

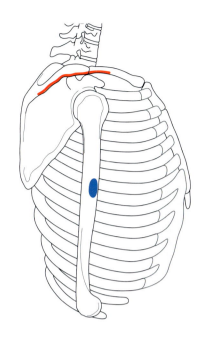
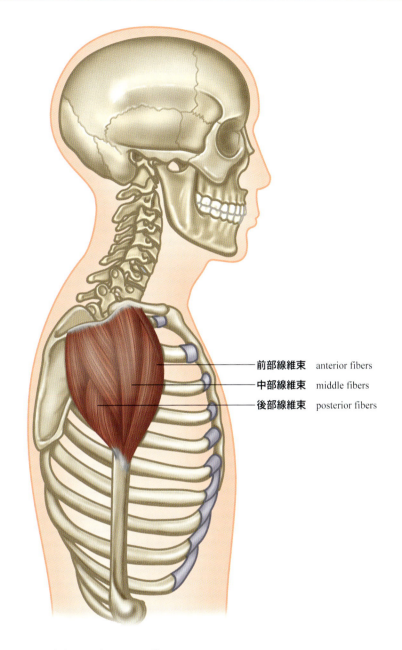

前部線維束　anterior fibers
中部線維束　middle fibers
後部線維束　posterior fibers

ギリシャ語の deltoeides は「ギリシャ語のデルタ（Δ）の形」の意味.

三角筋は，前部・中部・後部線維束の3つの部分から成る．肩関節の外転時に大きな力が必要とされる中部線維束は唯一，多羽状筋である．

- **起　始**（■で示す）
  前部線維束：鎖骨の外側1/3の前縁と上面
  中部線維束：肩峰の外側縁
  後部線維束：肩甲棘下縁

- **停　止**（■で示す）
  三角筋粗面（上腕骨体の中央部外側面に位置する）

- **作　用**
  前部線維束：肩関節の屈曲と内旋
  中部線維束：肩関節の外転（棘上筋によって運動が開始されたあと）
  後部線維束：肩関節の伸展と外旋

- **支配神経**
  腕神経叢の後神経束の枝である腋窩神経（C5, 6）

- **三角筋の主要な機能運動**
  例：側方の物に手を伸ばす動作，手を上げて振る動作

- **三角筋を酷使するスポーツ**
  例：槍投げ，砲丸投げ，ラケットを使用するスポーツ（テニス，卓球，バドミントンなど），ウィンドサーフィン，重量挙げ

# 棘上筋 supraspinatus

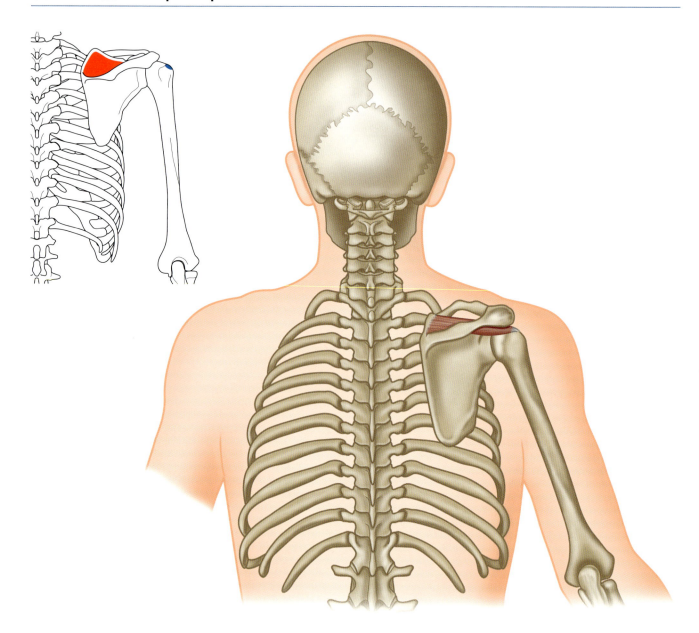

ラテン語の *supra* は「～の上」，*spina* は「棘」の意味．

棘上筋は，棘下筋，小円筋および肩甲下筋とともに，回旋筋腱板 rotator cuff を構成する筋の1つである．回旋筋腱板は，自由度の高い肩関節の動きの中で，上腕骨頭を肩甲骨の関節窩に引き寄せることにより，肩関節が脱臼することを防ぐ役割をもつ．

- ●起　始（■で示す）
  肩甲骨の棘上窩（肩甲棘の上方に位置するくぼみ）

- ●停　止（■で示す）
  上腕骨の大結節上部と肩関節の関節包

- ●作　用
  肩関節の外転初期に活動し，三角筋がその後の外転を引き継ぐことを可能にする．

- ●支配神経
  腕神経叢の上神経幹の枝である肩甲上神経（C4, 5, 6）

- ●棘上筋の主要な機能運動
  例：体の横で買い物袋を保持する動作

- ●棘上筋を酷使するスポーツ
  例：野球，ゴルフ，ラケットスポーツ（テニス，卓球，バドミントンなど）

- ●棘上筋を損傷するおそれのある運動や外傷
  肩関節の脱臼

# 棘下筋 infraspinatus

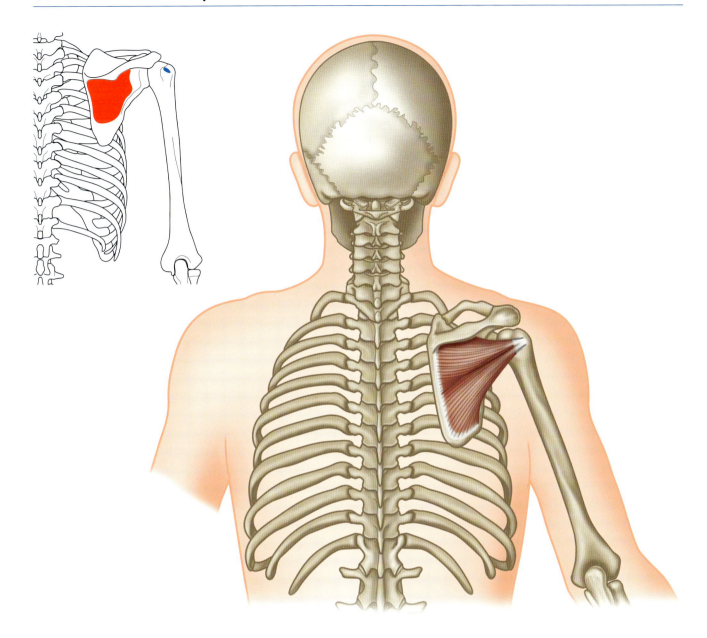

ラテン語の *infra* は「〜の下」, *spina* は「棘」の意味.

棘下筋は, 回旋筋腱板を構成する筋群（棘上筋, 棘下筋, 小円筋, 肩甲下筋）の1つである. 回旋筋腱板は, 自由度の高い肩関節の動きの中で, 上腕骨頭を肩甲骨の関節窩に引き寄せることにより, 肩関節が脱臼することを防ぐ役割がある.

● 起　始（■で示す）
肩甲骨の棘下窩

● 停　止（■で示す）
上腕骨の大結節中部と肩関節の関節包

● 作　用
上腕骨の外旋. また回旋筋腱板を構成する筋群の1つとして, 棘下筋は肩関節の後方脱臼を防ぐ役割がある.

● 支配神経
腕神経叢の上神経幹の枝である肩甲上神経［C(4), 5, 6］

● 棘下筋の主要な機能運動
例：髪を後方にブラッシングする動作

● 棘下筋を酷使するスポーツ
例：ラケットスポーツ（テニス, 卓球, バドミントンなど）のバックハンド動作

● 棘下筋を損傷するおそれのある運動や外傷
肩関節の脱臼

# 小円筋 teres minor

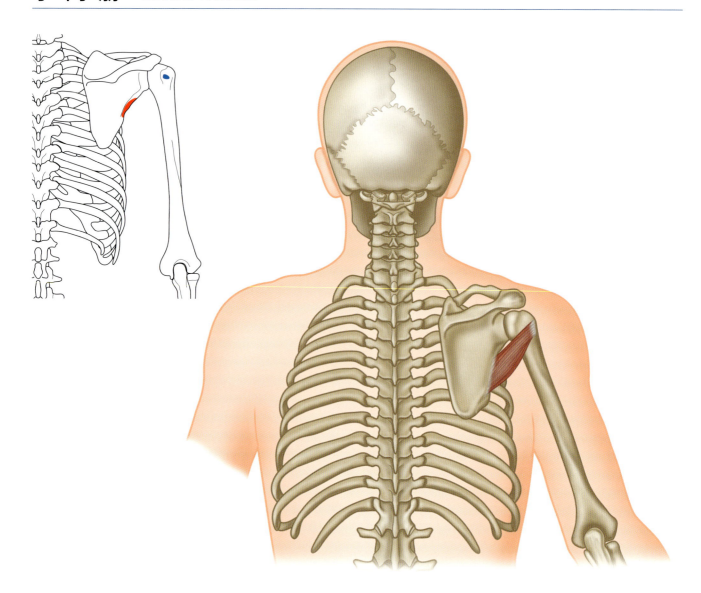

ラテン語の *teres* は「丸くて，細い形をした」，*minor* は「より小さい」の意味［訳注：筋の横断面が円形であることから命名された］．

小円筋は，回旋筋腱板を構成する筋群（棘上筋，棘下筋，小円筋，肩甲下筋）の1つである．回旋筋腱板は，自由度の高い肩関節の動きの中で，上腕骨頭を肩甲骨の関節窩に引き寄せることにより，肩関節が脱臼することを防ぐ役割がある．

● 起　始（■で示す）
　肩甲骨後面の外側縁上部2/3

● 停　止（■で示す）
　上腕骨の大結節下部．肩関節の関節包

● 作　用
　主に上腕骨の外旋と弱い内転作用がある．また回旋筋腱板を構成する筋群の1つとして，小円筋は肩関節の上方への脱臼を防ぐ役割がある．

● 支配神経
　腕神経叢の後神経束の枝である腋窩神経（C5, 6）

● 小円筋の主要な機能運動
　例：髪を後方にブラッシングする動作

● 小円筋を酷使するスポーツ
　例：ラケットを使うスポーツ（テニス，卓球，バドミントンなど）のバックハンド動作

● 小円筋を損傷するおそれのある運動や外傷
　肩関節の脱臼

# 肩甲下筋　subscapularis

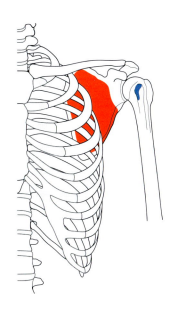

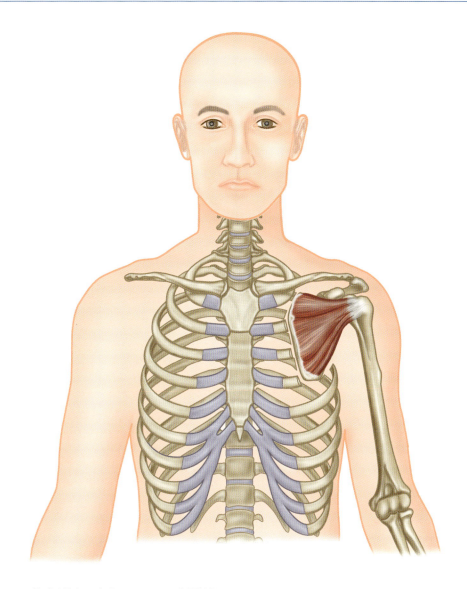

ラテン語の *sub* は「〜の下」，*scapula* は「肩甲骨」の意味．

肩甲下筋は，回旋筋腱板を構成する筋群（棘上筋，棘下筋，小円筋，肩甲下筋）の1つである．回旋筋腱板は，自由度の高い肩関節の動きの中で，上腕骨頭を肩甲骨の関節窩に引き寄せることにより，肩関節が脱臼することを防ぐ役割がある．肩甲下筋は，腋窩後壁の大部分を構成する．

● 起　始（■で示す）
肩甲下窩（肩甲骨の前面）．肩甲骨前面の外側縁に沿う溝

● 停　止（■で示す）
上腕骨の小結節．肩関節の関節包

● 作　用
上腕骨の内旋．回旋筋腱板を構成する筋群の1つとして，三角筋，上腕二頭筋および上腕三頭筋長頭によって上腕骨頭が上方に引かれるのを主に防ぐことで，肩関節（肩甲上腕関節）を安定化させる．

● 支配神経
腕神経叢の後神経束の枝である上・下肩甲下神経（C5, 6, 7）

● 肩甲下筋の主要な機能運動
例：後ろのポケットに手を入れる動作

● 肩甲下筋を酷使するスポーツ
例：投てき競技（砲丸投げ，円盤投げ，槍投げ，ハンマー投げなど），ゴルフ，ラケットスポーツ（テニス，卓球，バドミントンなど）

● 肩甲下筋を損傷するおそれのある運動や外傷
後ろに上腕をひねる（過度に抑え込むように），またその姿勢から逃れようともがくことで停止部を損傷するおそれがある．

# 大円筋　teres major

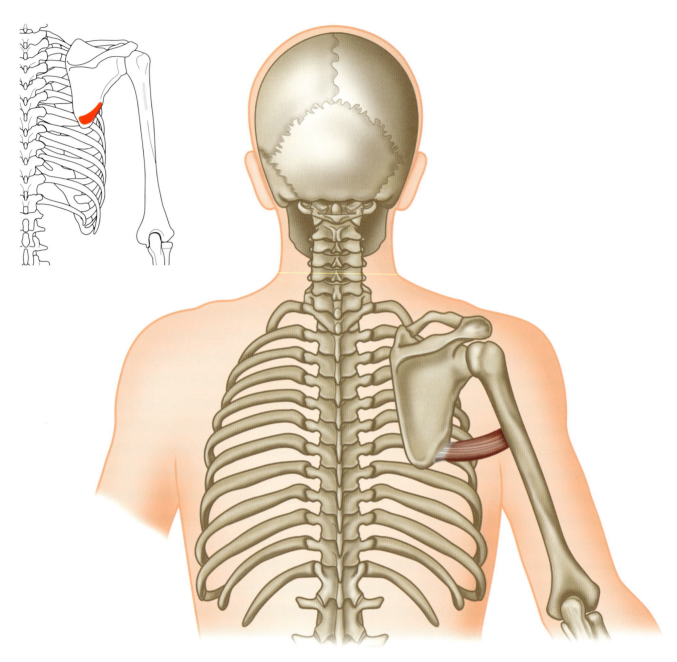

ラテン語の *teres* は「丸くて，細い形をした」，*major* は「より大きい」の意味［訳注：筋の横断面が円形であることから命名された］．

大円筋は，その周囲を走行する広背筋の腱や肩甲下筋とともに，後腋窩ヒダを形成する．

- ●起　始（■で示す）
  肩甲骨後面の外側縁下 1/3 の卵円形の部位

- ●停　止（■で示す）
  上腕骨の結節間溝の内側唇（小結節稜）

- ●作　用
  肩関節の内転，内旋．また肩関節屈曲位からの伸展

- ●支配神経
  腕神経叢の後神経束の枝である下肩甲下神経（C5, **6**, **7**）

- ●大円筋の主要な機能運動
  例：後ろのポケットに手を入れる動作

- ●大円筋を酷使するスポーツ
  ボート競技，クロスカントリースキー

- ●大円筋を損傷するおそれのある運動や外傷
  湖面を跳ねるように小石を投げるなど，上腕を前方へ急激にひねる動作

# 上腕の筋群

　上腕の筋群は，肩甲骨と上腕骨の両方またはいずれかに起始し，橈骨または尺骨に停止する．そのため上腕の筋群は主に肘関節に作用する［訳注：肩関節にも作用する］．烏口腕筋は，肩関節にのみ作用するもののその位置が他の上腕の筋に隣接するため，上腕の筋群に含まれる．

## 筋力増強

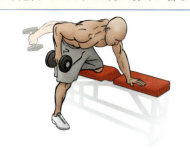

ダンベルを用いた肘関節伸展運動
［訳注：上腕三頭筋に効果的］

ダンベルを用いた肘関節屈曲運動
［訳注：上腕二頭筋，上腕筋，腕橈骨筋に効果的］

ロープを下方に引く運動
［訳注：上腕三頭筋に効果的］

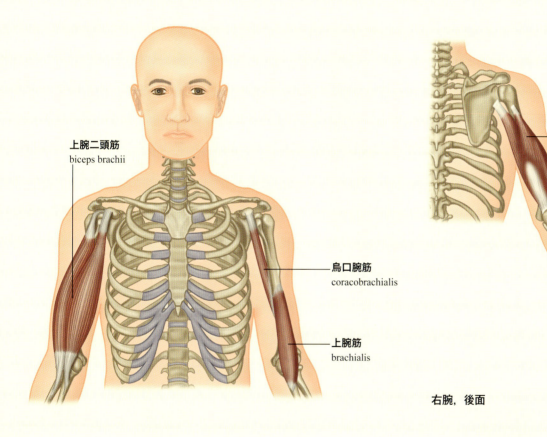

上腕二頭筋
biceps brachii

烏口腕筋
coracobrachialis

上腕筋
brachialis

上腕三頭筋
triceps brachii

肘筋
anconeus

右腕，後面

## セルフストレッチ

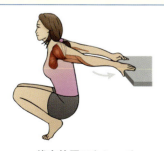

後方伸展ストレッチ
［訳注：上腕二頭筋（回内位），上腕筋，腕橈骨筋，三角筋に効果的］

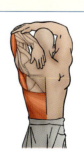

上腕三頭筋ストレッチ：肘関節屈曲位で肘を持ち頭上に引く
［訳注：上腕三頭筋，広背筋に効果的］

# 上腕二頭筋　biceps brachii

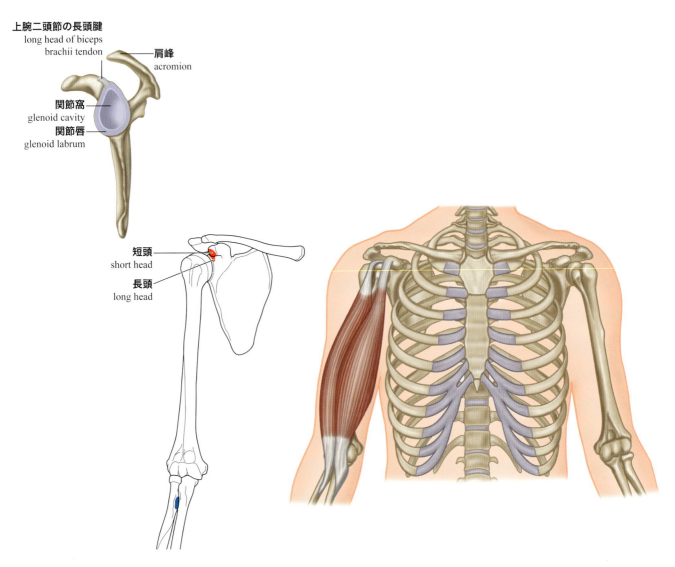

前　面

ラテン語の biceps は「二頭筋」，brachii は「上腕」の意味．

上腕二頭筋は，3つの関節に作用する．上腕二頭筋は起始腱と停止腱をそれぞれ2つもつ（まれに烏口腕筋の停止部に起始する第三頭を有することもある）．上腕二頭筋の短頭は，烏口腕筋と上腕骨とともに，腋窩の外側壁の一部を形成する．

● 起　始（■で示す）
短頭：肩甲骨の烏口突起の先端
長頭：肩甲骨の関節上結節

● 停　止（■で示す）
橈骨粗面の後部．一部は上腕二頭筋腱膜となって，前腕内側部の深筋膜につながる．

● 作　用
肘関節の屈曲．前腕の回外（コルク抜きをコルクに刺し，さらにコルクを抜く筋と説明される）．肩関節の屈曲（ただし軽度）

● 支配神経
筋皮神経（C5, 6）

● 上腕二頭筋の主要な機能運動
例：物を拾う動作や食物を口に運ぶ動作

● 上腕二頭筋を酷使するスポーツ
例：ボクシング，クライミング，カヌー，ボート競技

● 上腕二頭筋が損傷するおそれのある運動や外傷
重い物を素早く持ち上げる動作

● 上腕二頭筋が慢性的に硬くなったり短縮した際の一般的な問題
肘関節の屈曲拘縮（肘関節を完全には伸展できない）

# 烏口腕筋　coracobrachialis

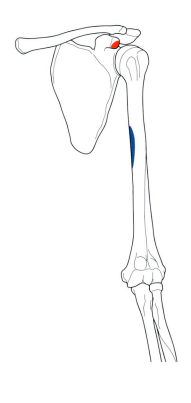

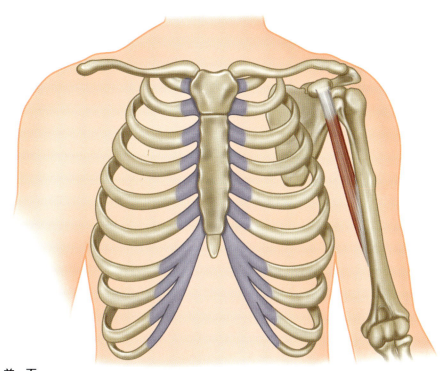

前　面

ギリシャ語の *korakoeides* は「カラスのような」，ラテン語の *brachialis* は「上腕の」の意味．

烏口腕筋は，上腕二頭筋短頭と上腕骨とともに，腋窩の外側壁の一部を形成する．この筋がカラスのくちばしに似ていることから烏口腕筋と名付けられた．

- 起　始（■で示す）
  肩甲骨の烏口突起の先端

- 停　止（■で示す）
  上腕骨中部の内側面

- 作　用
  肩関節の内転（軽度），肩関節の屈曲の補助（ただし，立証されていない），上腕骨の安定化

- 支配神経
  筋皮神経（C6, 7）

- 烏口腕筋の主要な機能運動
  例：床のモップかけ動作

- 烏口腕筋を酷使するスポーツ
  ゴルフ，クリケットの打撃

- 烏口腕筋が損傷するおそれのある運動や外傷
  クリケットで強くバットを振り，地面を打ったとき

# 上腕筋 brachialis

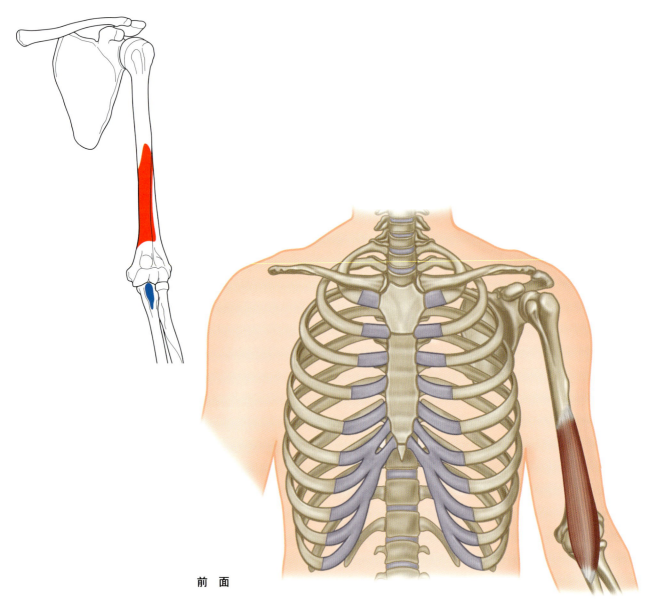

前面

ラテン語の *brachialis* は「上腕の」の意味.

上腕筋は上腕二頭筋の後方（深層）に位置し，肘関節屈曲の主動筋である．一部の筋線維束が部分的に腕橈骨筋と連結することがある．

- ●起　始（■で示す）
  上腕骨の下部（遠位）2/3 の前面

- ●停　止（■で示す）
  尺骨の鉤状突起と尺骨粗面（すなわち，尺骨体の上部前面）

- ●作　用
  肘関節の屈曲

- ●支配神経
  筋皮神経（C5, 6）

- ●上腕筋の主要な機能運動
  例：食物を口に運ぶ動作

- ●上腕筋を酷使するスポーツ
  例：野球，ボクシング，体操

- ●上腕筋が慢性的に硬くなったり短縮した際の一般的な問題
  肘関節の屈曲拘縮（肘関節を完全には伸展できない）

# 上腕三頭筋　triceps brachii

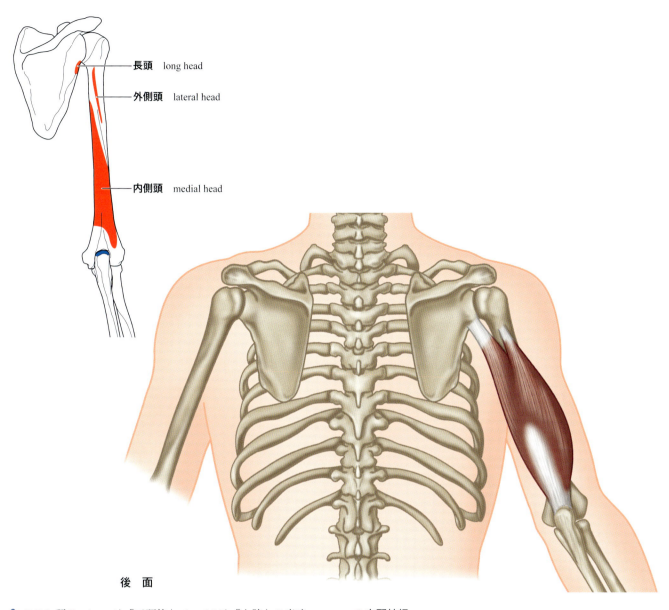

後　面

ラテン語の *triceps* は「三頭筋」，*brachii* は「上腕」の意味．

上腕三頭筋は3つの起始をもち，上腕の後面に位置する唯一の筋である．内側頭の大部分は長頭と外側頭に覆われている．

● 起　始（■で示す）
長頭：肩甲骨の関節下結節（肩関節の関節窩の直下）
外側頭：上腕骨体の上半部後面（橈骨神経溝より上外側部）
内側頭：上腕骨体の下半部後面（橈骨神経溝より下内側部）

● 停　止（■で示す）
尺骨の肘頭後部

● 作　用
肘関節の伸展．長頭は肩関節の内転と，屈曲位からの伸展．
肩関節の安定化

● 支配神経
橈骨神経（C6, 7, 8, T1）

● 上腕三頭筋の主要な機能運動
例：物を投げる動作やドアを押して閉める動作など．

● 上腕三頭筋を酷使するスポーツ
例：バスケットボールやネットボールのシュート，砲丸投げ，投球，バレーボール

● 上腕三頭筋を損傷するおそれのある運動や外傷
過度な力での投球

● 上腕三頭筋が慢性的に硬くなったり短縮した際の問題
あまり一般的ではないが，肘関節の伸展拘縮（肘関節が完全には屈曲できない）

# 肘筋 anconeus

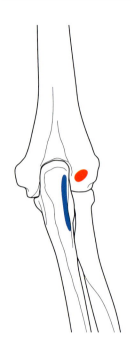

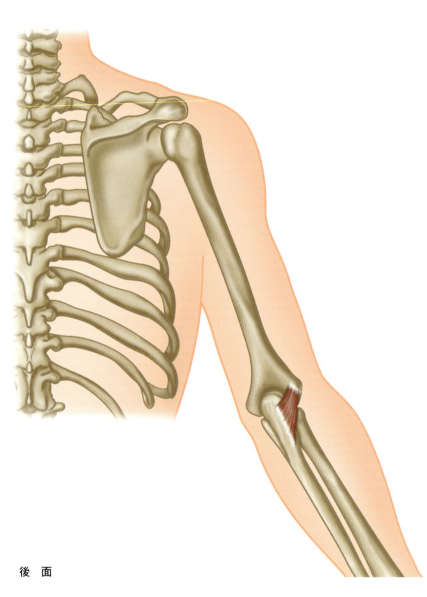

後　面

ギリシャ語で *agkon* は「肘」の意味．

- ●起　始（■で示す）
  上腕骨の外側上顆の後部

- ●停　止（■で示す）
  肘頭の外側面と尺骨の後面上部の外側面

- ●作　用
  上腕三頭筋を補助し，肘関節を伸展する．前腕の回内時と回外時の尺骨の安定化

- ●支配神経
  橈骨神経（C7, 8）

- ●肘筋の主要な機能運動
  例：手を伸ばせば届く物を押す動作

# 7 前腕と手の筋群

　前腕の前面には，3つの機能的筋群が浅層から深層に位置している．それは前腕の回内筋群，手関節の屈筋群，指の長い屈筋群に分けられる．浅層には，**円回内筋**，**橈側手根屈筋**，**長掌筋**，**尺側手根屈筋**の4筋がある．これら4筋はすべて共通の部位（内側上顆）から起始する屈筋共同腱 *common flexor* をもつ．中間層には唯一の筋である**浅指屈筋**が位置し，深層には**深指屈筋**，**長母指屈筋**，**方形回内筋**が位置する．

　前腕の後面（背側面）には浅層と深層の2つの筋群がある．浅層筋群は，橈側から尺側に向かって，**腕橈骨筋**，**長橈側手根伸筋**，**短橈側手根伸筋**，**指伸筋**，**小指伸筋**，**尺側手根伸筋**である．重い物を持つ場合のように力に抗して働くとき，腕橈骨筋の筋腹ははっきりと確認できる．深層筋群は，**回外筋**，**長母指外転筋**，**短母指伸筋**，**長母指伸筋**，**示指伸筋**がある．

　手の筋（手内筋）群は，次のとおりである．1)中手筋群：手掌内の深指屈筋の腱から起始し4本の指に作用する**虫様筋**，中手骨間に位置し全指に作用する**背側骨間筋**と**掌側骨間筋**から構成される．2)小指球筋群：**小指外転筋**，**小指対立筋**，**短小指屈筋**，**短掌筋**．3)母指球筋群：**短母指外転筋**，**母指対立筋**，**短母指屈筋**．4)**母指内転筋**．

# 前腕前面の筋群

前腕前面の筋は，次の3つの機能的筋群から成る．それは前腕の回内筋群，手関節の屈筋群，指の長い屈筋群である．これらは浅層，中間層，深層の3つの層に位置する．

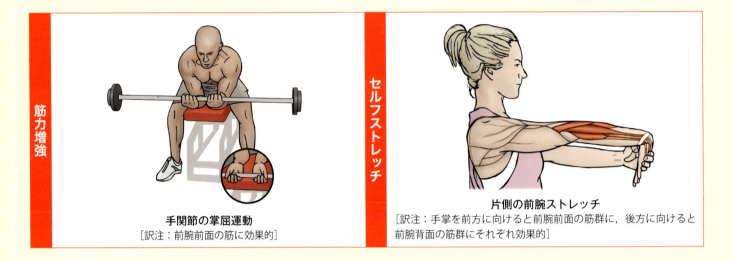

筋力増強 — 手関節の掌屈運動
［訳注：前腕前面の筋に効果的］

セルフストレッチ — 片側の前腕ストレッチ
［訳注：手掌を前方に向けると前腕前面の筋群に，後方に向けると前腕背面の筋群にそれぞれ効果的］

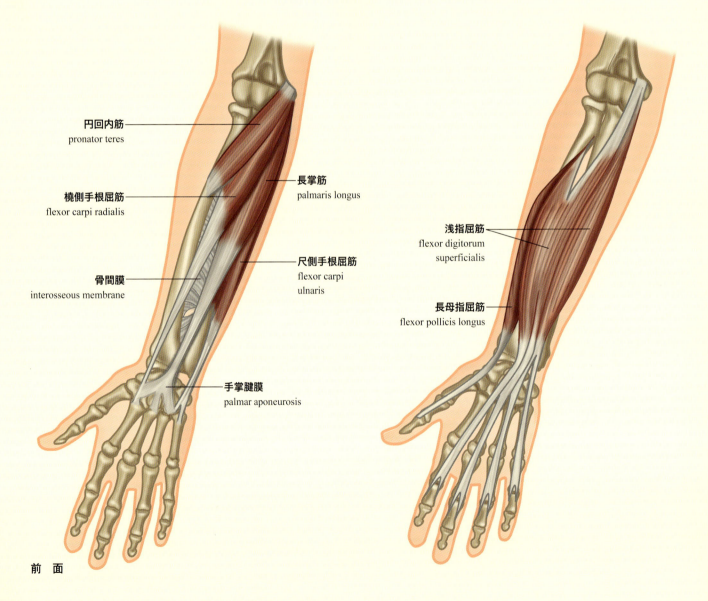

前　面

# 円回内筋　pronator teres

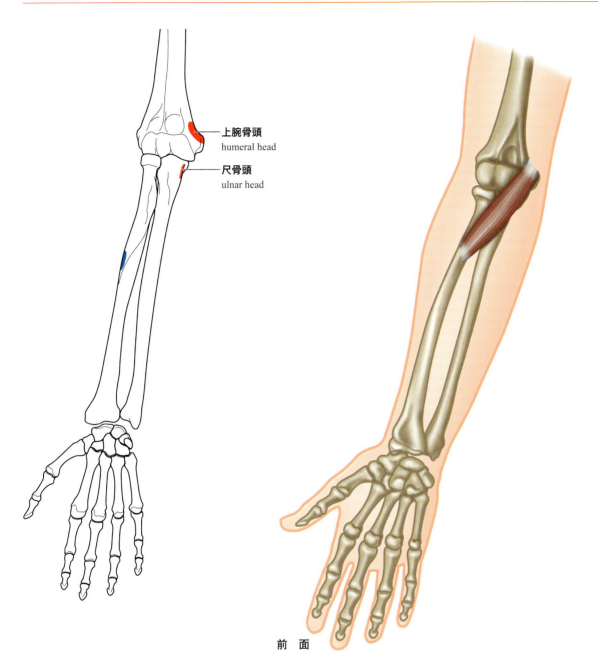

前　面

ラテン語の *pronare* は「前方に曲げる」，*teres* は「丸くて，細い形をした」の意味［訳注：筋の横断面が円形であることから命名された］．

前腕前面の浅層筋群の1つで，他に橈側手根屈筋，長掌筋，尺側手根屈筋がある．

- **起　始**（■で示す）
  上腕骨頭：内側顆上稜の下部1/3，上腕骨内側上顆の前面に付く屈筋共同腱
  尺骨頭：尺骨の鉤状突起の内側縁

- **停　止**（■で示す）
  橈骨の中央部外側面（回内筋粗面）

- **作　用**
  前腕の回内．肘関節屈曲の補助

- **支配神経**
  正中神経（C6, 7）

- **円回内筋の主要な機能運動**
  例：ポットなどの容器から液体を注ぐ動作，ドアノブを回す動作

- **円回内筋を酷使するスポーツ**
  例：クリケットの打撃，ホッケーのドリブル，バレーボールのスパイク

# 橈側手根屈筋　flexor carpi radialis

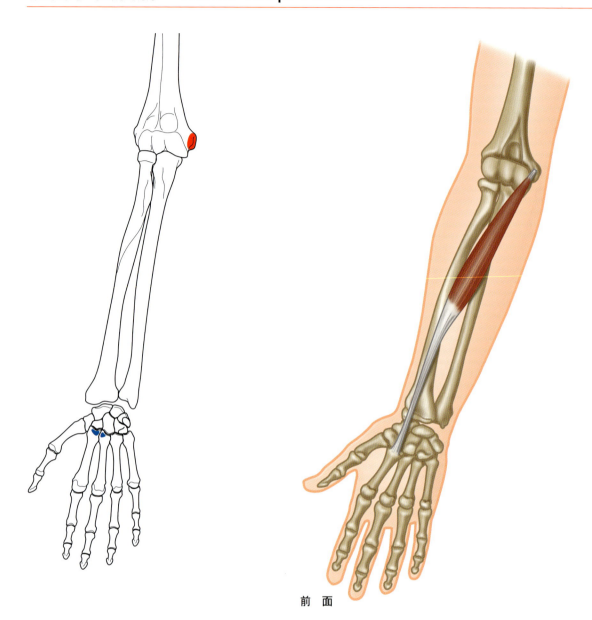

前面

> ラテン語の *flectere* は「曲げる」，*carpi* は「手首」，*radius* は「棒」「車輪のスポーク」の意味．

> 前腕前面の浅層筋群の1つで，他に円回内筋，長掌筋，尺側手根屈筋が含まれる．

- **起　始**（■で示す）
  上腕骨内側上顆の前面に付く屈筋共同腱

- **停　止**（■で示す）
  第2, 3中手骨底の前面

- **作　用**
  手関節の掌屈（屈曲）と橈屈（外転）．肘関節屈曲と前腕回内の補助

- **支配神経**
  正中神経（C6, 7, 8）

- 橈側手根屈筋の主要な機能運動
  例：ロープを引っ張る動作，斧やハンマーを振り上げる動作

- 橈側手根屈筋を酷使するスポーツ
  例：ヨット，水上スキー，ゴルフ，野球，クリケット，バレーボール

- 橈側手根屈筋を損傷するおそれのある運動や外傷
  例：転倒して手をついた際に，手関節に過度な背屈が生じた場合

- 橈側手根屈筋が慢性的に硬くなったり短縮した際の一般的な問題
  ゴルフ肘（上腕骨内側上顆炎：上腕骨内側上顆に起始する屈筋共同腱の酷使によるもの）

# 長掌筋 palmaris longus

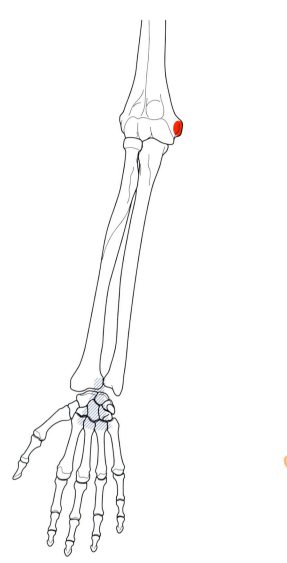
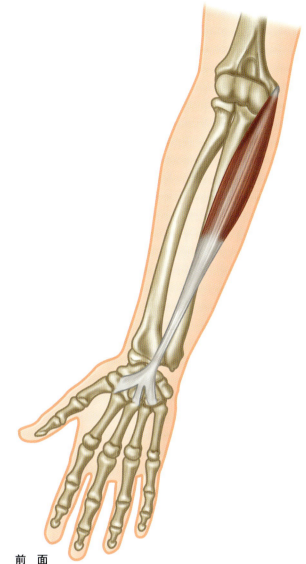

前　面

ラテン語の *palmaris* は「手のひら」，*longus* は「長い」の意味．

前腕前面の浅層筋群の1つで，他に円回内筋，橈側手根屈筋，尺側手根屈筋がある．長掌筋は，しばしば欠損することがある［訳注：日本人の約10％で欠損］．

- 起　始（■で示す）
  上腕骨内側上顆の前面に付く屈筋共同腱

- 停　止（■で示す）
  屈筋支帯の前表面，手掌腱膜の頂点［訳注：手掌腱膜は，手掌で近位部を頂点として扇状にひろがる発達した深筋膜である］

- 作　用
  手関節の掌屈（屈曲），手掌腱膜の緊張

- 支配神経
  正中神経［C(6), 7, 8, T1］

- 長掌筋の主要な機能運動
  例：小さなボールを掴む動作，手から水を飲むために手掌をカップ状にする動作

- 長掌筋を酷使するスポーツ
  例：ヨット，水上スキー，ゴルフ，野球，クリケット，バレーボール

- 長掌筋を損傷するおそれのある運動や外傷
  例：転倒して手をついた際に，手関節の過度な背屈が生じた場合

- 長掌筋が慢性的に硬くなったり短縮したり酷使されたりした際の一般的な問題
  ゴルフ肘（上腕骨内側上顆炎：上腕骨内側上顆に起始する屈筋共同腱の酷使によるもの）

# 尺側手根屈筋　flexor carpi ulnaris

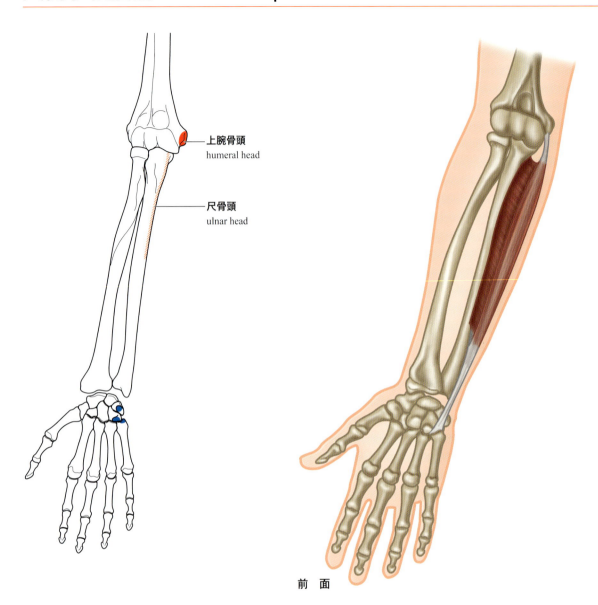

前　面

ラテン語の *flectere* は「曲げる」，*carpi* は「手首」，*ulnaris* は「肘や腕」の意味．

前腕前面の浅層筋群の1つで，他に円回内筋，橈側手根屈筋，長掌筋がある．

- ● 起　始（■で示す）
  上腕骨頭：上腕骨内側上顆の前面に付く屈筋共同腱
  尺骨頭：肘頭の内側縁．尺骨の上部2/3の後縁（長い）

- ● 停　止（■で示す）
  豆状骨，有鈎骨鈎，第5中手骨底

- ● 作　用
  手関節の掌屈（屈曲），尺屈（内転）．肘関節屈曲の補助（軽度）

- ● 支配神経
  尺骨神経（C7, **8**, T1）

- ● 尺側手根屈筋の主要な機能運動
  例：物を手前に引っぱる動作

- ● 尺側手根屈筋を酷使するスポーツ
  例：ヨット，水上スキー，ゴルフ，野球，クリケット，バレーボール

- ● 尺側手根屈筋を損傷するおそれのある運動や外傷
  例：転倒して手をついた際に，手関節の過度な背屈が生じた場合

- ● 尺側手根屈筋が慢性的に硬くなったり短縮した際の一般的な問題
  ゴルフ肘（上腕骨内側上顆炎：上腕骨内側上顆に起始する屈筋共同腱の酷使によるもの）

# 浅指屈筋　flexor digitorum superficialis

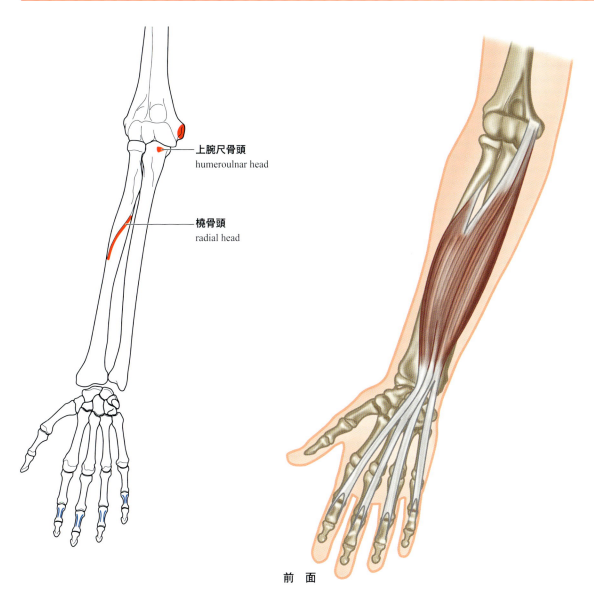

前　面

> ラテン語の *flectere* は「曲げる」，*digitorum* は「指」，*superficialis* は「浅い」の意味．
>
> 浅指屈筋は，前腕前面に位置する筋群の中間層を単独で構成する．

● 起　始（■で示す）
　上腕尺骨頭：上腕骨内側上顆に付く屈筋共同腱，尺骨粗面の内側縁
　橈骨頭：橈骨の上部2/3の前面（長い）

● 停　止（■で示す）
　4つの腱は基節骨の前面でそれぞれ2つに分岐し，第2〜5中節骨底の両側に付く．

● 作　用
　第2〜5指の中手指節（MCP）関節と近位指節間（PIP）関節の屈曲．手関節の掌屈の補助

● 支配神経
　正中神経（C7, **8**, T1）

● 浅指屈筋の主要な機能運動
　例：鉤形握り，握り（ネジを締めるような），タイピング動作，ピアノや弦楽器の演奏

● 浅指屈筋を酷使するスポーツ
　例：アーチェリー，テニスや野球など道具の把持が必要なスポーツ，柔道，ボート競技，ロッククライミング

● 浅指屈筋を損傷するおそれのある運動や外傷
　例：転倒して手をついた際に，手関節の過度な背屈が生じた場合

● 浅指屈筋が慢性的に硬くなったり短縮したり酷使されたりした際の一般的な問題
　ゴルフ肘（上腕骨内側上顆炎：上腕骨内側上顆に起始する屈筋共同腱の酷使によるもの），手根管症候群

# 深指屈筋　flexor digitorum profundus

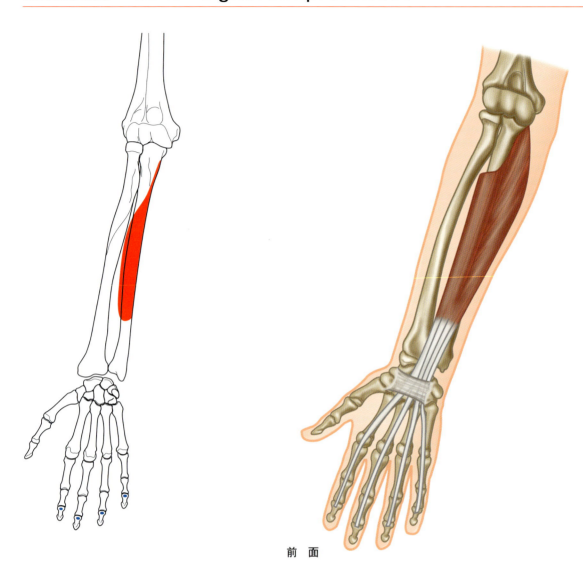

前面

ラテン語の *flectere* は「曲げる」，*digitorum* は「指」，*profundus* は「深い」の意味．

深指屈筋は，前腕前面の深層筋群の1つで，他に長母指屈筋と方形回内筋がある．また手掌では深指屈筋の腱は，虫様筋の起始となる．

- **起　始**（■で示す）
  尺骨の上部2/3の前面と内側面（肘頭の内側部まで達する），前腕骨間膜

- **停　止**（■で示す）
  第2～5末節骨底の前面

- **作　用**
  遠位指節間（DIP）関節の屈曲（この作用をもつ唯一の筋）．深指屈筋が通るすべての関節（手関節，中手指節関節，近位指節間関節）の屈曲の補助

- **支配神経**
  小指と薬指に停止する内側の筋線維束：尺骨神経（C7, **8**, **T1**）
  示指と中指に停止する外側の筋線維束：正中神経の枝である前骨間神経（C7, **8**, T1）．まれに尺骨神経は筋全体を支配する．

- **深指屈筋の主要な機能運動**
  例：鉤形握り（ブリーフケースを持つような）

- **深指屈筋を酷使するスポーツ**
  例：アーチェリー，ラケットやバッティングなどの握り手の維持，柔道，ボート競技，ロッククライミング

- **深指屈筋を損傷するおそれのある運動や外傷**
  例：転倒して手をついた際に，手関節の過度な背屈が生じた場合

- **深指屈筋が慢性的に硬くなったり短縮した際の一般的な問題**
  ゴルフ肘（上腕骨内側上顆炎：上腕骨内側上顆に起始する屈筋共同腱の酷使に起因する），手根管症候群

# 長母指屈筋　flexor pollicis longus

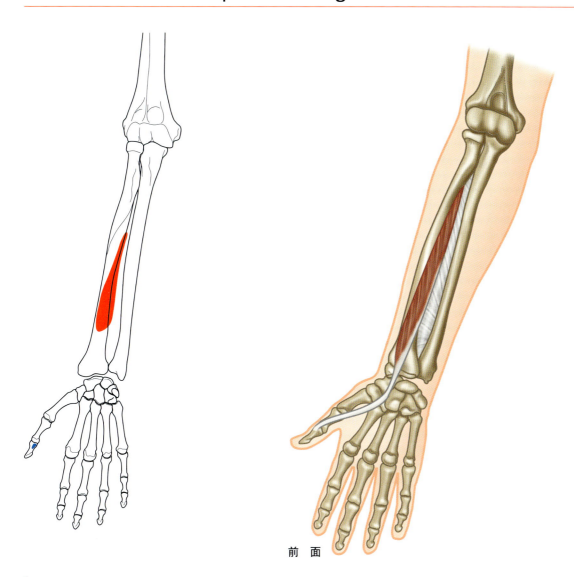

前面

ラテン語の *flectere* は「曲げる」，*pollicis* は「親指の」，*longus* は「長い」の意味．

前腕前面の深層（第3層）筋群の1つで，他に深指屈筋と方形回内筋がある．長母指屈筋の腱は，浅指屈筋腱や深指屈筋腱とともに，手根管を通過する．

● 起　始（■で示す）
橈骨中央部の前面，前腕骨間膜

● 停　止（■で示す）
母指末節骨底の掌側面

● 作　用
母指の指節間（IP）関節の屈曲（この作用をもつのはこの筋のみ）．母指の手根中手（CMC）関節，中手指節（MCP）関節の屈曲の補助．手関節の掌屈の補助

● 支配神経
正中神経の枝である前骨間神経［C(6), 7, **8**, **T1**］

● 長母指屈筋の主要な機能運動
例：親指と指の間で物を拾う（つまむ）動作，ハンマーをしっかりと握る動作

● 長母指屈筋を酷使するスポーツ
例：アーチェリー，ラケットやバッティングなどの握り手の維持，柔道，ボート競技，ロッククライミング

● 長母指屈筋を損傷するおそれのある運動や外傷
例：転倒して手をついた際に，手関節の過度な背屈が生じた場合

● 長母指屈筋が慢性的に硬くなったり短縮したり酷使されたりした際の一般的な問題
ゴルフ肘（上腕骨内側上顆炎：上腕骨内側上顆に起始する屈筋共同腱の酷使に起因する），手根管症候群

# 方形回内筋　pronator quadratus

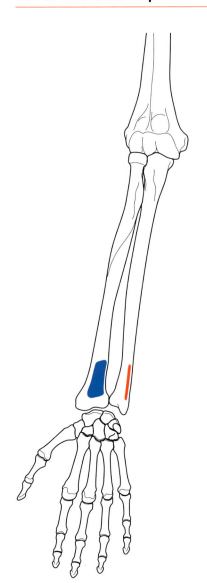
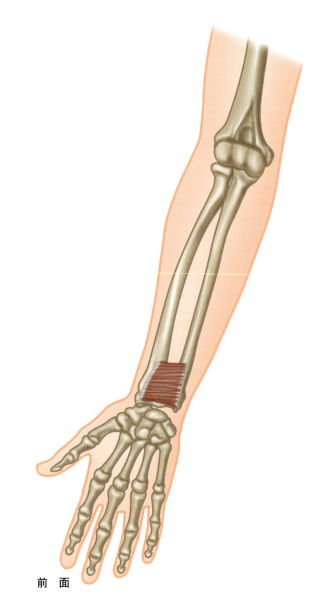

前面

> ラテン語の pronare は「前方に曲げる」, quadratus は「平方形」の意味.
>
> 前腕前面の深層（第3層）筋群の1つで，他に深指屈筋と長母指屈筋がある.

- **起　始**（■で示す）
  尺骨体の遠位1/4の前面

- **停　止**（■で示す）
  橈骨体の遠位1/4の外側部の前面

- **作　用**
  前腕の回内．橈骨と尺骨の連結を助け，下（遠位）橈尺関節へのストレスを軽減する．

- **支配神経**
  正中神経の枝である前骨間神経（C7, **8**, T1）

- **方形回内筋の主要な機能運動作用**
  例：手を下に向けて液体を注ぐ動作

- **方形回内筋を酷使するスポーツ**
  例：アーチェリー，ラケットやバッティングなどの握り手の維持，柔道，ボート競技，ロッククライミング

- **方形回内筋を損傷するおそれのある運動や外傷**
  例：転倒して手をついた際に，手関節の過度な背屈が生じた場合

- **方形回内筋が慢性的に硬くなったり短縮した際の一般的な問題**
  ゴルフ肘（上腕骨内側上顆炎：上腕骨内側上顆に起始する屈筋共同腱の酷使によるもの）

# 前腕後面の筋群

前腕の後面には，浅層筋群と深層筋群の2つがある．

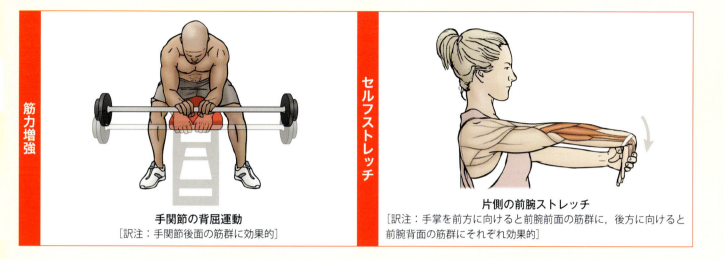

筋力増強：手関節の背屈運動
[訳注：手関節後面の筋群に効果的]

セルフストレッチ：片側の前腕ストレッチ
[訳注：手掌を前方に向けると前腕前面の筋群に，後方に向けると前腕背面の筋群にそれぞれ効果的]

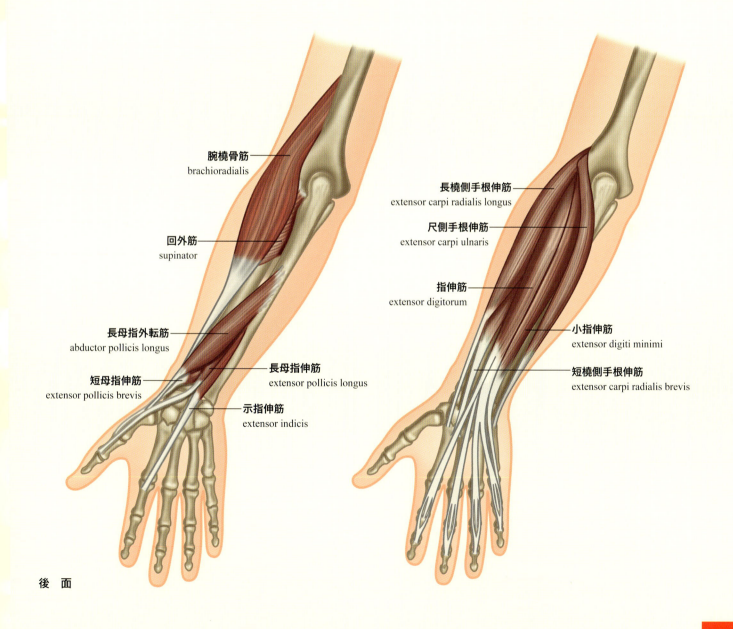

後　面

# 腕橈骨筋　brachioradialis

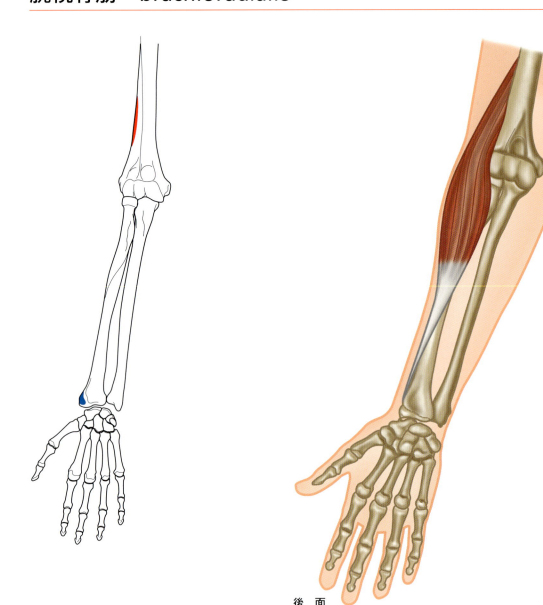

後面

> ラテン語の *brachium* は「腕」，*radius* は，「棒」「車輪のスポーク」の意味．

前腕後面の浅層筋群の1つで，腕橈骨筋は肘窩の外側縁を形成している．この筋腹は，力に抗して働く際にはっきりと確認できる．

● 起　始（■で示す）
上腕骨の外側顆上稜の上部2/3の前面

● 停　止（■で示す）
橈骨の遠位端外側部（茎状突起の直上）

● 作　用
肘関節の屈曲．力に抗して働く際の前腕回内・回外の補助

● 支配神経
橈骨神経（C5, 6）

● 腕橈骨筋の主要な機能運動
例：コルク抜きを回す動作

● 腕橈骨筋を酷使するスポーツ
例：野球，クリケット，ゴルフ，ラケットスポーツ（テニス，卓球，バドミントンなど），ボート競技

# 長橈側手根伸筋　extensor carpi radialis longus

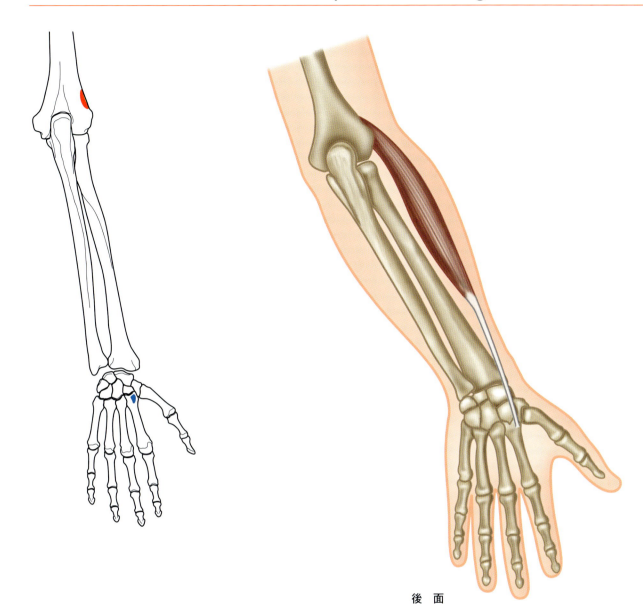

後　面

ラテン語の *extendere* は「伸展」，*carpi* は「手首の」，*radius* は「棒」「車輪のスポーク」，*longus* は「長い」の意味．

前腕後面の浅層筋群の1つ．多くの場合，この筋の筋線維束は腕橈骨筋の筋線維束と混ざり合う．

- **起　始**（■で示す）
  上腕骨の外側顆上稜の下部（遠位）1/3

- **停　止**（■で示す）
  第2中手骨底の後面橈側

- **作　用**
  手関節の背屈と橈屈（外転），肘関節屈曲の補助

- **支配神経**
  橈骨神経（C5, **6**, **7**, 8）

- **長橈側手根伸筋の主要な機能運動**
  例：生地をこねる動作，タイピング動作

- **長橈側手根伸筋を酷使するスポーツ**
  例：バドミントンのバックハンド，ゴルフ，モーターサイクルスポーツ（スロットルの操作）．

- **長橈側手根伸筋を損傷するおそれのある運動や外傷**
  手の上に倒れた際に，手関節に過度な掌屈が生じた場合

- **長橈側手根伸筋が慢性的に硬くなったり短縮した際の一般的な問題**
  テニス肘（上腕骨外側上顆炎：上腕骨外側上顆に起始する伸筋共同腱の酷使によるもの）

# 短橈側手根伸筋　extensor carpi radialis brevis

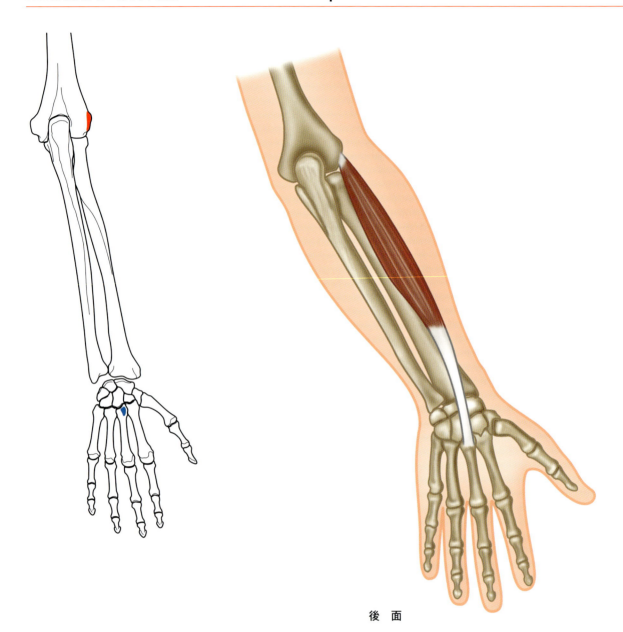

後 面

ラテン語の *extendere* は「伸展」，*carpi* は「手首の」，*radius* は「棒」「車輪のスポーク」，*brevis* は「短い」の意味．

前腕後面の浅層筋群の1つ．多くの場合，短橈側手根伸筋の起始は長橈側手根伸筋と合体する．

- ● 起　始（■で示す）
  上腕骨外側上顆からの伸筋共同腱

- ● 停　止（■で示す）
  第3中手骨底の後面

- ● 作　用
  手関節の背屈．手関節橈屈（外転）の補助

- ● 支配神経
  橈骨神経（C5, **6, 7**, 8）

- ● 短橈側手根伸筋の主要な機能運動
  例：生地をこねる動作，タイピング動作

- ● 短橈側手根伸筋を酷使するスポーツ
  例：バドミントンのバックハンド，ゴルフ，モーターサイクルスポーツ（スロットルの操作）

- ● 短橈側手根伸筋を損傷するおそれのある運動や外傷
  手の上に倒れた際に，手関節の過度な掌屈が生じた場合

- ● 短橈側手根伸筋が慢性的に硬くなったり短縮した際の一般的な問題
  テニス肘（上腕骨外側上顆炎：上腕骨外側上顆に起始する伸筋共同腱の酷使によるもの）

# 指伸筋（総指伸筋） extensor digitorum

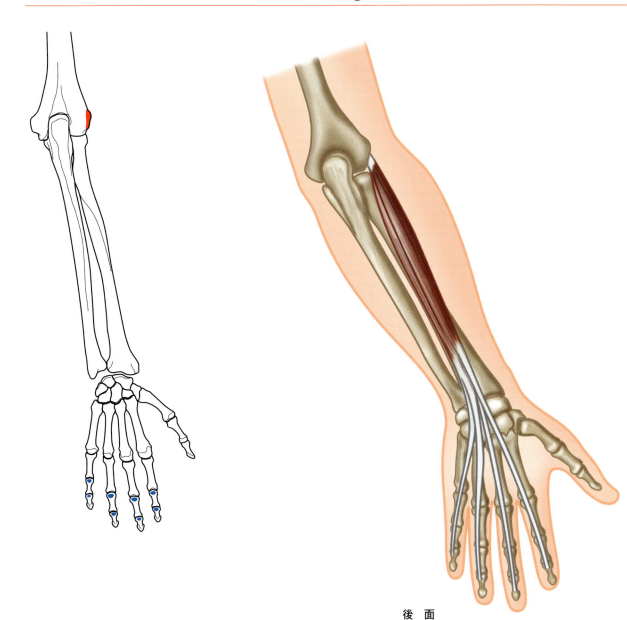

後 面

ラテン語の extendere は「伸展」，digitorum は「指の」の意味．

前腕後面の浅層筋群の1つ．指伸筋の4本の腱のそれぞれは，各中手指節関節の後方で，指背腱膜 extensor expansion とよばれる三角形の線維膜を形成する［訳注：指背腱膜の遠位部は1本の中心束と2本の外側束に分かれ，中心束は中節骨底後面に，外側束は末節骨底後面にそれぞれ付着する］．指背腱膜は骨間筋や虫様筋の停止部ともなる．

- 起　始（■で示す）
  上腕骨外側上顆からの伸筋共同腱

- 停　止（■で示す）
  第2〜5指の中節骨底と末節骨底の後面

- 作　用
  指の伸展（第2〜5中手指節関節，指節間関節の伸展）．第2〜5指の外転補助

- 支配神経
  橈骨神経の深枝（後骨間神経）（C5, **6, 7, 8**）

- 指伸筋の主要な機能運動
  例：手に持った物をはなす動作

- 指伸筋を損傷するおそれのある運動や外傷
  手の上に倒れた際に，手関節の過度な掌屈が生じた場合

- 指伸筋が慢性的に硬くなったり短縮した際の一般的な問題
  テニス肘（上腕骨外側上顆炎：上腕骨外側上顆に起始する伸筋共同腱の酷使によるもの）

# 小指伸筋　extensor digiti minimi

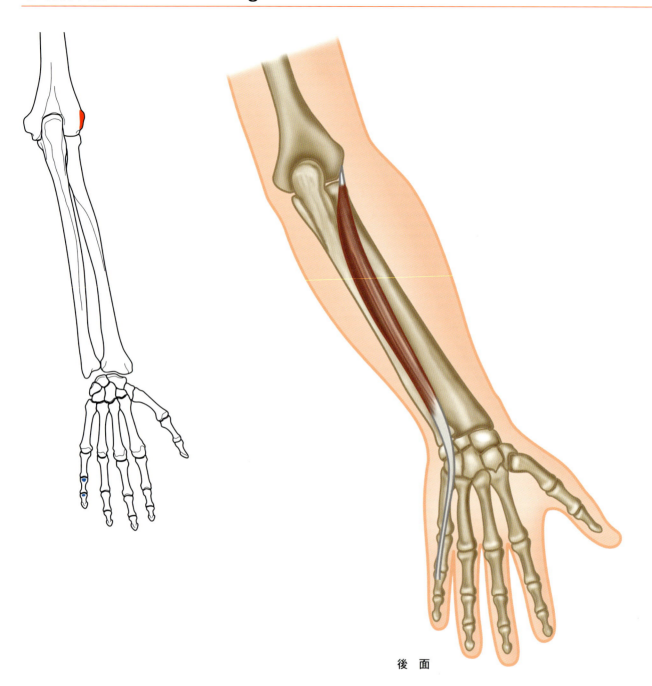

後　面

ラテン語の extendere は「伸展」, digiti は「指の」, minimi は「最小」の意味.

腕橈骨筋, 長橈側手根伸筋, 短橈側手根伸筋, 指伸筋, 尺側手根伸筋とともに前腕後面の浅層筋群の1つ.

● 作　用
小指の伸展

● 支配神経
橈骨神経の深枝（後骨間神経）（C6, **7**, **8**）

● 起　始（■で示す）
上腕骨外側上顆からの伸筋共同腱

● 停　止（■で示す）
指伸筋腱とともに, 小指の指背腱膜（中・末節骨底の後面）

# 尺側手根伸筋　extensor carpi ulnaris

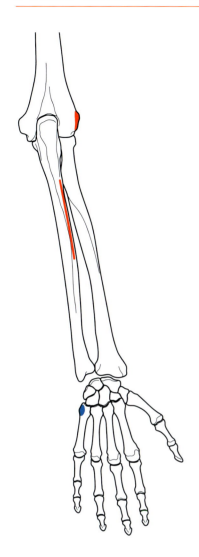

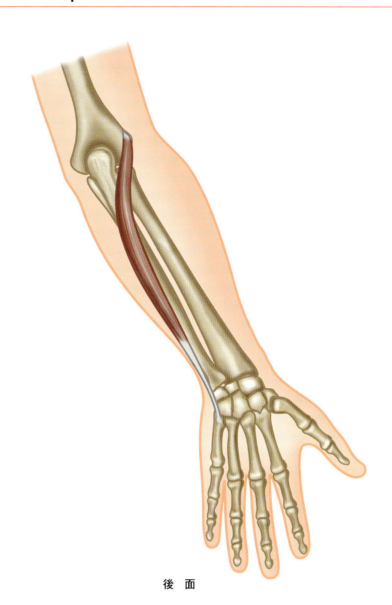

後　面

ラテン語の *extendere* は「伸展」，*carpi* は「手首の」，*ulnaris* は「肘や腕」の意味．

腕橈骨筋，長橈側手根伸筋，短橈側手根伸筋，指伸筋，小指伸筋とともに前腕後面の浅層筋群の1つ．

- **起　始**（■で示す）
  上腕骨外側上顆からの伸筋共同腱，尺骨の中部後面からの腱膜（長い線状）

- **停　止**（■で示す）
  第5中手骨底の内側（尺側）部

- **作　用**
  手関節の背屈，尺屈（内転）

- **支配神経**
  橈骨神経の深枝（後骨間神経）（C6, **7**, **8**）

- 尺側手根伸筋の主要な機能運動
  例：窓の清掃動作

- 尺側手根伸筋を酷使するスポーツ
  例：バドミントンのバックハンド，ゴルフ，モーターサイクルスポーツ（スロットルの操作）

- 尺側手根伸筋を損傷するおそれのある運動や外傷
  手の上に倒れた際に，手関節の過度な掌屈が生じた場合

- 尺側手根伸筋が慢性的に硬くなったり短縮した際の一般的な問題
  テニス肘（上腕骨外側上顆炎：上腕骨外側上顆に起始する伸筋共同腱の酷使によるもの）

# 回外筋 supinator

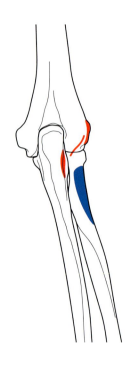

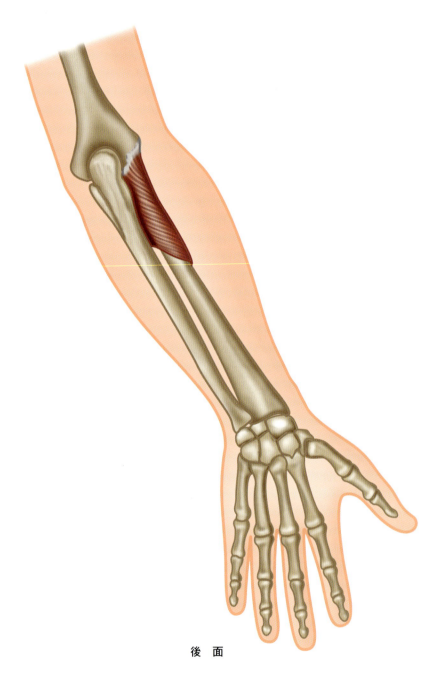

後　面

ラテン語の *supinus* は「後方に曲げる」の意味．

前腕後面における深層筋群の1つ．回外筋は，ほぼ完全に浅層筋群に覆われている．

● **起　始**（■で示す）
上腕骨外側上顆，肘関節の外側側副靱帯，上（近位）橈尺関節の輪状靱帯（橈骨輪状靱帯），尺骨の回外筋稜

● **停　止**（■で示す）
橈骨の上部1/3の後面と外側面

● **作　用**
前腕の回外（回外において上腕二頭筋は補助筋で，回外筋が主動筋と考えられる）

● **支配神経**
橈骨神経の深枝（後骨間神経）［C5, **6**, (7)］

● **回外筋の主要な機能運動**
例：ドアノブやドライバーを回す動作

● **回外筋を酷使するスポーツ**
例：ラケットスポーツ（テニス，卓球，バドミントンなど）のバックハンド

# 長母指外転筋　abductor pollicis longus

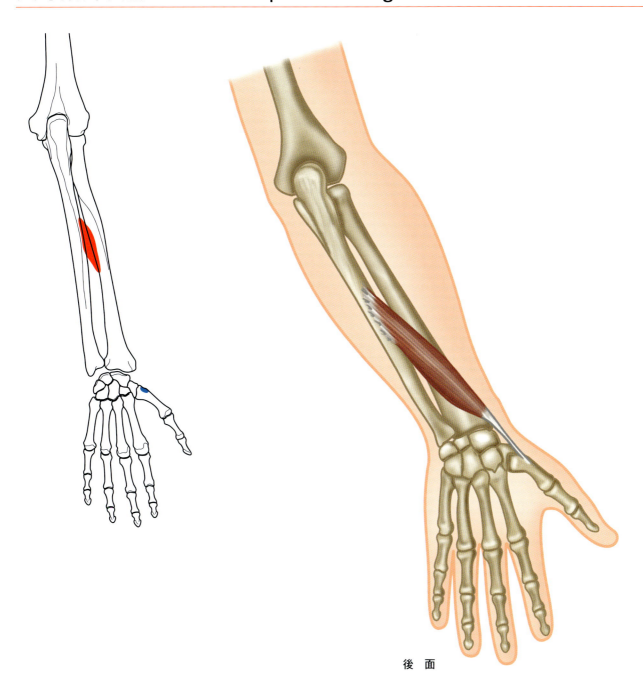

後　面

ラテン語の *abducere* は「〜から引き離す」，*pollicis* は「親指の」，*longus* は「長い」の意味．

前腕後面における深層筋群の1つ．しかし，長母指外転筋は前腕遠位部では浅層に位置する．

● 起　始（■で示す）
尺骨の後面で回外筋の起始部より遠位，前腕骨間膜，橈骨体の中央 1/3 の後面

● 停　止（■で示す）
第 1 中手骨底の橈側（外側）部

● 作　用
母指の中手骨を引っ張って母指を外転と伸展の中間位にもってくる．このとき腱が際立つ．手関節の背屈と橈屈（外転）の補助

● 支配神経
橈骨神経の深枝（後骨間神経）（C6, 7, 8）

● 長母指外転筋の主要な機能運動
例：平らな物を掴んでいる状態からはなす動作

# 短母指伸筋　extensor pollicis brevis

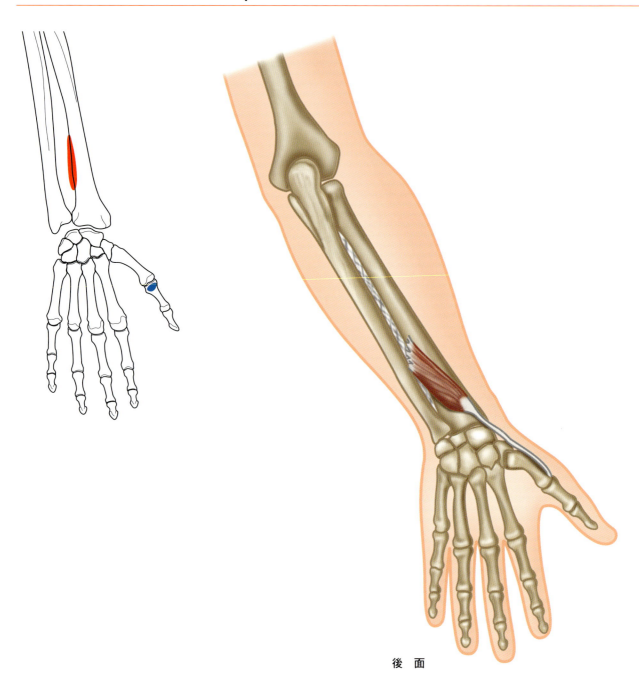

後　面

ラテン語の *extendere* は「伸展」，*pollicis* は「親指の」，*brevis* は「短い」の意味．

前腕後面における深層筋群の1つ．短母指伸筋は長母指外転筋と近接しているが，その遠位に位置する．

- ●起　始（■で示す）
  橈骨の後面で長母指外転筋の起始より遠位，前腕骨間膜の隣接部

- ●停　止（■で示す）
  母指の基節骨底の後面

- ●作　用
  母指の伸展，手関節の橈屈（外転）

- ●支配神経
  橈骨神経の深枝（後骨間神経）（C6, **7**, **8**）

- ●短母指伸筋の主要な機能運動
  例：平らな物を掴んでいる状態からはなす動作

# 長母指伸筋　extensor pollicis longus

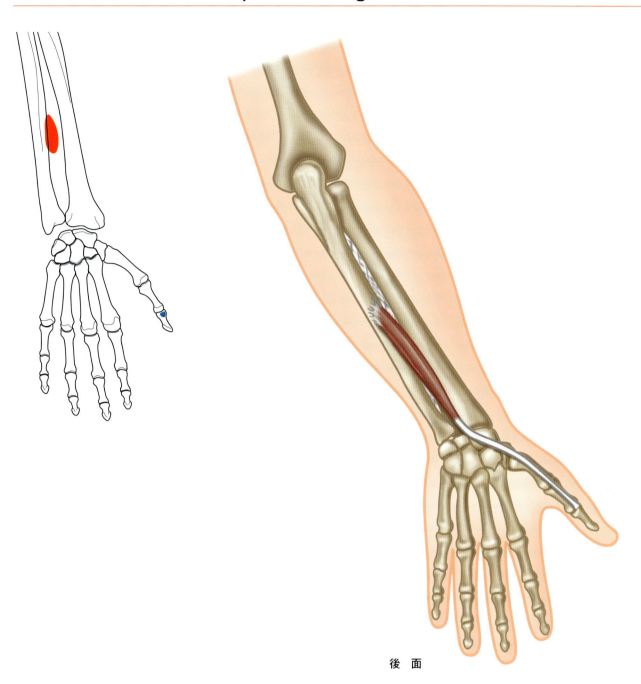

後　面

ラテン語の *extendere* は「伸展」，*pollicis* は「親指の」，*longus* は「長い」の意味．

前腕後面における深層筋群の1つ．長母指伸筋は，橈骨の遠位で手背部にある「解剖学的嗅ぎタバコ窩 *anatomical snuffbox*」として知られている三角形状の小さなくぼみの尺側縁を形成する．

● 起　始（■で示す）
尺骨の中央1/3の後面，前腕骨間膜

● 停　止（■で示す）
母指の末節骨底の後面

● 作　用
母指の伸展，手関節の背屈（伸展）と橈屈（外転）の補助

● 支配神経
橈骨神経の深枝（後骨間神経）（C6, 7, 8）

● 長母指伸筋の主要な機能運動
例：母指を立てるジェスチャー［訳注：欧米で賛成や同意を表す］

# 示指伸筋　extensor indicis

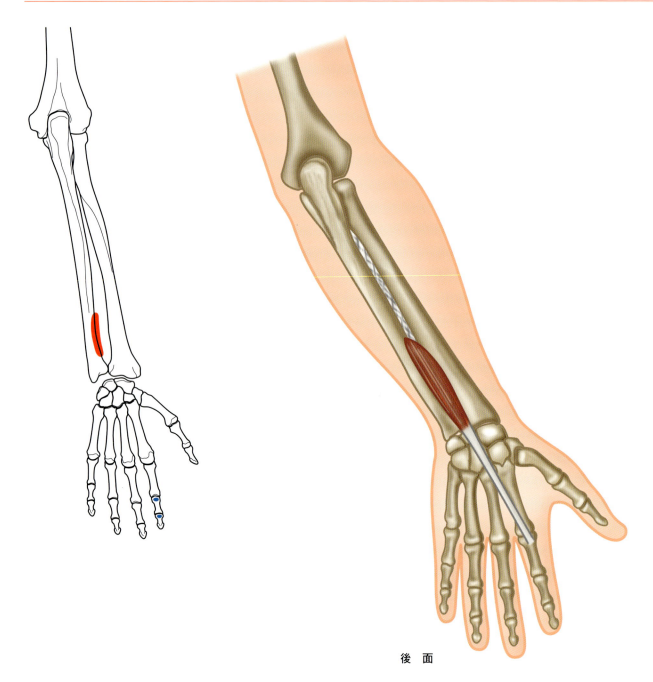

後　面

ラテン語の *extendere* は「伸展」，*indicis*「人差し指の」の意味．

回外筋，長母指外転筋，短母指伸筋，長母指伸筋とともに前腕後面の深層筋群の1つ．

● 起　始（■で示す）
尺骨の下部後面と前腕骨間膜の隣接部後面

● 停　止（■で示す）
示指の基節骨の背面上に位置する指背腱膜（腱帽）（中・末節骨底の後面）

● 作　用
示指の伸展

● 支配神経
橈骨神経の深枝（後骨間神経）（C6, **7**, **8**）

● 示指伸筋の主要な機能運動
例：何かを指さす動作

# 手の筋（手内筋）群

手の筋群は次のように分けられる．1)中手筋群：虫様筋，背側・掌側骨間筋，2)小指球筋群，3)母指球筋群，4)母指内転筋．

**筋力増強**

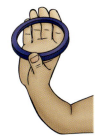

エクササイズリングを用いた
指の屈曲エクササイズ①
［訳注：母指対立筋，中手指節関節の屈曲運動を中心に行うと虫様筋に効果的］

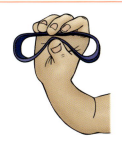

エクササイズリングを用いた
指の屈曲エクササイズ②
［訳注：母指対立筋，近位・遠位指節間関節の屈曲運動を中心に行うと深指屈筋に効果的］

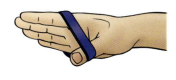

エクササイズリングを用いた
指の伸展エクササイズ
［訳注：母指外転筋および指伸筋に効果的］

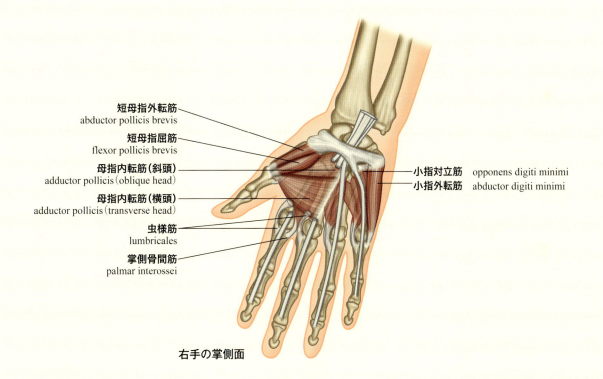

短母指外転筋 abductor pollicis brevis
短母指屈筋 flexor pollicis brevis
母指内転筋（斜頭）adductor pollicis (oblique head)
母指内転筋（横頭）adductor pollicis (transverse head)
虫様筋 lumbricales
掌側骨間筋 palmar interossei
小指対立筋 opponens digiti minimi
小指外転筋 abductor digiti minimi

右手の掌側面

**セルフストレッチ**

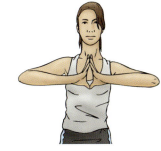

指のストレッチ
［訳注：指の屈筋群および母指内転筋，母指対立筋に効果的］

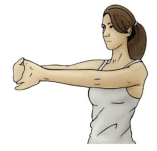

両側の前腕前面ストレッチ
［訳注：前腕前面の筋群に対するストレッチ］

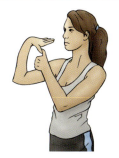

母指屈筋のストレッチ
［訳注：長・短母指屈筋のストレッチ］

# 虫様筋 lumbricales

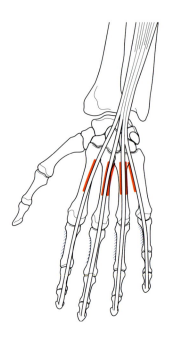
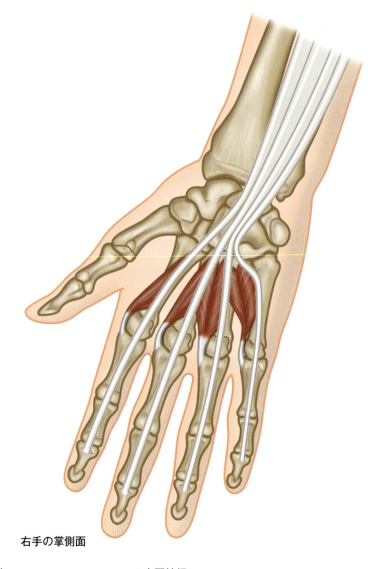

右手の掌側面

> ラテン語の *lumbricus* は「ミミズ」の意味.

4つの小さい円柱状の筋で，各指に1つずつある．その「ミミズ」に似た形にちなんで名付けられた．

● 起　始（■で示す）
　手掌内の深指屈筋腱［訳注：第1，2虫様筋は単頭筋であるが，第3，4虫様筋は二頭筋である.］

● 停　止（■で示す）
　対応した各指の後面上にある指伸筋腱（指背腱膜）の外側面（橈側面）

● 作　用
　第2〜5指の指節間（DIP，PIP）関節の伸展と同時に中手指節（MCP）関節の屈曲

● 支配神経
　外側虫様筋（第1，2虫様筋）：正中神経［C(6), 7, **8**, **T1**］
　内側虫様筋（第3，4虫様筋）：尺骨神経［C(7), **8**, **T1**］
　通常は上記のとおりであるが，個体差があり尺骨神経が支配する虫様筋の数が4つに増えたり1つに減ったりする．

● 虫様筋の主要な機能運動
　例：手をカップ状にする動作

● 虫様筋を酷使するスポーツ
　例：バレーボール，ハンドボール

● 虫様筋が慢性的に硬くなったり短縮した際の一般的な問題
　鷲手，ロッククライミングのときに必要な指節間関節の屈曲の維持ができない．

# 掌側骨間筋　palmar interossei

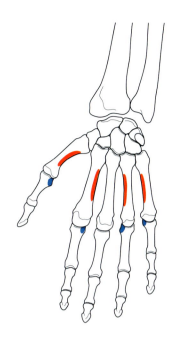

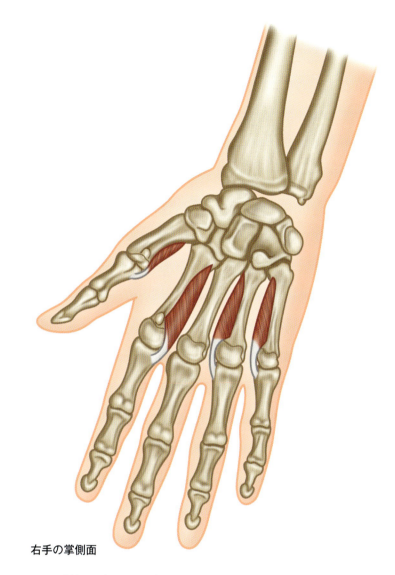

右手の掌側面

ラテン語の *palmaris* は「手のひら」，*interosseus* は「骨の間」の意味．

4つの掌側骨間筋は，中手骨間に位置している．各筋は作用する指の中手骨に起始する．

● 起　始（■で示す）
第1掌側骨間筋：第1中手骨底の尺側（内側）
第2掌側骨間筋：第2中手骨の尺側（内側）
第3掌側骨間筋：第4中手骨の橈側（外側）
第4掌側骨間筋：第5中手骨の橈側（外側）

● 停　止（■で示す）
主に対応する指の指背腱膜と，次のように各基節骨底に停止する．
第1掌側骨間筋：母指の基節骨の尺側（内側）
第2掌側骨間筋：示指の基節骨の尺側（内側）
第3掌側骨間筋：薬指の基節骨の橈側（外側）
第4掌側骨間筋：小指の基節骨の橈側（外側）

● 作　用
指の内転（閉じる），母指を中指に近づける［訳注：中・薬・小指の指節間関節の伸展と中手指節関節の屈曲］．

● 支配神経
尺骨神経（C8, T1）

● 掌側骨間筋の主要な機能運動
例：手から水を飲む動作（手をカップ状にする）

● 掌側骨間筋を酷使するスポーツ
例：ロッククライミング

注意：母指には通常，掌側骨間筋は欠損する［訳注：第1掌側骨間筋は存在している場合も痕跡的な筋であり，母指内転筋または短母指屈筋の一部とみなされることもある］．

# 背側骨間筋　dorsal interossei

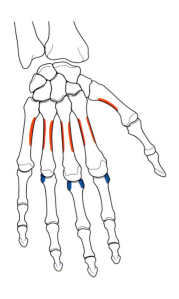

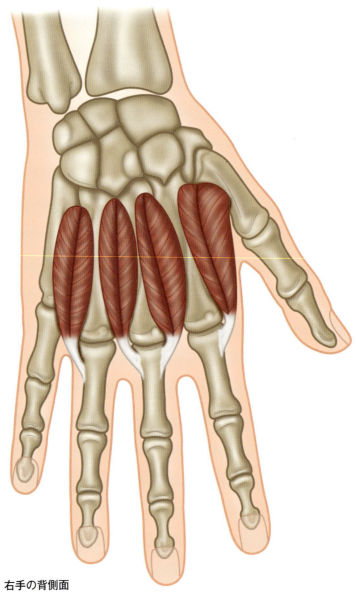

右手の背側面

ラテン語で *dorsalis* は「背面」，*interosseus* は「骨の間」の意味．

4つの背側骨間筋は，掌側骨間筋のおよそ2倍の大きさである．

● 起　始（■で示す）
中手骨の相対する面からそれぞれ起こる二頭をもつ．そのため背側骨間筋は隣接する中手骨の間を占めている．

● 停　止（■で示す）
指背腱膜と以下の基節骨底
第1背側骨間筋：示指の橈側（外側）面
第2背側骨間筋：中指の橈側（外側）面
第3背側骨間筋：中指の尺側（内側）面，指背腱膜が主
第4背側骨間筋：薬指の尺側（内側）面

● 作　用
指の外転（中指から離す），中手指節関節の屈曲の補助

● 支配神経
尺骨神経（C8, T1）

● 背側骨間筋の主要な機能運動
例：2～4までの数を指で示す際に指をひろげる運動

● 背側骨間筋を酷使するスポーツ
例：ロッククライミング

# 小指外転筋　abductor digiti minimi

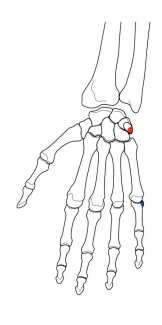
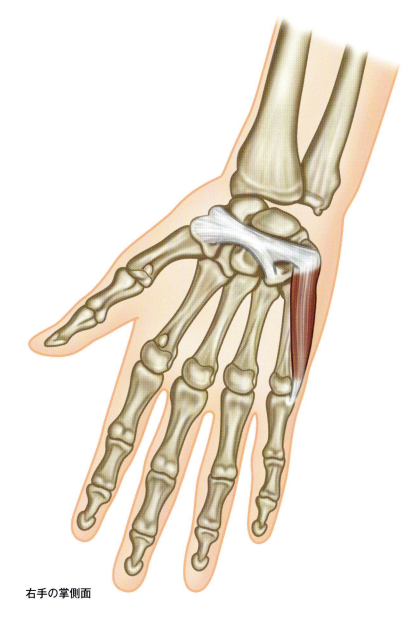

**右手の掌側面**

ラテン語の *abducere* は「～から引き離す」，*digiti* は「指の」，*minimi* は「最小の」の意味．

小指球筋群のうちで，短掌筋を除いて最も浅層に位置する．小指球筋群には他に短小指屈筋，小指対立筋がある．

● 起　始（■で示す）
　豆状骨，尺側手根屈筋の腱

● 停　止（■で示す）
　小指の基節骨底の尺側（内側）

● 作　用
　小指の外転．また指が開いて大きなものを把持するときに働き，驚くほど大きな力を発揮する筋である．

● 支配神経
　尺骨神経［C(7), **8**, T1］

● 小指外転筋の主要な機能運動
　例：大きなボールを保持する動作

● 小指外転筋を酷使するスポーツ
　例：ロッククライミング，バスケットボール，ネットボール

# 小指対立筋　opponens digiti minimi

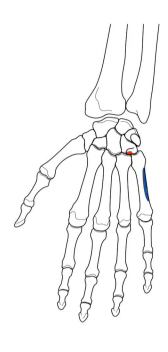
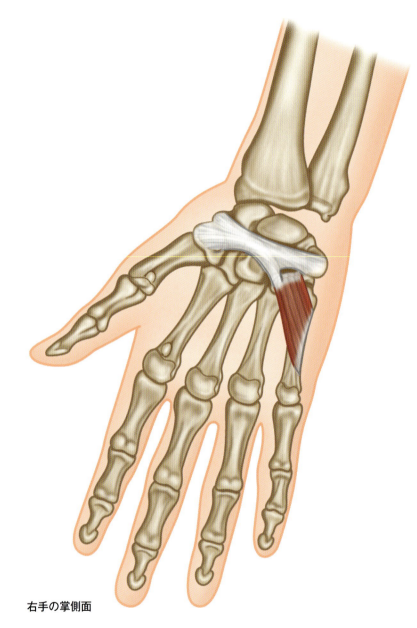

右手の掌側面

ラテン語の *opponens* は「向かい合う」，*digiti* は「指の」，*minimi* は「最小の」の意味．

小指球筋群の1つで，小指外転筋の深部を斜めに走行している．

- 起　始（■で示す）
  有鉤骨鉤，屈筋支帯の前面

- 停　止（■で示す）
  第5中指骨の尺側（内側）縁の全長にわたって停止する．

- 作　用
  第5中手骨を屈曲，外旋させて，手掌のくぼみを深め母指と小指の指腹を合わせる（対立）．

- 支配神経
  尺骨神経［C(7)，**8**，T1］

- 小指対立筋の主要な機能運動
  例：指先で糸を保持する動作（他の指先とともに）

- 小指対立筋を酷使するスポーツ
  例：バレーボール，ハンドボール，ロッククライミング

- 小指対立筋を損傷するおそれのある運動や外傷
  例：手の尺側部の上に倒れた際に，小指の過外転（小指対立筋），小指の過伸展（短小指屈筋）が生じた場合

# 短小指屈筋　flexor digiti minimi brevis

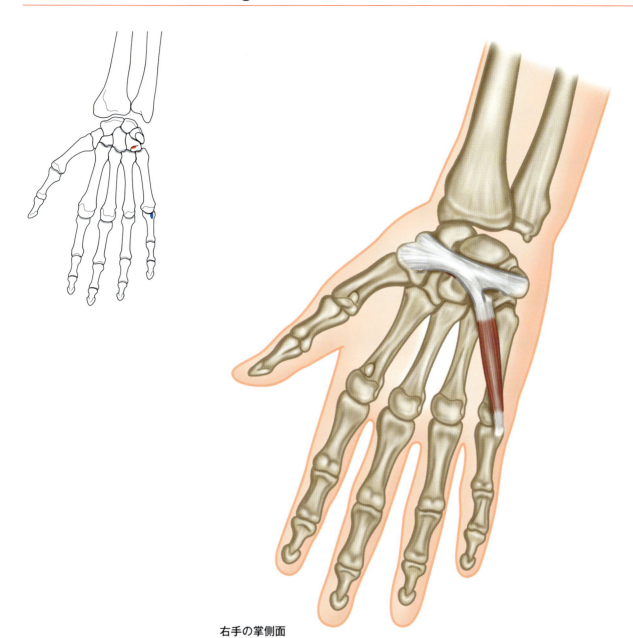

右手の掌側面

ラテン語の *flectere* は「屈曲」，*digiti* は「指の」，*minimi* は「最小」，*brevis* は「短い」の意味．

小指球筋群の１つ．短小指屈筋は隣接筋と合体したり欠損することがある．

- 起　始（■で示す）
  有鈎骨鈎，屈筋支帯の前面

- 停　止（■で示す）
  小指の基節骨底の尺側（内側）

- 作　用
  小指の中手指節関節の屈曲

- 支配神経
  尺骨神経［C(7), **8**, T1］

- 短小指屈筋の主要な機能運動
  例：指先で糸を保持する動作（他の指先とともに）

- 短小指屈筋を酷使するスポーツ
  例：バレーボール，ハンドボール，ロッククライミング

- 短小指屈筋を損傷するおそれのある運動や外傷
  例：手の尺側部の上に倒れた際に，小指の過外転（小指対立筋），小指の過伸展（短小指屈筋）が生じた場合

# 短掌筋 palmaris brevis

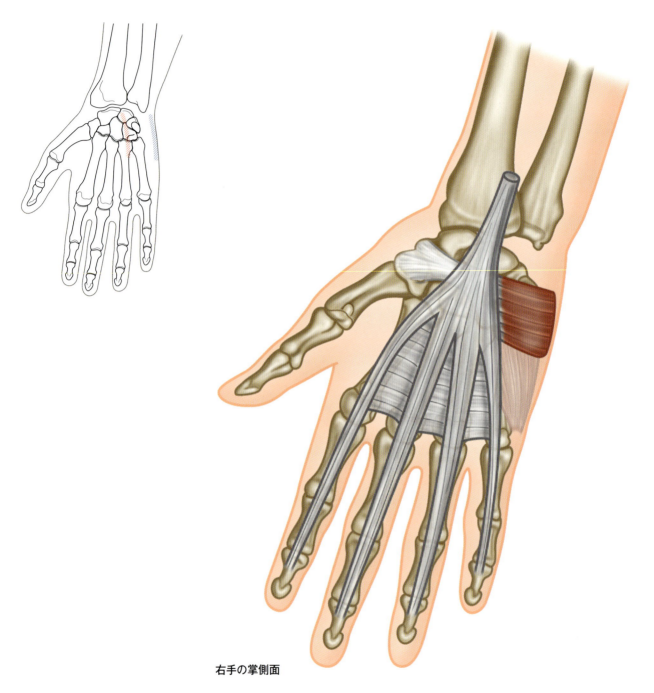

右手の掌側面

ラテン語の *palmaris* は「手のひら」，*brevis* は「短い」の意味．小指球の皮下を横走する小さな筋である．

- **起　始**（■で示す）
  手掌腱膜，屈筋支帯

- **停　止**（■で示す）
  手の尺側縁（小指球の尺側）の皮膚

- **作　用**
  手の尺側縁上の皮膚にしわをよせる動作（手掌のくぼみを深める）

- **支配神経**
  尺骨神経［C(7), **8**, T1］

# 短母指外転筋　abductor pollicis brevis

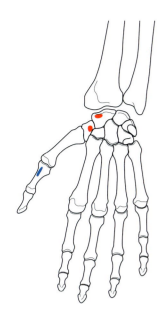

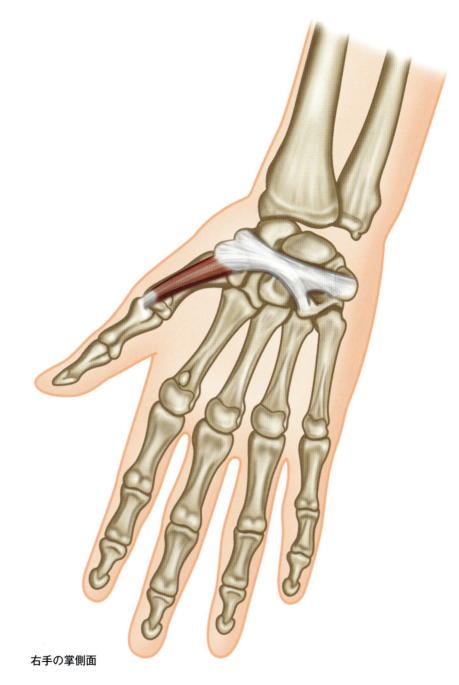

右手の掌側面

> ラテン語の *abducere* は「〜から引き離す」，*pollicis*「母指の」，*brevis* は「短い」の意味．
>
> 母指球筋群のうちで最も浅層の筋である．母指球筋群には他に短母指屈筋，母指対立筋がある．

● 起　始（■で示す）
屈筋支帯，大菱形骨結節，舟状骨結節

● 停　止（■で示す）
母指基節骨底の橈側（外側）

● 作　用
母指の外転と屈曲（ピアノ演奏やタイピングのときのような）．母指の対立の補助

● 支配神経
正中神経（C6, 7, 8, T1）

● 短母指外転筋の主要な機能運動
例：タイピング動作

● 短母指外転筋を酷使するスポーツ
例：ロッククライミング

201

# 母指対立筋　opponens pollicis

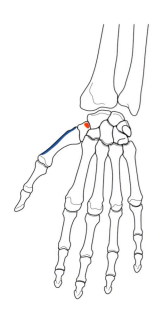

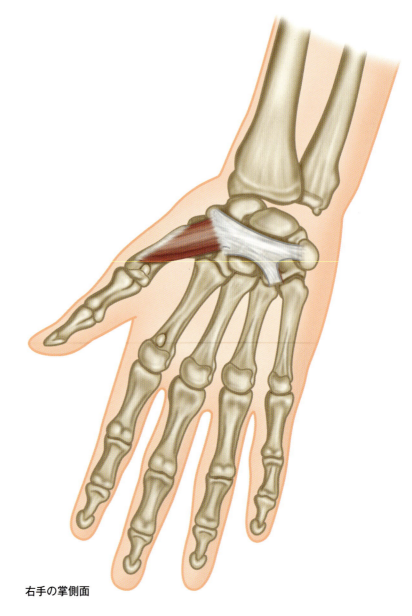

右手の掌側面

ラテン語の opponens は「向い合う」，pollicis は「母指の」の意味．

母指球筋群の1つ．通常，短母指屈筋と部分的に合体し，短母指外転筋の深部に位置する．

● 起　始（■で示す）
屈筋支帯，大菱形骨結節

● 停　止（■で示す）
第1中手骨の橈側縁の全長

● 作　用
母指を対立（すなわち母指をまず外転し，次にわずかに内旋した後に屈曲と内転する）させて，母指の指腹を他指の指腹と合わせる．

● 支配神経
正中神経（C6, 7, 8, T1）

● 母指対立筋の主要な機能運動
例：母指と他の指で小さな物を拾う動作

● 母指対立筋を酷使するスポーツ
例：ロッククライミング，モーターサイクルスポーツ（クラッチとスロットルの操作）

● 母指対立筋を損傷するおそれのある運動や外傷
例：手背の上に倒れた際に，母指に過伸展が生じた場合（まれ）

# 短母指屈筋　flexor pollicis brevis

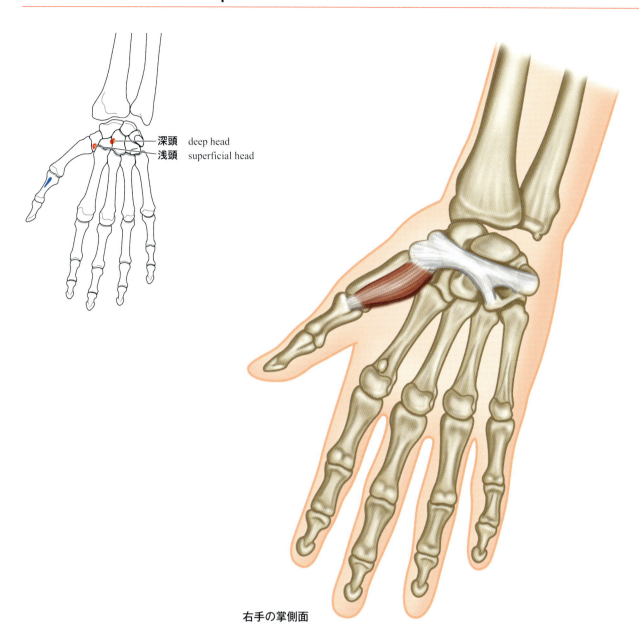

深頭　deep head
浅頭　superficial head

右手の掌側面

ラテン語の *flectere* は「屈曲」，*pollicis* は「親指の」，*brevis* は「短い」の意味．

母指対立筋（通常，この筋と部分的に合体する）や短母指外転筋とともに，母指球筋群の1つ．

● 起　始（■で示す）
浅頭：屈筋支帯，大菱形骨
深頭：小菱形骨，有頭骨

● 停　止（■で示す）
母指基節骨底の橈側

● 作　用
母指の中手指節関節と手根中手関節の屈曲．母指の対立の補助

● 支配神経
浅頭：正中神経（C6, 7, 8, T1）
深頭：尺骨神経（C8, T1）

● 短母指屈筋の主要な機能運動
例：母指と他の指で糸をつかむ動作

● 短母指屈筋を酷使するスポーツ
例：ロッククライミング，モーターサイクルスポーツ（クラッチとスロットルの操作）

● 短母指屈筋を損傷するおそれのある運動や外傷
例：手の上に倒れた際に，母指に過伸展が生じた場合（まれ）

# 母指内転筋　adductor pollicis

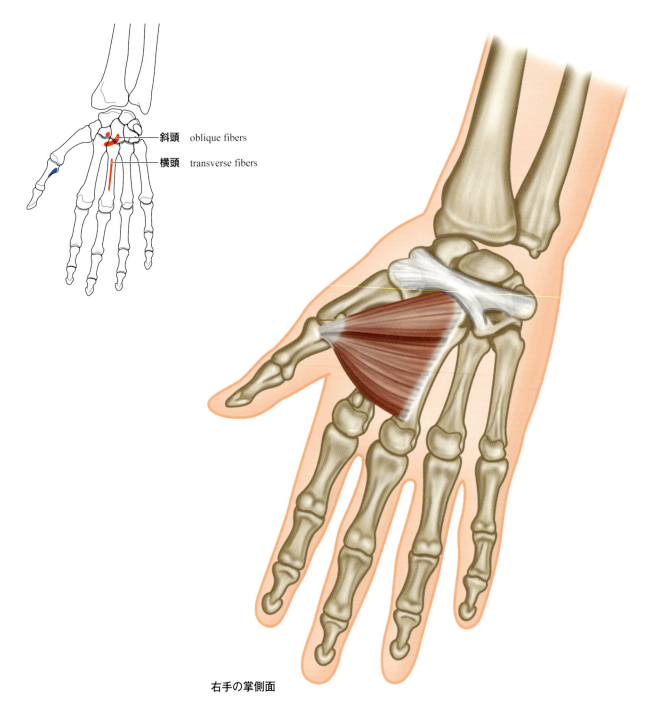

右手の掌側面

ラテン語の *adducere* は「〜に導く」, *pollicis* は「母指の」の意味.

- ● 起　始（■で示す）
  斜頭：第2,3中手骨底の前面，有頭骨，小菱形骨
  横頭：第3中手骨体の前面（掌面）

- ● 停　止（■で示す）
  母指基節骨底の尺側（内側）

- ● 作　用
  母指の内転

- ● 支配神経
  尺骨神経（C8, T1）

- ● 母指内転筋の主要な機能運動
  例：ジャムの瓶の蓋を握って，ひねる動作

- ● 母指内転筋を酷使するスポーツ
  例：ロッククライミング

- ● 母指内転筋を損傷するおそれのある運動や外傷
  例：手の上に倒れた際に，母指に過外転が生じた場合

# 8 殿部と大腿の筋群

　殿部は大小さまざまな筋群（たとえば，大きい大殿筋や小さい梨状筋）から成る．これらの筋群は主に殿部の安定化と下肢の動作に関わる．股関節の構造により殿部の周りの筋群は，下肢の屈曲，伸展，内転，外転，回旋などの広範囲の動作を可能にしている．

　殿部の大部分は主に**大殿筋**から成る．これは殿筋群の中で最も大きい最浅層の筋であり，中殿筋や小殿筋などのより小さい筋の後側にある．大殿筋は全力疾走などの爆発的な動きのような力強い股関節の伸展に寄与する．

　外転筋群（大腿筋膜張筋，中殿筋，小殿筋）は，大腿の側面（外面）および骨盤後部に位置する．外転筋群は骨盤の上部外側から起始し，大腿の外側を下方へ走行し，大腿骨の側面に停止する．外転筋群の最も重要な作用は股関節を外転させること（正中から引き離すこと）と内旋させることである．

　**大腿筋膜張筋**は大殿筋の前方に位置している．これは大腿上部の表層の筋であり，骨盤の高さを保ったり，片足で立つ際に膝を安定させたりする．また，股関節の屈曲を補助する．多くの膝の痛みは大腿筋膜張筋の攣縮による短縮に起因する．

　**中殿筋**はそのほとんどが大殿筋より深い位置にあるため，大殿筋によって隠されているが，大殿筋と大腿筋膜張筋の間では骨盤表面上に表出する．歩行中，小殿筋とともに中殿筋は，体重をかけていない足の方向へ骨盤が傾くのを防ぐ．中殿筋が短縮した場合，骨盤が不安定になり，股関節，腰，膝に痛みをもたらすおそれがある．**小殿筋**は中殿筋より深層にあり，中殿筋の線維束は小殿筋を覆う．その名のとおり，小殿筋は殿筋群の中で最も小さい筋である．中殿筋と同様，小殿筋が短縮すれば，骨盤の不安定化が起こるおそれがある．

　殿筋群の深層に位置する深層外旋6筋群（梨状筋，上双子筋，下双子筋，内閉鎖筋，外閉鎖筋，大腿方形筋）は殿部の中で最も小さい筋群で，主として股関節の外旋を担う．

　**梨状筋**は小さい管状の筋である．梨状筋は仙骨の前面より起始し，大坐骨孔を通って骨盤から離れ，大腿骨の大転子の上縁（転子線後部）に停止する．梨状筋は股関節における大腿骨の外旋，また股関節の屈曲時に大腿の外転を補助する．さらに，大腿骨頭を寛骨臼内に保持するのにも役立つ．

　**上双子筋**と**下双子筋**は，坐骨から大腿骨の大転子に向かって股関節を横切る，小さく細い筋である．これらの筋は股関節をほぼ水平に横切る．

　上双子筋と下双子筋の間には**内閉鎖筋**がある．この筋は，腸骨下部と閉鎖孔 obturator foramen とよばれる骨盤の一部から広く起始する．この筋は外旋筋であるだけではなく，股関節の強力な安定化筋でもある．

　**外閉鎖筋**はその位置ゆえに股関節の理想的な回旋筋である．外閉鎖筋は閉鎖孔の下端から起始し，大腿骨頭部の後方を通り，大腿骨の大転子の内側部に停止する．外閉鎖筋の牽引線によって大腿骨頭は関節窩の内部で外側方向に回旋できるようになり，外旋を生み出す．

　最も下部にある回旋筋は**大腿方形筋**である．これは，坐骨結節の上部から大腿骨（殿部の皮線の位置の）にかけてほぼ水平に走る短い筋である．

　ハムストリングスは大腿後部の3つの筋から成る大きなグループである．坐骨結節の下部から起始して膝の下側に達しているので，共同して股関節を伸展させたり膝を屈曲させたりする．これらの筋群は，上肢における肘の屈筋群に対応する．走っている最中，ハムストリングスは前方スイングの終わりに脚を減速させ，体幹が股関節で屈曲するのを防ぐ．

　ハムストリングスの3つの筋は，内から外にかけて半膜様筋，半腱様筋，大腿二頭筋である．**大腿二頭筋**はハムストリングスのうち最も大きく，長頭と短頭をもつ．長頭は股関節をまたいでいるので股関節にも作用する．**半腱様筋**と**半膜様筋**は完全に共同筋である．これは，2つの筋が同様の働きをすることを意味する．しかし，大腿二頭筋と，半腱様筋と半膜様筋は，脛骨-腓骨複合体の内旋・外旋で

は拮抗する．

　内転筋群は大腿の内側に位置する筋の大きなグループである．寛骨の下部から起始し，大腿内側を下方へ走行し，大腿骨の内側部または後側部に停止する．

　恥骨筋は最上部の内転筋であり，その主要な作用は股関節の内転または大腿を体の正中線方向に動かすことである．薄筋は恥骨結合から起始し，膝下部の脛骨に停止する．この筋は大腿内側の表層を形成するが，股関節への働きと同様に膝関節への働きも比較的弱い．

　内転筋 adductor の名前の付いた 3 つの筋は，**大内転筋**，**短内転筋**，**長内転筋**である．北米の解剖学者は小内転筋も加える．これらの筋群は恥骨前部から起始し，大腿の内側を下行して大腿骨の内側縁全長に停止する．大内転筋は 3 つの中で最も大きく，大腿の内側部をすべて覆うようにひろがる．

　内転筋群の最も重要な機能は股関節における大腿の内転（正中線方向へ引くこと）であるが，ほとんどの内転筋が大腿骨を回旋させる：恥骨筋と薄筋はわずかに内旋させ，短内転筋と大内転筋は外旋させる．下肢に体重がかかったとき，すべての内転筋群は，骨盤の安定化と同様に下肢の安定化としても機能する．

　大腿四頭筋は大腿の前方に位置し，下肢の中で最も強力な筋のグループである．これらの筋群は，股関節の上方から起始し，膝の下方まで走行している［訳注：大腿四頭筋を構成する 4 筋のうちで，股関節の上方に起始する筋は大腿直筋だけである］．大腿四頭筋の主要な機能は膝関節の伸展である．しかし，股関節の前方の多くの筋群と共同して，股関節の屈曲にも関わる．

　**大腿直筋**は，広筋グループ（内側広筋，中間広筋，外側広筋）も含む大腿四頭筋の 1 つである．この紡錘状の羽状筋は 2 つの筋頭（反転頭と直頭）をもつ：反転頭は四足歩行の動物で筋の牽引線状に位置するが，直頭は直立姿勢の結果としてヒトで発達したものと思われる．

　大腿四頭筋は，坐位から立ち上がるとき，歩行中，登るときなどで膝を伸展する．広筋は膝関節のみをまたいでいるため，膝の伸展と膝の屈曲への抵抗のみにその働きが限られている．このため，座る動作の制御に関わる．**内側広筋**は**外側広筋**よりも大きくてかさばる（［訳注：涙のひとしずくの形に似ていることから］ティアドロップマッスル teardrop muscle ともよばれる）．**中間広筋**は大腿四頭筋の中で最も深層に位置する．中間広筋は前表面に腱膜を有するので中間広筋を覆う大腿直筋との間で滑走運動を可能にする．大腿四頭筋腱は膝蓋骨に停止し，かつそれを覆う．その腱は膝の下方で膝蓋靱帯となり，脛骨に停止する．

　大腿の伸筋群のグループに含まれるのは**縫工筋**である．縫工筋は大腿四頭筋の一部ではなく，大腿の前内側の最も浅層にある筋である．縫工筋はまた，体の中で最も長いひも状の筋である．この筋の上部 1/3 の内縁側は，大腿三角の外側の境界を形成する（長内転筋は内側の境界を形成し，鼠径靱帯は上方の境界を形成する）．縫工筋の作用は裁縫師があぐらをかくように，下肢を組むことである（ここにラテン語のその名前［sartorius］が由来する）．

# 殿部の筋群

殿部の大部分は主に大殿筋で構成されている．大殿筋群は殿筋の中で最も大きく，かつ最も浅層に位置し，中殿筋や小殿筋などの小さな筋の後方にある．大腿筋膜張筋は殿筋群の最前部の筋である．上・下双子筋，大腿方形筋，内閉鎖筋，梨状筋などのその他の筋群は時に殿筋群に含まれるが，ここでは「股関節の筋群」（p.212）として扱う．

**筋力増強**

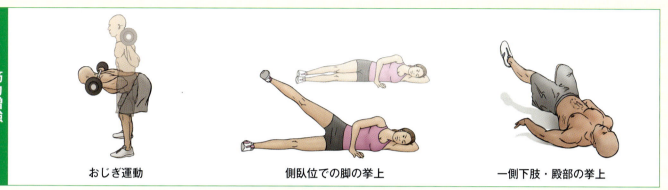

おじぎ運動　　　側臥位での脚の挙上　　　一側下肢・殿部の挙上

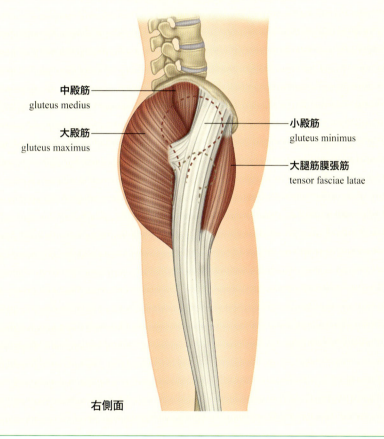

中殿筋 gluteus medius
大殿筋 gluteus maximus
小殿筋 gluteus minimus
大腿筋膜張筋 tensor fasciae latae

右側面

**セルフストレッチ**

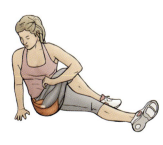
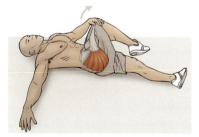
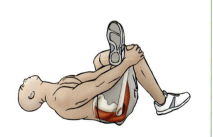

膝を屈曲し，回旋しての伸張　　　背臥位で，膝を交差しての伸張　　　背臥位で，膝上に足を置いての伸張

# 大殿筋 gluteus maximus

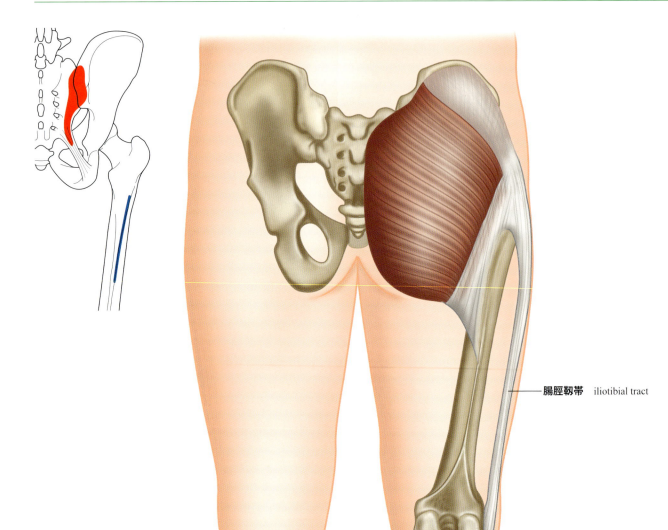

腸脛靱帯 iliotibial tract

後　面

> ギリシャ語の *gloutos* は「殿部」，ラテン語の *maximus* は「最大」の意味．

> 大殿筋は人体で最も粗大な筋線維束からなる最重量の筋である．

● 起　始（■で示す）
腸骨の外面で後殿筋線の後方の骨部，隣接する仙骨と尾骨の後面，仙結節靱帯，胸腰筋膜

● 停　止（■で示す）
遠位部の深線維束［訳注：大部］：大腿骨の殿部粗面
他の線維束［訳注：小部］：大腿筋膜の腸脛靱帯

● 作　用
上部線維束：股関節を外旋させる．股関節の外転を補助する．
下部線維束：股関節を伸展および外旋する（走行中や立ち上がる際の力強い伸展），体幹の伸展，股関節の内転を補助する．腸脛靱帯への停止を介して大殿筋は伸展時に膝を安定させるのに役立つ．

● 支配神経
下殿神経（L5, S1, 2）

● 大殿筋の主要な機能運動
例：階段を上る動作，坐位からの起立動作

● 大殿筋を酷使するスポーツ
例：走行，サーフィン，ウィンドサーフィン，跳躍，重量挙げ（床から重い物を持ち上げる際のクリーン期の動作）

# 大腿筋膜張筋　tensor fasciae latae

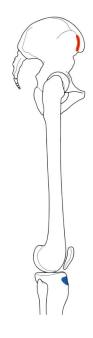
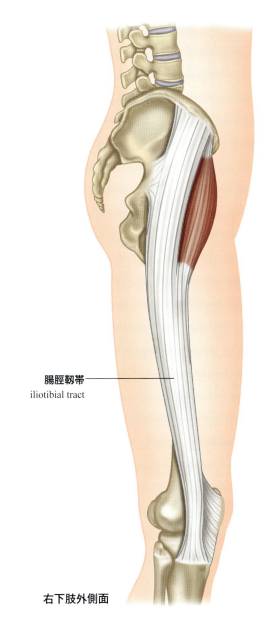

腸脛靱帯
iliotibial tract

右下肢外側面

ラテン語の *tendere* は「伸ばす」、「引く」、*fasciae* は「帯状の」、*latae* は「幅広い」の意味．

大腿筋膜張筋は，股関節の外側面で大殿筋の前方に位置する．

- ●起　始（■で示す）
  腸骨稜前部の外唇と上前腸骨棘の外面

- ●停　止（■で示す）
  大転子の直下レベルの腸脛靱帯

- ●作　用
  股関節の屈曲，外転および内旋．腸脛靱帯を緊張させて膝関節を安定させる．大殿筋によって生成された回旋力の方向を変える．

- ●支配神経
  上殿神経（L4, 5, S1）

- ●大腿筋膜張筋の主要な機能運動
  歩行

- ●大腿筋膜張筋を酷使するスポーツ
  乗馬，ハードル競走，水上スキー

- ●大腿筋膜張筋が慢性的に硬くなったり短縮した際の一般的な問題
  骨盤の不均衡，股関節痛，腰痛，膝の外側部痛

# 中殿筋 gluteus medius

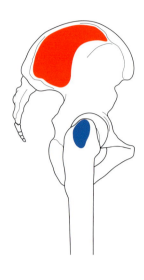

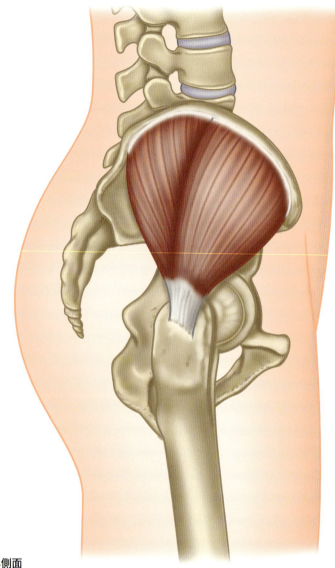

右下肢外側面

ギリシャ語の gloutos は「殿部」，ラテン語の medius は「中くらい」の意味．

中殿筋はその大部分が大殿筋より深層にあるため表面からは不明瞭であるが，大殿筋と大腿筋膜張筋の間では表面に現れる．歩行中は，中殿筋は小殿筋とともに骨盤が遊脚側へ下がるのを阻止する．

● 起　始（■で示す）
腸骨稜より下方の外面で，前殿筋線と後殿筋線の間（広い）

● 停　止（■で示す）
大腿骨の大転子外側面の斜走隆線

● 作　用
股関節の外転・前部線維束は股関節を内旋し股関節の屈曲を補助する．後部線維束は股関節をわずかに外旋する．

● 支配神経
上殿神経（L4, 5, S1）

● 中殿筋の主要な機能運動
低いフェンスのような障害物をまたいで横に踏み出す動作

● 中殿筋を酷使するスポーツ
クロスカントリースキーやアイススケートなどの横歩きが必要なすべてのスポーツ

● 中殿筋が慢性的に硬くなったり短縮した際の一般的な問題
骨盤の不均衡，股関節痛，腰痛，膝痛につながる．

# 小殿筋　gluteus minimus

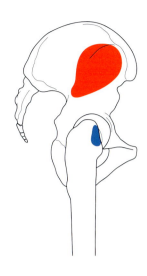

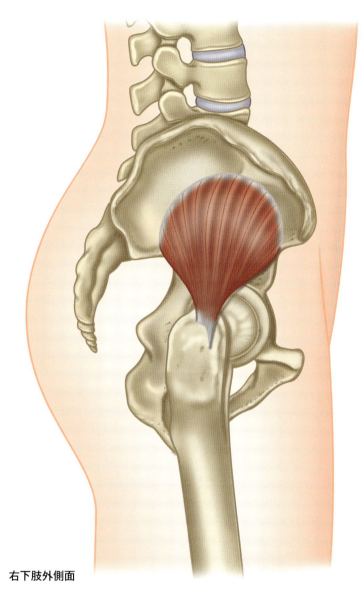

**右下肢外側面**

ギリシャ語の *gloutos* は「殿部」，ラテン語の *minimus* は「最も小さい」という意味．

小殿筋は中殿筋の前方下部かつ深層に位置し，中殿筋の線維束によって表面からは不明瞭である．

● 起　始（■で示す）
　腸骨の外面で，前殿筋線と下殿筋線の間

● 停　止（■で示す）
　大転子の前縁

● 作　用
　股関節の外転，内旋，および屈曲を補助する．

● 支配神経
　上殿神経（L4, 5, S1）

● 小殿筋の主要な機能運動
　低いフェンスのような障害物をまたいで横に踏み出す動作

● 小殿筋を酷使するスポーツ
　クロスカントリースキーやアイススケートなどの横歩きが必要なすべてのスポーツ

● 小殿筋が慢性的に硬くなったり短縮した際の一般的な問題
　骨盤の不均衡，股関節痛，腰痛，膝痛につながる．

# 股関節の筋群

股関節の筋群は比較的小さく，仙骨と骨盤の内面のどちらかまたはその両方から起始し，大腿骨大転子またはその近辺に停止する．股関節の筋群はすべて股関節の外旋に寄与する．肩関節の回旋筋腱板を構成する筋の役割と似て，股関節の筋群（特に梨状筋と内閉鎖筋）もまた大腿骨頭を寛骨臼内に保持するのを補助する．

**筋力増強**

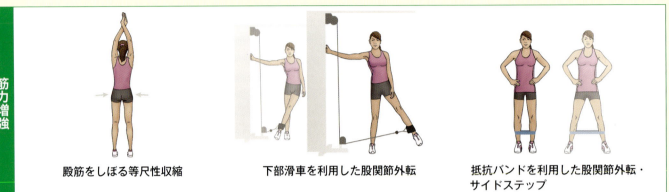

殿筋をしぼる等尺性収縮　　下部滑車を利用した股関節外転　　抵抗バンドを利用した股関節外転・サイドステップ

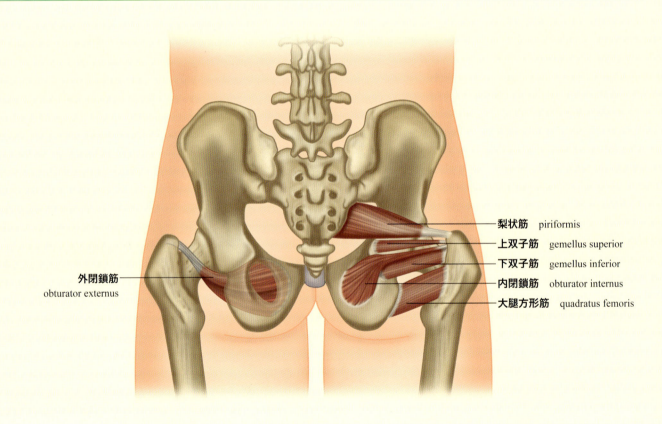

外閉鎖筋　obturator externus
梨状筋　piriformis
上双子筋　gemellus superior
下双子筋　gemellus inferior
内閉鎖筋　obturator internus
大腿方形筋　quadratus femoris

**セルフストレッチ**

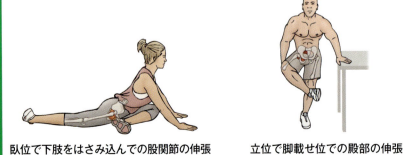
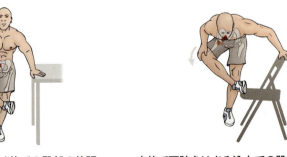

臥位で下肢をはさみ込んでの股関節の伸張　　立位で脚載せ位での殿部の伸張　　立位で下肢をはさみ込んでの股関節の伸張

# 梨状筋 piriformis

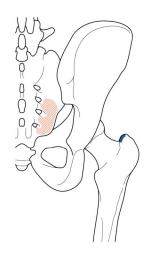

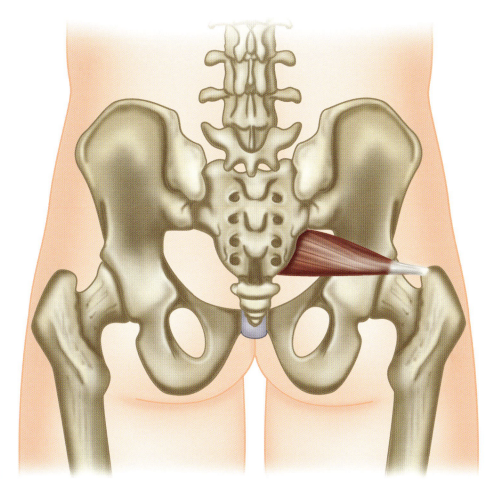

後 面

ラテン語の *pirum* は「梨」,*forma* は「形状」の意味.

梨状筋は大坐骨孔を通って骨盤から出る.

- ●起　始（■で示す）
  仙骨の内面,仙結節靱帯

- ●停　止（■で示す）
  大腿骨の大転子上縁

- ●作　用
  股関節の外旋,股関節の屈曲時に大腿を外転,大腿骨頭を寛骨臼内に保持するのを補助する.

- ●支配神経
  腰神経［L(5)］の前枝
  仙骨神経（S1, 2）の前枝

- ●梨状筋の主要な機能運動
  例：車から降りる際の第1歩を踏み出す動作

- ●梨状筋を酷使するスポーツ
  水泳（平泳ぎの下肢の動作）,サッカー

- ●梨状筋が慢性的に硬くなったり短縮した際の一般的な問題
  過緊張した梨状筋により坐骨神経が圧迫され,梨状筋症候群,すなわち殿部に初発する坐骨神経痛を引き起こす.

# 内閉鎖筋　obturator internus

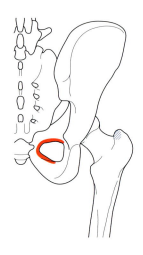

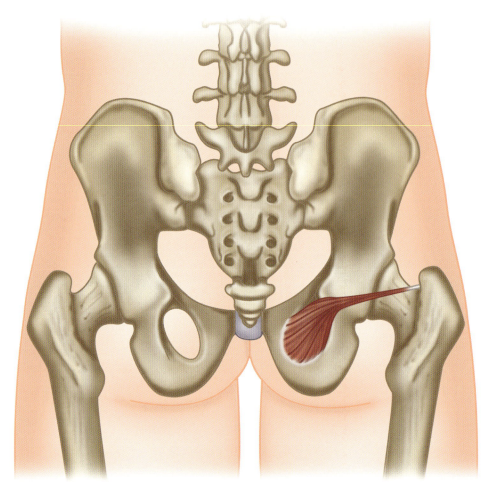

後　面

ラテン語の *obturare* は「妨げること」，*internus* は「内側」の意味．

内閉鎖筋は作用や位置において双子筋と密接に関係している．内閉鎖筋は小坐骨孔を通って骨盤から出る．［訳注：走行中，小坐骨切痕でほぼ直角に方向を変える．］

- ●起　始（■で示す）
  閉鎖膜の内面および閉鎖孔の端．坐骨・恥骨・腸骨の内面

- ●停　止（■で示す）
  転子窩上の大腿骨大転子の内側面

- ●作　用
  股関節の外旋，股関節が屈曲する際の大腿の外転，寛骨臼に大腿骨骨頭を保持するのを補助する．

- ●支配神経
  腰神経（L5）の前枝と坐骨神経（S1, 2）の前枝の枝である内閉鎖筋への神経

- ●内閉鎖筋の主要な機能運動
  例：車から降りる際の第1歩を踏み出す動作

- ●内閉鎖筋を酷使するスポーツ
  水泳（平泳ぎの脚動作），サッカー

- ●内閉鎖筋が慢性的に硬くなったり短縮した際の一般的な問題
  足の趾先を外側に向けて立つ．

# 外閉鎖筋　obturator externus

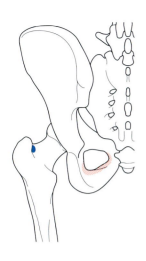

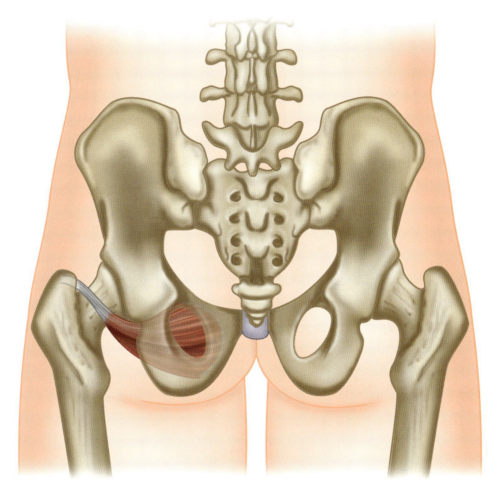

後　面

ラテン語の *obturare* は「妨げること」，*externus* は「外側」の意味．

外閉鎖筋はよく股関節の内転筋群に分類されるが，作用が股関節の他の短い外旋筋群と類似し，かつそれらのそばに位置しているため，本項で説明する．

- 起　始（■で示す）
  恥骨枝，坐骨枝，閉鎖膜の外面

- 停　止（■で示す）
  大腿骨の転子窩

- 作　用
  股関節の外旋．股関節の内転を補助する．

- 支配神経
  閉鎖神経の後枝（L3, 4）

- 外閉鎖筋の主要な機能運動
  例：「軍隊式」で踵を合せて鳴らす．

- 外閉鎖筋を酷使するスポーツ
  水泳（平泳ぎの脚動作），サッカー

- 外閉鎖筋が慢性的に硬くなったり短縮した際の一般的な問題
  足の趾先を外側に向けて立つ．

# 下双子筋　gemellus inferior

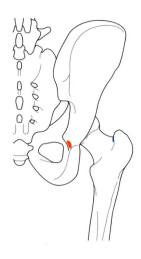

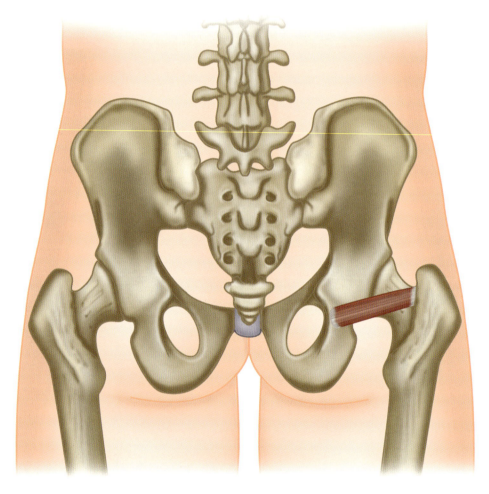

後　面

ラテン語の gemellus は「双子の／二重の」，inferior は「下の」の意味．

- ●起　始（■で示す）
  坐骨結節の上端

- ●停　止（■で示す）
  大腿骨の転子窩，内閉鎖筋の腱

- ●作　用
  股関節の屈曲時の大腿の外転補助と股関節の外旋時の内閉鎖筋の補助

- ●支配神経
  腰仙骨神経叢［L4, 5, S1(2)］の枝である大腿方形筋への神経

- ●下双子筋の主要な機能運動
  例：車から降りる際，脚を最初に踏み出す動作

- ●下双子筋を酷使するスポーツ
  水泳（平泳ぎの脚動作），サッカー

- ●下双子筋が慢性的に硬くなったり短縮した際の一般的な問題
  足の趾先を外側に向けて立つ．

# 上双子筋　gemellus superior

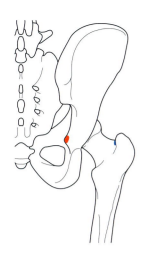

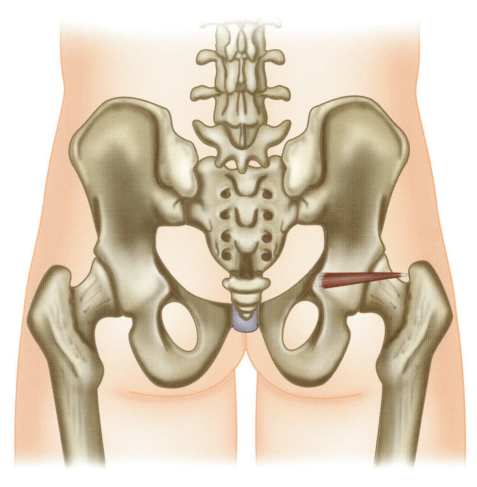

**後　面**

ラテン語の gemellus は「双子の/二重の」，superior は「上の」の意味．

上・下双子筋はともに内閉鎖筋の副筋であり，小坐骨切痕の縁の付加的な起始となる．

- 起　始（■で示す）
  坐骨棘の外面

- 停　止（■で示す）
  内閉鎖筋の腱とともに大腿骨の転子窩

- 作　用
  股関節の外旋および屈曲時の大腿の外転において，内閉鎖筋を補助する．

- 支配神経
  腰神経（L5）と坐骨神経（S1, 2）の枝である内閉鎖筋に対する神経

- 上双子筋の主要な機能運動
  例：車から降りる際，脚を最初に踏み出す動作

- 上双子筋を酷使するスポーツ
  水泳（平泳ぎの脚動作），サッカー

- 上双子筋が慢性的に硬くなったり短縮した際の一般的な問題
  足の趾先を外側に向けて立つ．

# 大腿方形筋　quadratus femoris

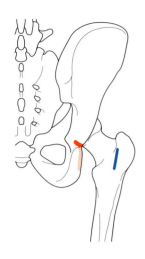

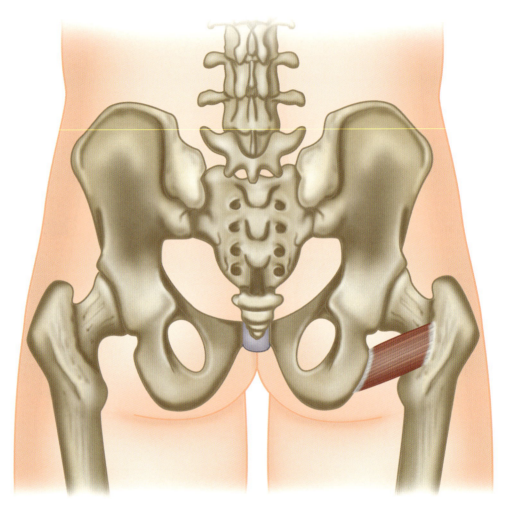

後　面

ラテン語の *quadratus* は「四角の」，*femoris* は「大腿の」の意味．

大腿方形筋は，しばしば上部にある下双子筋と下部にある大内転筋の上部線維束のいずれか（または両方）と合体する．

● 起　始（■で示す）
坐骨結節の外側縁

● 停　止（■で示す）
大腿骨の転子間稜

● 作　用
股関節の外旋

● 支配神経
腰仙骨神経叢［L4, 5, S1(2)］の枝である大腿方形筋への神経．この神経は下双子筋も支配する．

● 大腿方形筋の主要な機能運動
例：車から降りる際，脚を最初に踏み出す動作

● 大腿方形筋を酷使するスポーツ
水泳（平泳ぎの脚動作），サッカー

● 大腿方形筋が慢性的に硬くなったり短縮した際の一般的な問題
足の趾先を外側に向けて立つ．

# 大腿の筋群

大腿の筋群は後部，内側部，前部の3つに大きく分類される．大腿後部は，上肢の肘の屈筋群に相当する大腿屈筋群（ハムストリングス）から成り，大腿内側部は上肢の烏口腕筋に相当する内転筋群から成る．外閉鎖筋もこの筋群に含むことができるが，すでに「股関節の筋群」（p.212）で扱った．大腿前部は大腿四頭筋を構成する4つの筋と縫工筋から成る．この筋群は上肢の上腕三頭筋に相当する．

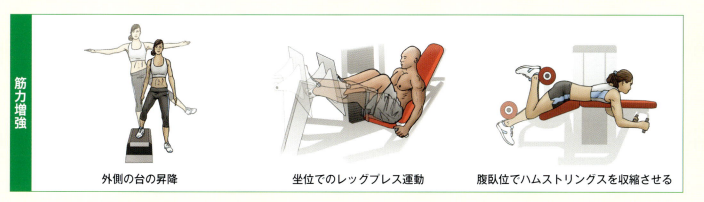

筋力増強

外側の台の昇降　　　坐位でのレッグプレス運動　　　腹臥位でハムストリングスを収縮させる

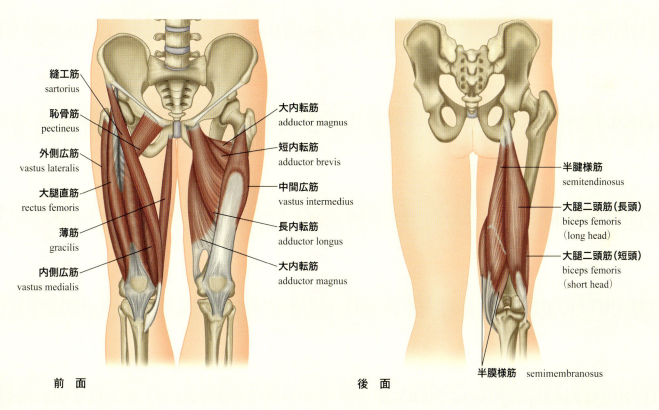

前　面　　　　　　　　　　　後　面

セルフストレッチ

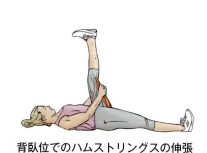 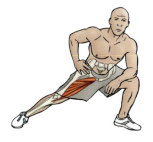 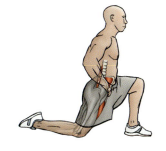

背臥位でのハムストリングスの伸張　　脚を外側に出しての内転筋群の伸張　　片脚立ち位で大腿四頭筋の伸張

# 半腱様筋　semitendinosus

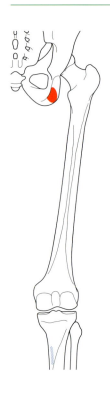

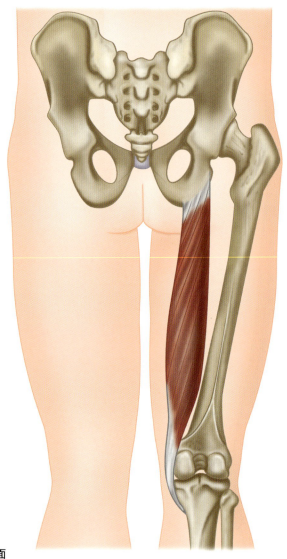

後　面

ラテン語の *semi* は「半分」，*tendinosus* は「腱のような」の意味．

半腱様筋はハムストリングスの中央部に位置する．

● **起　始**（■で示す）
坐骨結節

● **停　止**（■で示す）
脛骨体の上部内側面［訳注：停止腱は鵞足を形成する］

● **作　用**
膝関節の屈曲，および屈曲後の軽度内旋
股関節の伸展

● **支配神経**
坐骨神経の脛骨神経部（L4, 5, S1, 2）からの2本の枝

● **半腱様筋の主要な機能運動**
走行中，脚を前方に突き出す最終段階で減速させて股関節で体幹が屈曲することを防ぐ．

● **半腱様筋を酷使するスポーツ**
例：短距離走，ハードル競走，サッカー（特に後方へのキック），跳躍競技や重量挙げ（ハムストリングスの上部のみ）

● **半腱様筋を痛める運動や外傷**
十分な準備運動をせずに急に筋を伸ばす動作（特に前方へのキックや疾走）

● **半腱様筋が慢性的に硬くなったり短縮した際の一般的な問題**
腰痛，膝関節痛，下肢長差，歩行や走行の際の歩幅制限

# 半膜様筋　semimembranosus

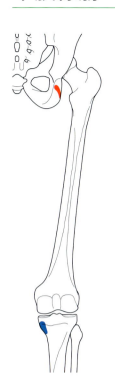
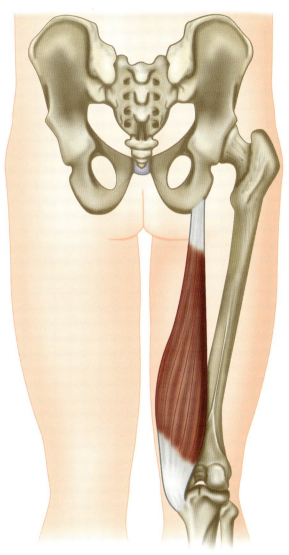

後　面

ラテン語の *semi* は「半分」，*membranosus* は「膜の」の意味．

ハムストリングスの内側部である．半膜様筋の筋腹の大半は半腱様筋と大腿二頭筋長頭より深層にある．

- ●起　始（■で示す）
  坐骨結節

- ●停　止（■で示す）
  脛骨内側顆の後内側面

- ●作　用
  膝関節の屈曲，および屈曲後の軽度内旋．股関節の伸展

- ●支配神経
  坐骨神経の脛骨神経部（L4, 5, S1, 2）からの2本の分枝

- ●半膜様筋の主要な機能運動
  走行中，脚を前方に突き出す最終段階で減速させて股関節で体幹が屈曲することを防ぐ．

- ●半膜様筋を酷使するスポーツ
  例：短距離走，ハードル競走，サッカー（特に後方へのキック），跳躍競技や重量挙げ（ハムストリングスの上部のみ）

- ●半膜様筋を損傷するおそれのある運動や外傷
  十分な準備運動をせずに急に筋を伸ばす動作（特に前方へのキックや疾走）

- ●半膜様筋が慢性的に硬くなったり短縮した際の一般的な問題
  腰痛，膝関節痛，下肢長差，歩行や走行の際の歩幅制限

# 大腿二頭筋　biceps femoris

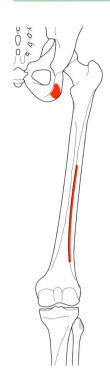

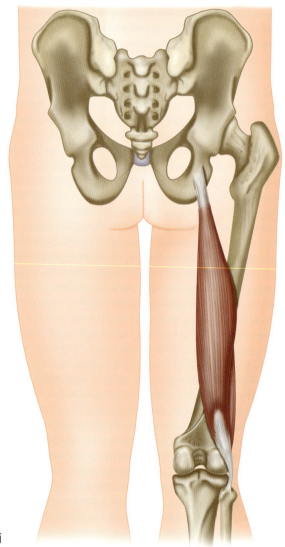

後　面

ラテン語の biceps は「二頭の」，femoris は「大腿の」の意味．

ハムストリングスの外側部である．

- ● 起　始（■で示す）
  - 長頭：坐骨結節，仙結節靱帯
  - 短頭：粗線の外側唇，外側顆上線の上部2/3，外側大腿筋間中隔

- ● 停　止（■で示す）
  - 腓骨頭の外側部．脛骨の外側顆

- ● 作　用
  - 長頭・短頭ともに膝関節を屈曲する（また，屈曲した膝関節を外旋する）．長頭は股関節の伸展もする．

- ● 支配神経
  - 長頭：坐骨神経の脛骨神経部（L5, S1, 2, 3）
  - 短頭：坐骨神経の総腓骨神経部（L5, S1, 2）

- ● 大腿二頭筋の主要な機能運動
  - 走行中，脚を前方に突き出す最終段階で減速させて股関節で体幹が屈曲することを防ぐ．

- ● 大腿二頭筋を酷使するスポーツ
  - 例：短距離走，ハードル競走，サッカー（特に後方へのキック），跳躍競技や重量挙げ（ハムストリングの上部のみ）

- ● 大腿二頭筋を損傷するおそれのある運動や外傷
  - 十分な準備運動をせずに急に筋を伸ばす動作（特に前方へのキックや疾走）

- ● 大腿二頭筋が慢性的に硬くなったり短縮した際の一般的な問題
  - 腰痛，膝関節痛，下肢長差，歩行や走行の際の歩幅制限

# 大内転筋　adductor magnus

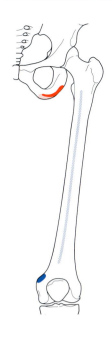

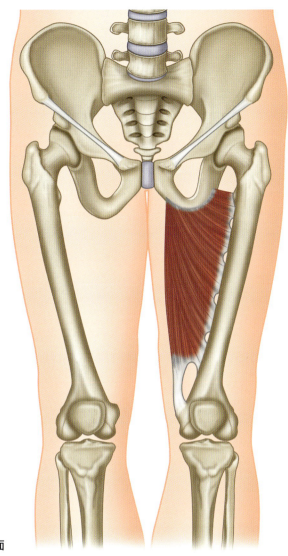

前　面

ラテン語の adducere は「導く」, magnus は「大きい」の意味.

大内転筋は内転筋群の中で最も大きい. 大内転筋の上部線維束はしばしば大腿方形筋の線維束と合体する. 坐骨部（膝腱部）の垂直線維束は形態学的にはハムストリングスに属し, 脛骨神経部（または脛骨神経）に支配される.

● 起　始（■で示す）
恥骨下枝, 坐骨枝（前部線維束）, 坐骨結節（後部線維束）

● 停　止（■で示す）
大腿骨の全長（大腿骨粗線の内側唇）と内転筋結節にいたるまでの内側顆上線

● 作　用
上部線維束は股関節の内転と外旋. 坐骨からの垂直線維束は股関節の軽度伸展を補助する.

● 支配神経
前部（内転部）線維束：閉鎖神経の後枝（L2, **3**, **4**）
後部（膝腱部）線維束：坐骨神経の脛骨神経部（L4, 5, S1）

● 大内転筋の主要な機能運動
車に乗るときや降りるときの第2歩の動作

● 大内転筋を酷使するスポーツ
例：乗馬, 柔道, レスリング, ハードル競走, サッカー（サイドパス）, 水泳（平泳ぎの脚動作）, コート内での通常の駆引き的動作（すなわち交差するステップや横移動）

● 大内転筋を損傷するおそれのある運動や外傷
十分な準備運動をせずに素早く横移動をしたり高い位置のサイドキックをする動作

● 大内転筋が慢性的に硬くなったり短縮した際の一般的な問題
鼠径部を引っ張る（内転筋群は女性より男性のほうがより硬くなる傾向がある）.

# 短内転筋　adductor brevis

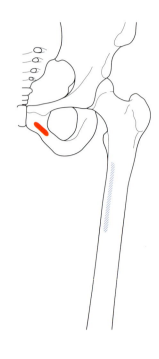

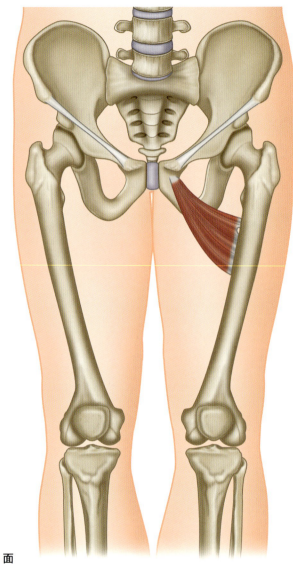

前　面

ラテン語の adducere は「導く」，brevis は「短い」の意味．

短内転筋は大内転筋の前方にある．

● 起　始（■で示す）
　恥骨下枝の外面

● 停　止（■で示す）
　恥骨筋線の下部 2/3 と大腿骨粗線の内側唇上半部

● 作　用
　股関節の内転，股関節における伸展した大腿骨の屈曲，股関節における屈曲した大腿骨の伸展，股関節の外旋を補助する．

● 支配神経
　閉鎖神経の前枝（L2-4）．時に閉鎖神経の後枝からの枝を受けることもある．

● 短内転筋の主要な機能運動
　車に乗るときや降りるときの第 2 歩の動作

● 短内転筋を酷使するスポーツ
　例：乗馬，柔道，レスリング，ハードル競走，サッカー（サイドパス），水泳（平泳ぎの脚運動），コート内での通常の駆引き動作（すなわち交差するステップや横移動）

● 短内転筋を損傷するおそれのある運動や外傷
　十分な準備運動をせずに素早く横移動をしたり，高い位置のサイドキックをする動作

● 短内転筋が慢性的に硬くなったり短縮した際の一般的な問題
　鼠径部を引っ張る（内転筋群は女性より男性のほうがより硬くなる傾向がある）．

# 長内転筋　adductor longus

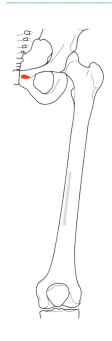

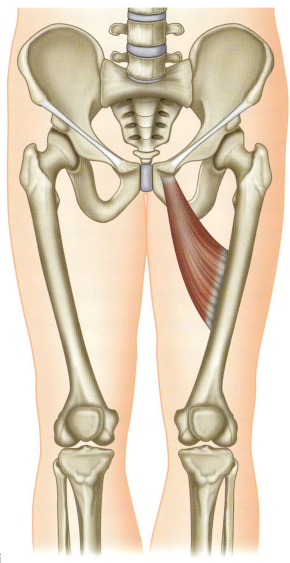

前　面

ラテン語の *adducere* は「導く」，*longus* は「長い」の意味．

長内転筋は3つの内転筋のうち最も前方にある．その上部線維束の外側縁は大腿三角の内側縁を形成する（縫工筋は外側縁を形成し，鼠径靱帯は上縁を形成する）．

- ●起　始（■で示す）
  恥骨結合と恥骨稜の連結部の恥骨前面

- ●停　止（■で示す）
  粗線内側唇の中部1/3

- ●作　用
  股関節の内転，股関節における伸展した大腿骨の屈曲，股関節における屈曲した大腿骨の伸展，股関節の外旋を補助する．

- ●支配神経
  閉鎖神経の前枝（L2, 3, 4）

- ●長内転筋の主要な機能運動
  車に乗るときや降りるときの第2歩の動作

- ●長内転筋を酷使するスポーツ
  例：乗馬，柔道，レスリング，ハードル競走，サッカー（サイドパス），水泳（平泳ぎの脚運動），コート内での通常の駆引き動作（すなわち交差するステップや横移動）

- ●長内転筋を損傷するおそれのある運動や外傷
  十分な準備運動をせずに素早く横移動をしたり高い位置のサイドキックをする動作

- ●長内転筋が慢性的に硬くなったり短縮した際の一般的な問題
  鼠径部を引っ張る（内転筋群は女性より男性のほうがより硬くなる傾向がある）．

# 薄筋 はっ gracilis

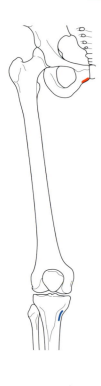

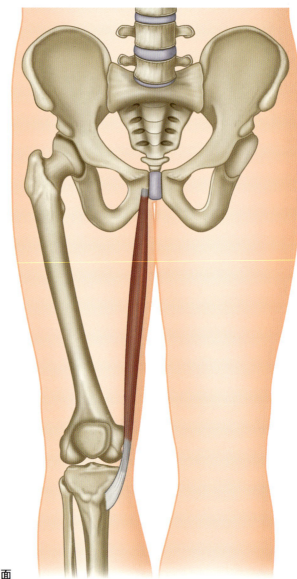

前　面

ラテン語の *gracilis* は「細い」，「繊細」の意味．

薄筋は半膜様筋の前方にあり，大腿の内側を下行する．

- 起　始（■で示す）
  恥骨結合の下半部と恥骨下枝

- 停　止（■で示す）
  脛骨体上部の内側面［訳注：停止腱は鵞足(がそく)を形成する．］

- 作　用
  股関節の内転，膝関節の屈曲，および膝関節の屈曲時に膝関節を内旋する．

- 支配神経
  閉鎖神経の前枝（L2, 3, 4）

- 薄筋の主要な機能運動
  例：両膝をそろえて正座する動作

- 薄筋を酷使するスポーツ
  乗馬，ハードル競走，サッカー

- 薄筋を損傷するおそれのある運動や外傷
  十分な準備運動をせずに素早く横移動をしたり高い位置のサイドキックをする動作

- 薄筋が慢性的に硬くなったり短縮した際の一般的な問題
  鼠径部を引っ張る（内転筋群は女性より男性のほうがより硬くなる傾向がある）．

# 恥骨筋 pectineus

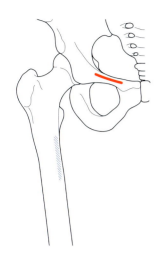

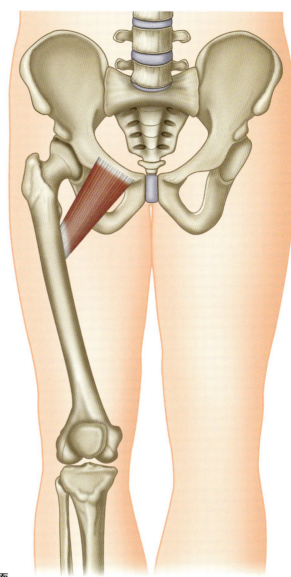

前　面

ラテン語の *pecten* は「櫛」，*pectinatus* は「櫛状の」の意味．

恥骨筋は大腰筋と長内転筋の間にはさまれる．

- ●起　始（■で示す）
  恥骨結節と腸恥隆起の間の恥骨櫛

- ●停　止（■で示す）
  小転子から大腿骨の粗線内側唇までの恥骨筋線

- ●作　用
  股関節の内転と屈曲

- ●支配神経
  大腿神経（L2, 3, 4）．時折，閉鎖神経（L3）からの付加的な枝を受けることもある．

- ●恥骨筋の主要な機能運動
  例：直線上を歩く動作

- ●恥骨筋を酷使するスポーツ
  例：乗馬，ラグビー，短距離走（歩幅を最大化する動作），蹴る競技（たとえばサッカーにおいて蹴る力を最大にする動作）

- ●恥骨筋を損傷するおそれのある運動や外傷
  十分な準備運動をせずに素早く横移動をしたり，高い位置のサイドキックをする動作

- ●恥骨筋が慢性的に硬くなったり短縮した際の一般的な問題
  鼠径部を引っ張る（内転筋群は女性より男性のほうがより硬くなる傾向がある）．

# 縫工筋 sartorius

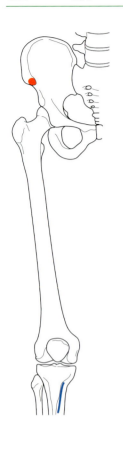

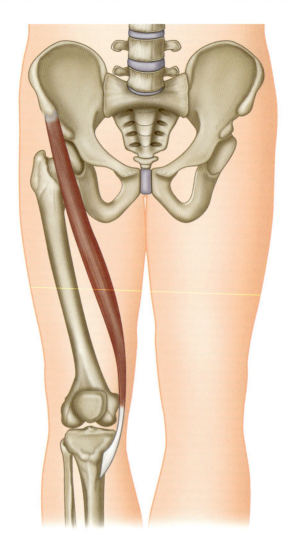

前　面

ラテン語の *sartor* は「裁縫師」の意味.

縫工筋は大腿前部の最も表層に位置する人体で1番長いひも状の筋である．この筋の上部1/3の内側縁は大腿三角の外側縁を形成する（長内転筋は内側縁を形成し，鼠径靱帯は上縁を形成する）．縫工筋の働きは，裁縫師を意味し，その作用は裁縫師が坐位であぐらをかくように下肢を組むことである（ここにラテン語の名前が由来する）．

- ● 起　始（■で示す）
  上前腸骨棘とその直下の部位

- ● 停　止（■で示す）
  脛骨前縁近傍の脛骨上部の内側面［訳注：停止腱は鵞足を形成する．］

- ● 作　用
  股関節の屈曲（歩行中や走行中に下肢を前方に突き出すことを補助する）．股関節の外旋と外転．膝関節屈曲．膝関節屈曲後に脛骨の内旋を補助する．これらの作用は，踵を対側の膝の上にのせる動作であるとまとめることができる．

- ● 支配神経
  大腿神経の2本の枝［L2, 3, (4)］

- ● 縫工筋の主要な機能運動
  例：あぐらをかく動作

- ● 縫工筋を酷使するスポーツ
  例：バレエ，スケート，サッカー

- ● 縫工筋を損傷するおそれのある運動や外傷
  あぐらをかいた状態または蓮華座でヨガエクササイズをやり過ぎること（まず膝が損傷するおそれがある）．

- ● 縫工筋が慢性的に硬くなったり短縮した際の一般的な問題
  膝の内側部に痛みや損傷が生じる．

# 大腿直筋　rectus femoris

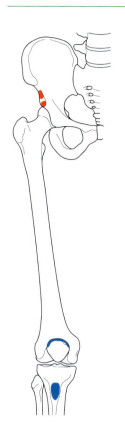

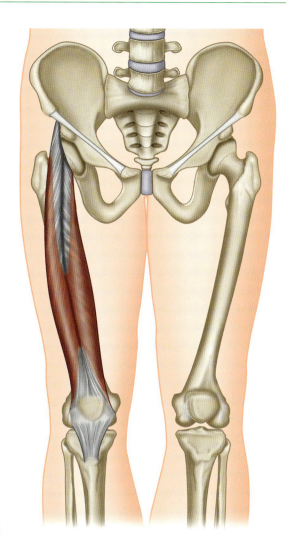

前　面

ラテン語の *rectus* は「まっすぐな」，*femoris* は「大腿の」の意味．

大腿直筋は，内側広筋，中間広筋，外側広筋も含む大腿四頭筋の1つである．この紡錘形の羽状筋は2つの筋頭をもつ：反転頭は四足歩行の動物のこの筋の牽引線上にあるが，直頭は直立姿勢の結果，人類において発達したものと思われる．

● 起　始（■で示す）
　直頭（前頭）：下前腸骨棘
　反転頭（後頭）：寛骨臼直上の上溝

● 停　止（■で示す）
　膝蓋骨と，膝蓋靱帯を介して脛骨粗面

● 作　用
　膝関節の伸展と股関節の屈曲（特にボールを蹴るときなどの連携作用）．大腿に対する体幹の屈曲時に腸腰筋の補助をする．歩行中に踵が地面に着いた際，膝関節が屈曲するのを防ぐ．

● 支配神経
　大腿神経（L2, 3, 4）

● 大腿直筋の主要な機能運動
　例：階段を上る動作，サイクリング

● 大腿直筋を酷使するスポーツ
　例：全力疾走（走行中の足趾の蹴り出し期，膝関節の安定化），スキー，すべての跳躍競技，蹴るスポーツ（サッカー，空手など），重量挙げ

● 大腿直筋が慢性的に硬くなったり短縮した際の一般的な問題
　腰痛．特に大腿直筋が硬くなり筋力が低下した場合には膝関節痛や膝関節の動揺が生じる．

# 外側広筋　vastus lateralis

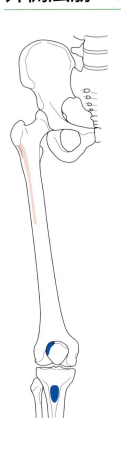
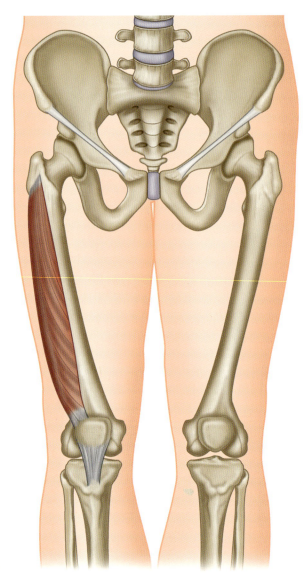

前　面

ラテン語の vastus は「広い」，lateralis は「外側に関係する」の意味．

大腿四頭筋の一部である．大腿四頭筋は坐位から立ち上がるときや，歩行中やロッククライミングの際に膝を伸展する．広筋群は座る動作をコントロールする働きをもつグループである．

- ●起　始（■で示す）
  転子間線の近位部，大転子の前下端，殿筋粗面，大腿骨粗線の外側唇上半部

- ●停　止（■で示す）
  膝蓋骨の外側縁と，膝蓋靱帯を介して脛骨粗面

- ●作　用
  膝関節の伸展．歩行中に踵が地面に着いた際，膝関節が屈曲するのを防ぐ．

- ●支配神経
  大腿神経（L2, 3, 4）

- ●外側広筋の主要な機能運動
  例：階段を上る動作，サイクリング

- ●外側広筋を酷使するスポーツ
  例：全力疾走（走行中の足趾の蹴り出し期，膝関節の安定化），スキー，すべての跳躍競技，蹴るスポーツ（サッカー，空手など），重量挙げ

- ●外側広筋が慢性的に硬くなったり短縮した際の一般的な問題
  腰痛．特に大腿直筋が硬くなり筋力が低下した場合には膝関節痛や膝関節の動揺が生じる．

# 内側広筋　vastus medialis

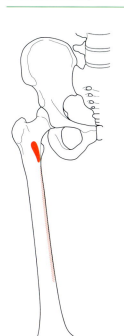

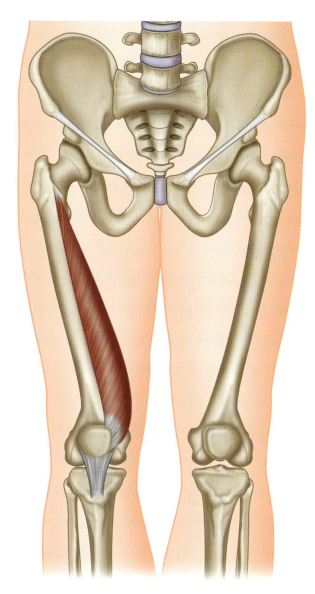

前　面

ラテン語の *vastus* は「広い」，*medialis* は「内側に関係する」の意味．

大腿四頭筋の一部である．内側広筋は外側広筋より大きくて分厚い．

● 起　始（■で示す）
転子間線の遠位 1/2，粗線の内側唇，内側顆上線，内側大腿筋間中隔

● 停　止（■で示す）
膝蓋骨の内側縁と，膝蓋靱帯を介して脛骨粗面，脛骨の内側顆

● 作　用
膝関節の伸展，歩行中に踵が地面に着いた際，膝関節が屈曲するのを防ぐ．

● 支配神経
大腿神経（L2, 3, 4）

● 内側広筋の主要な機能運動
例：階段を上る動作，サイクリング

● 内側広筋を酷使するスポーツ
例：全力疾走（走行中の足趾の蹴り出し期，膝関節の安定化），スキー，すべての跳躍競技，蹴るスポーツ（サッカー，空手など），重量挙げ

● 内側広筋が慢性的に硬くなったり短縮した際の一般的な問題
腰痛，特に大腿直筋が硬くなり筋力が低下した場合には膝関節痛や膝関節の動揺が生じる．

# 中間広筋　vastus intermedius

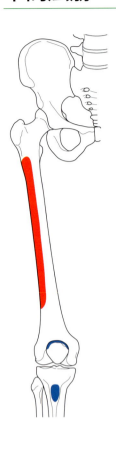

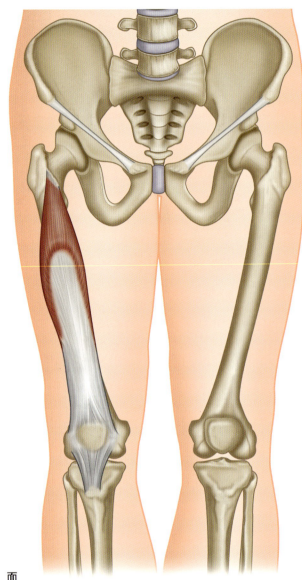

前　面

ラテン語の *vastus* は「広い」, *intermedius* は「中間の」の意味.

中間広筋は大腿四頭筋の中で最も深層にある．中間広筋は前表面に腱膜を有し，この浅層に横たわる大腿直筋との間で滑走運動を可能にする．

● 起　始（■で示す）
大腿骨体の上部2/3の前外側面，粗線内側唇の下半部，外側大腿筋間中隔，外側顆上線の上部

● 停　止（■で示す）
大腿四頭筋腱の深側面，膝蓋靱帯を介して脛骨粗面

● 作　用
膝関節の伸展，歩行中に踵が地面に着いた際，膝関節が屈曲するのを防ぐ．

● 支配神経
大腿神経（L2, 3, 4）

● 中間広筋の主要な機能運動
例：階段を上る動作，サイクリング

● 中間広筋を酷使するスポーツ
例：全力疾走（走行中の足趾の蹴り出し期，膝関節の安定化），スキー，すべての跳躍競技，蹴るスポーツ（サッカー，空手など），重量挙げ

● 中間広筋が慢性的に硬くなったり短縮した際の一般的な問題
腰痛，特に大腿直筋が硬くなり筋力が低下した場合には膝関節痛や膝関節の動揺が生じる．

# 9 下腿と足部の筋群

　下腿前部の筋群は，膝関節直下の脛骨上部から起始し，脛骨の前面を下行して足関節を超える．下腿前部の筋群の主要な働きは足関節の背屈・内がえし・足趾の伸展である．

　**前脛骨筋**は脛骨の外側顆から起始し，内側楔状骨の内側面と足底面に停止する．前脛骨筋は足関節の背屈と内がえしを担い，走行中は「つま先を上げる」ために常に働く．脛骨前面の痛みは誤ったフォームや酷使による前脛骨筋およびその腱の炎症により生じる．

　**長母趾伸筋**と**長趾伸筋**は足趾の主要な伸筋である．これらの腱は足首の前方から足背部を走行し，足趾に停止する．これらの筋は足関節を背屈させ，足底筋に拮抗した作用をする．そのため腓腹筋が硬くなった際や限界を超えて働いたとき，長母指伸筋や長趾伸筋腱の炎症が生じる．

　**第三腓骨筋**，**長腓骨筋**，**短腓骨筋**は下腿の外側部を形成する．これらの筋はすべて足関節の外がえし（回内）に作用する．また，後者の2筋は足関節底屈筋としても作用するほか，足関節の外がえし筋としても働き，内反の防止と足関節捻挫に対して保護作用ももつ．長腓骨筋の停止腱は足部の横アーチと外側縦アーチの維持に働く．

　ふくらはぎの筋群は下腿と大腿骨下部の後部に位置する．それらは膝関節の直上に位置する大腿骨内側上顆と外側上顆から起始し，踵の骨（踵骨）に停止する．ふくらはぎの筋群の主な作用は足関節の底屈と膝関節の屈曲である．

　浅層の**腓腹筋**は，2つの筋頭をもち，膝関節と足関節の2つの関節をまたぐ．また腓腹筋は，ヒラメ筋と足底筋を含む下腿三頭筋 triceps surae として知られる複合筋の一部である［訳注：足底筋を下腿三頭筋に含めない場合が多い］．下腿三頭筋はふくらはぎの隆起した輪郭を形成する．腓腹筋は分厚いヒラメ筋と比較するとかなり薄い筋である．足関節の底屈に加え，腓腹筋は膝関節の屈曲を補助して歩行や走行の主な駆動力となる．たとえば激しい短距離走では，腓腹筋の筋腹との連結部でのアキレス腱の断裂を起こすおそれがあるため，運動前に筋をよく伸張しておく必要がある．

　**足底筋**は小さな筋で，足関節の弱い底屈筋であるが，アキレス腱の張力の調整と神経学的な評価に重要な役割を果たしている．足底筋の長くて細い腱（人体で最も長い腱）は前腕の長掌筋の腱に相当する．足底筋は大きな底屈筋の遺物であると考えられていることは興味深い．

　下腿三頭筋の1つである**ヒラメ筋**は，魚に似た形状からそうよばれる．これは解剖学的命名が，機能に関係がない良い例である．この場合，筋が魚に似ているという理由で単純に命名されている．ヒラメ筋は腓腹筋の深層にあるが，その内側と外側の線維束は下腿の側面をひろげ腓腹筋より遠位までひろがる．ヒラメ筋は足関節の強力な底屈作用をもつ．ヒールを履き続けると，ヒラメ筋の短縮の原因となり，前傾姿勢を引き起こす．

　**膝窩筋**は，膝の後面に位置する膝窩の遠位部の底を構成する薄くて平らな三角形状の筋である．この筋は上方では大腿骨の外側上顆への強力な腱の付着によって，大腿骨と連続する．この筋はまた，下方では関節包，特に外側半月にも連続しており，さらに弓状膝窩靭帯を介して腓骨頭とヒラメ筋線上の脛骨上部の内側2/3に連絡することは興味深い．

　**長趾屈筋**，**長母趾屈筋**，**後脛骨筋**は下腿の深部後区画を構成する．これらの3筋のうちで後脛骨筋は最も深部にある筋であり，足のアーチの維持を補助する．長母趾屈筋は足の内側縦アーチの維持を補助する．一方，長趾屈筋は第2〜5趾の屈曲と足関節の底屈，内がえしをする．

　足部と足関節は，足を制御する多数の小さな筋群から成る．関節の構造とあいまって，この部位の筋群は足部と足関節の底屈，背屈，内転，外転，回旋の広い可動域を可能にする．

　足底には4層の筋群がある．第1層は最も下方（すなわち最浅層，起立時地面に最も近い）にあり，**母趾外転筋**，**短趾屈筋**，**小趾外転筋**から成る．小趾外転筋は足底の外側縁を構成する．第2層は長母趾屈筋と長趾屈筋の腱とともに，**虫様筋**と**足底方形筋**から成る．第3層は**短母趾屈筋**，

母趾内転筋，短小趾屈筋から成る．第4層は足底の筋群の中で最深層（すなわち最も上方）の筋群である．これらは後脛骨筋と長腓骨筋の腱とともに，4つの筋群から成る**背側骨間筋**と3つの筋群から成る**底側骨間筋**から成る．足側には**短趾伸筋**がある．

注意する価値がある構造は踵とつま先をつなぐ強い線維性組織である足底筋膜である．これは足底腱膜 *plantar aponeurosis* ともよばれる．特に硬いふくらはぎによって繰り返しの足関節の動きが制限されるとき，踵への付着部において足底筋膜に炎症が起こりうる．特定の動的なストレッチはこの問題を軽減する可能性がある．

# 下腿の筋群

下腿は3つの筋群から成る：1) 前部にある伸筋(背屈筋)群，2) 外側部にある腓骨筋群，3) 後部にある屈筋(底屈筋)群．

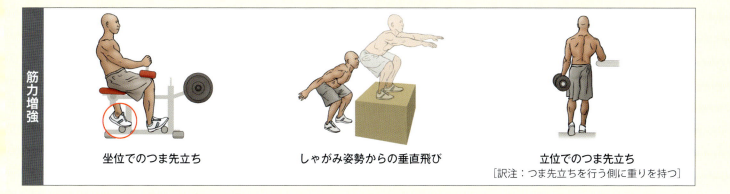

筋力増強

坐位でのつま先立ち　　　しゃがみ姿勢からの垂直飛び　　　立位でのつま先立ち
［訳注：つま先立ちを行う側に重りを持つ］

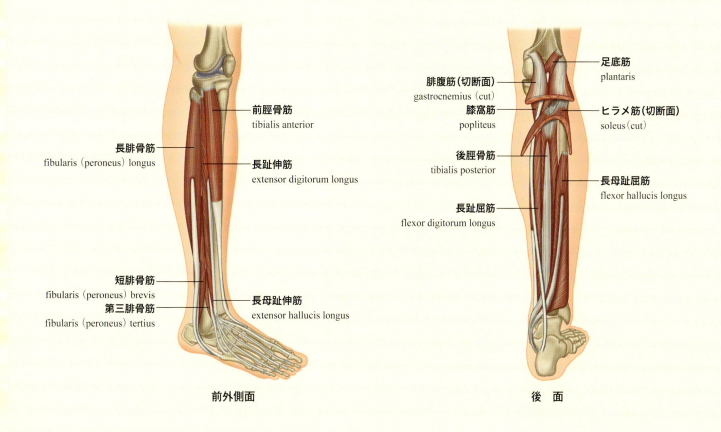

前外側面　　　　　　　　　　　　　　　　後面

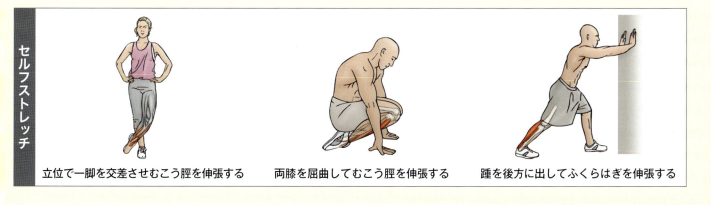

セルフストレッチ

立位で一脚を交差させむこう脛を伸張する　両膝を屈曲してむこう脛を伸張する　踵を後方に出してふくらはぎを伸張する

235

# 前脛骨筋　tibialis anterior

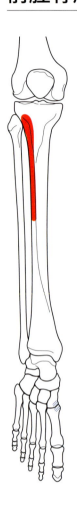
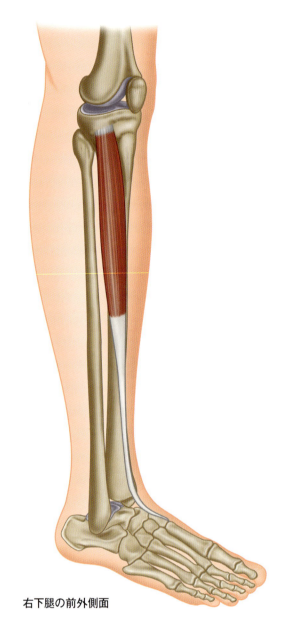

右下腿の前外側面

ラテン語の *tibialis* は「脛に関係する」，*anterior* は「前方」の意味．

［訳注：前脛骨筋の横断面は三角形状である．］

● 起　始（■で示す）
　脛骨の外側顆，脛骨上半部の外側面，下腿骨間膜

● 停　止（■で示す）
　内側楔状骨の内側面と足底面，第1中足骨底

● 作　用
　足関節の背屈と足の内がえし

● 支配神経
　深腓骨神経（L4, 5, S1）

● 前脛骨筋の主要な機能運動
　例：歩行と走行（踵の接地後，前足部が地面にたたきつけられるのを防ぐのに役立つ．また下肢を前方に運ぶ際に足が地面にぶつからないように持ち上げる．）

● 前脛骨筋を酷使するスポーツ
　例：山歩き（トレッキング），登山，走行，平泳ぎ，サイクリング（ペダルを上げるとき）

● 前脛骨筋を損傷するおそれのある運動や外傷
　硬い地面での過度な跳躍動作

# 長趾伸筋　extensor digitorum longus

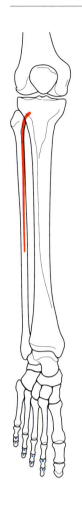
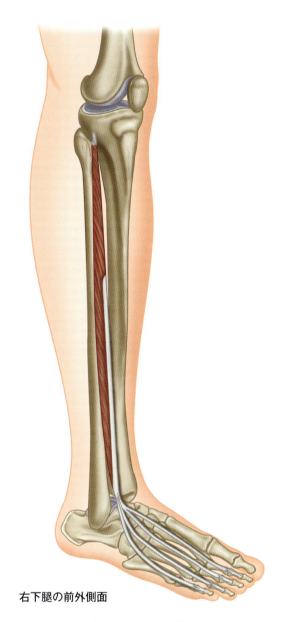

右下腿の前外側面

ラテン語の *extendere* は「伸展」，*digitorum* は「つま先/趾の」，*longus* は「長い」の意味．

この筋は，手の伸筋腱と同様に足の基節骨の背側面で趾背腱膜を形成する．趾背腱膜には虫様筋と短趾伸筋の腱が加わるが，骨間筋の腱は加わらない．

● 起　始（■で示す）
　脛骨外側顆，腓骨の上部2/3の前面，下腿骨間膜の上部

● 停　止（■で示す）
　外側の4趾（第2〜5趾）の背側面に沿って走行し，それぞれの腱は分かれて中節骨底と末節骨底に停止する．

● 作　用
　中足趾節（MTP）関節において足趾を伸展する．趾節間（IP）関節の伸展を補助する．足関節の外がえしと背屈を補助する．

● 支配神経
　深腓骨神経（L4, 5, S1）

● 長趾伸筋の主要な機能運動
　例：階段を上る動作（趾先が段差を超えることを可能にする．）

● 長趾伸筋を酷使するスポーツ
　例：山歩き（トレッキング），登山，走行，平泳ぎ，サイクリング（ペダルを上げるとき）

● 長趾伸筋を損傷するおそれのある運動や外傷
　腱は圧迫されると簡単に損傷する（例：つま先を踏まれた場合）．

# 第三腓骨筋　fibularis（peroneus）tertius

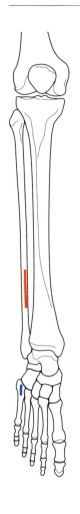

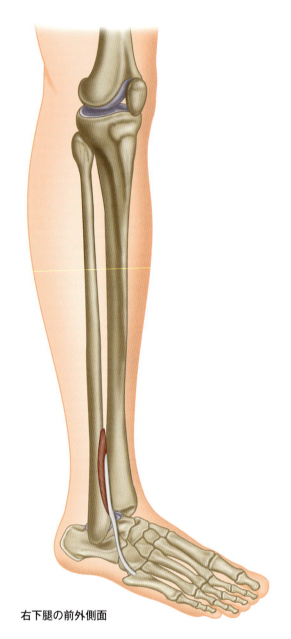

**右下腿の前外側面**

ラテン語の *fibula* は「ピン/バックル」，*tertius* は「3 番目の」，ギリシャ語の *perone* は「ピン/バックル」の意味．

第三腓骨筋は部分的に分離した長趾伸筋の下外側部である．

- ●起　始（■で示す）
  腓骨の下部1/3と下腿骨間膜

- ●停　止（■で示す）
  第5中足骨底の背側面

- ●作　用
  足関節の背屈，足関節の外がえし

- ●支配神経
  深腓骨神経（L4, 5, S1）

- ●第三腓骨筋の主要な機能運動
  例：歩行，走行

- ●第三腓骨筋を酷使するスポーツ
  例：走行，サッカー，跳躍

- ●第三腓骨筋を損傷するおそれのある運動や外傷
  足関節の強制的な内がえし（すなわち足関節外側部の過伸張）は，足関節に慢性的な不安定さを引き起こすおそれがある．

# 長母趾伸筋　extensor hallucis longus

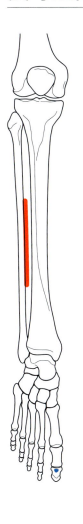
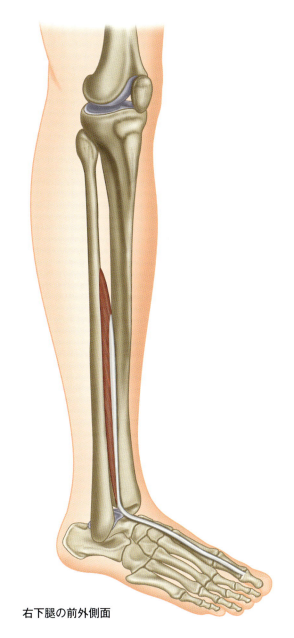

右下腿の前外側面

ラテン語の *extendere* は「伸展」，*hallucis* は「母趾の」，*longus* は「長い」の意味．

長母趾伸筋は前脛骨筋と長趾伸筋の間で，かつ深部に位置する．

● 起　始（■で示す）
腓骨の中部 1/2 の前面と隣接する下腿骨間膜

● 停　止（■で示す）
母趾の末節骨底

● 作　用
母趾のすべての関節の伸展，足関節の背屈，足関節の内がえしの補助

● 支配神経
深腓骨神経（L4, 5, S1）

● 長母趾伸筋の主要な機能運動
例：階段を上る動作（母趾が段差を超えることを可能にする）

● 長母趾伸筋を酷使するスポーツ
例：山歩き（トレッキング），登山，平泳ぎ，サイクリング（ペダルを上げるとき）

● 長母趾伸筋を損傷するおそれのある運動や外傷
腱は圧迫されると簡単に損傷する（例：つま先を踏まれた場合）．

# 長腓骨筋　fibularis（peroneus）longus

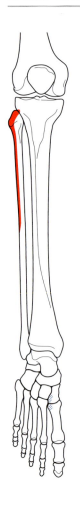
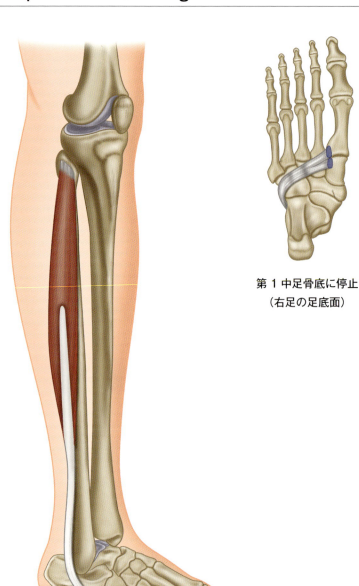

第1中足骨底に停止
（右足の足底面）

右下腿の前外側面

ラテン語の *fibula* は「ピン/バックル」，*longus* は「長い」，ギリシャ語の *perone* は「ピン/バックル」の意味．

長腓骨筋の停止腱の走行は足の横アーチと外側縦アーチの維持を補助する．

- **起　始**（■で示す）
  腓骨の上部2/3の外側面，脛骨の外側顆

- **停　止**（■で示す）
  内側楔状骨の外側，第1中足骨底

- **作　用**
  足関節の外がえし，足関節底屈の補助

- **支配神経**
  浅腓骨神経（L4, 5, S1）

- **長腓骨筋の主要な機能運動**
  例：凸凹のある地面を歩行する動作

- **長腓骨筋を酷使するスポーツ**
  例：走行，サッカー，跳躍

- **長腓骨筋を損傷するおそれのある運動や外傷**
  足関節の強制的な内がえし（すなわち足関節外側部の過伸張）は，足関節に慢性的な不安定さを引き起こすおそれがある．

# 短腓骨筋　fibularis（peroneus）brevis

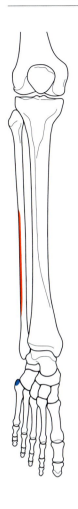
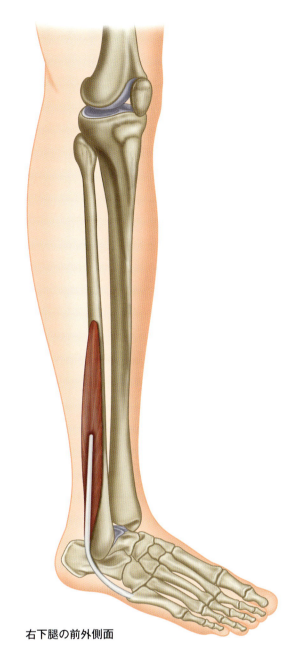

右下腿の前外側面

ラテン語の *fibula* は「ピン/バックル」，*brevis* は「短い」，ギリシャ語の *perone* は「ピン/バックル」の意味．

短腓骨筋の一片は長趾伸筋の小趾腱にしばしば加わり，小趾腓骨筋 *peroneus digiti minimi* とよばれる．

- ●起　始（■で示す）
  腓骨の下部2/3の外側面，隣接する前下腿筋間中隔

- ●停　止（■で示す）
  第5中足骨底の外側部

- ●作　用
  足関節の外がえし，足関節底屈の補助

- ●支配神経
  浅腓骨神経（L4, 5, S1）

- ●短腓骨筋の主要な機能運動
  例：凸凹のある地面を歩行する動作

- ●短腓骨筋を酷使するスポーツ
  例：走行，サッカー，跳躍

- ●短腓骨筋を損傷するおそれのある運動や外傷
  足関節の強制的な内がえし（すなわち足関節外側部の過伸張）は足関節に慢性的な不安定さを引き起こすおそれがある．

# 腓腹筋 gastrocnemius

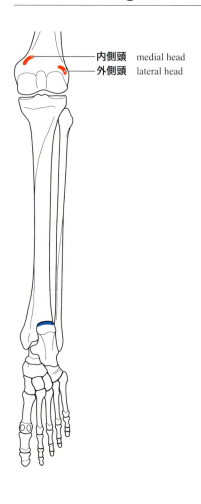
内側頭 medial head
外側頭 lateral head

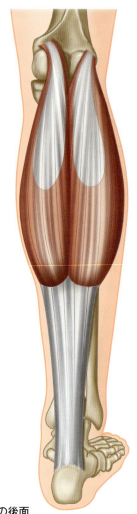
右下腿の後面

ギリシャ語の *gaster* は「腹」，*kneme* は「下腿」の意味．

腓腹筋は，ヒラメ筋と足底筋とともに下腿三頭筋 *triceps surae* として知られる複合筋の一部である［訳注：足底筋を下腿三頭筋に含めない場合が多い］．下腿三頭筋はふくらはぎの突き出た輪郭を形作る．膝関節の後方にあり菱形状を成す膝窩 *popliteal fossa* の下部は腓腹筋と足底筋の筋腹，上外側部は大腿二頭筋腱，上内側部は半膜様筋と半腱様筋の腱によって構成されている．

● 起　始（■で示す）
内側頭：大腿骨内側顆より上部の大腿骨膝窩面［訳注：内側上顆］
外側頭：大腿骨外側顆と大腿骨後面［訳注：外側上顆］

● 停　止（■で示す）
踵骨の後面（腓腹筋とヒラメ筋の腱が合体してアキレス腱となる）

● 作　用
足関節の底屈，膝関節の屈曲の補助
腓腹筋は歩行や走行の主要な推進力である．

● 支配神経
脛骨神経（S1, 2）

● 腓腹筋の主要な機能運動
例：つま先立ち動作

● 腓腹筋を酷使するスポーツ
例：走行や跳躍が求められるほとんどの競技（特に短距離走，走り高跳び，走り幅跳び，バレーボール，バスケットボール），バレエ，水泳競技のスタート時の蹴り，トランポリン

● 腓腹筋を損傷するおそれのある運動や外傷
急激な跳躍動作，あるいは跳躍したときの下手な着地動作はアキレス腱と筋腹の移行部でアキレス腱を断裂させるおそれがある．

● 腓腹筋が慢性的に硬くなったり短縮した際の一般的な問題
ハイヒールを履き続けると腓腹筋が短縮する傾向があり，姿勢が悪くなる．

# 足底筋 plantaris

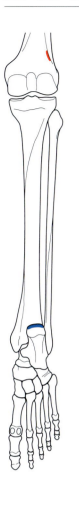
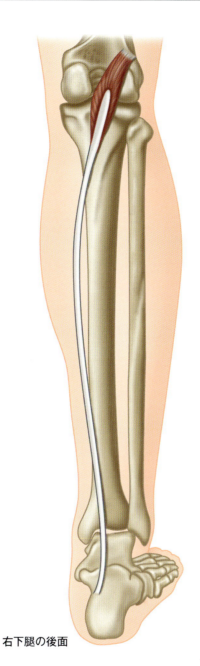

右下腿の後面

ラテン語の *plantaris* は「足底に関係する」の意味．

下腿三頭筋の一部［訳注：足底筋を下腿三頭筋に含めない場合が多い］．足底筋の長くて細い腱は前腕の長掌筋の腱に相当する．

● 起　始（■で示す）
大腿骨の外側顆上稜の下部とその膝窩面に隣接する部位．膝関節の斜膝窩靱帯

● 停　止（■で示す）
踵骨の後面（時にアキレス腱の内側面）

● 作　用
足関節の底屈，膝関節をわずかに屈曲させる．

● 支配神経
脛骨神経［L4, 5, S1, (2)］

● 足底筋の主要な機能運動
例：つま先立ち動作

# ヒラメ筋　soleus

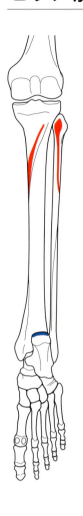
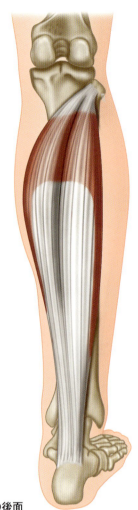

**右下腿の後面**

ラテン語の *solea* は「革の靴底, サンダル, シタビラメ（魚）」の意味.

ヒラメ筋は下腿三頭筋の一部であり, 名前はその形状に由来する. ヒラメ筋と腓腹筋の腱であるアキレス腱は体で最も太く, 最も強い腱である.

- **起　始（■で示す）**
  腓骨頭の後面と腓骨体の上部1/3の後面. ヒラメ筋線と脛骨の中央1/3の内側縁. 脛骨と腓骨間の腱弓（ヒラメ筋腱弓）

- **停　止（■で示す）**
  腓腹筋の腱とともにアキレス腱を介して踵骨後面

- **作　用**
  足関節の底屈. ヒラメ筋は立位時常に活動し足関節に作用することで, 体が前方に倒れることを防ぐ（すなわち床反力に拮抗して働く）. したがって, 直立姿勢の維持に関与する.

- **支配神経**
  脛骨神経（L5, S1, 2）

- **ヒラメ筋の主要な機能運動**
  例：つま先立ち動作

- **ヒラメ筋を酷使するスポーツ**
  例：走行や跳躍が求められるほとんどの競技（特に短距離走, 走り高跳び, 走り幅跳び, バレーボール, バスケットボール）, バレエ, 水泳競技のスタート時の蹴り, トランポリン

- **ヒラメ筋を損傷するおそれのある運動や外傷**
  急激な跳躍動作, あるいは跳躍したときの下手な着地動作はアキレス腱と筋腹の移行部でアキレス腱を断裂させるおそれがある.

- **ヒラメ筋が慢性的に硬くなったり短縮した際の一般的な問題**
  アキレス腱やふくらはぎに硬化や痛みが生じる（通常は腓腹筋よりもヒラメ筋の問題が多い）. ハイヒールを常に履いていると, ヒラメ筋が短縮する傾向があり, 姿勢が悪くなる.

# 膝窩筋 popliteus

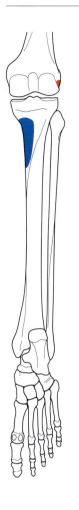
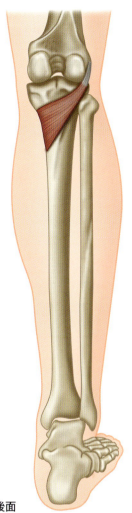

**右下腿の後面**

ラテン語の *poples* は「膝の後ろ側」の意味．

膝窩筋の起始腱は膝関節包の外面に接している．

- **起　始**（■で示す）
  大腿骨の外側顆の外側面，膝関節の斜膝窩靱帯

- **停　止**（■で示す）
  脛骨の上部後面（ヒラメ筋線の上方）

- **作　用**
  足が地面に着いているとき，脛骨の上で大腿骨を外旋する．足に体重がかかっていないとき，大腿骨に対して脛骨を内旋する．膝関節の屈曲を補助する（膝窩筋は伸展した膝関節に対する"解錠"作用により膝関節の屈曲を開始させる）．膝関節の後方の靱帯を補強する．

- **支配神経**
  脛骨神経（L4, 5, S1）

- **膝窩筋の主要な機能運動**
  例：歩行

- **膝窩筋を酷使するスポーツ**
  歩行と走行を含む動きのすべて

- **膝窩筋を損傷するおそれのある運動や外傷**
  十分な準備運動なしの高い蹴り

- **膝窩筋が慢性的に硬くなったり短縮した際の一般的な問題**
  膝関節を十分に伸展できないことにより膝関節痛やその損傷を引き起こすおそれがある．

# 長趾屈筋　flexor digitorum longus

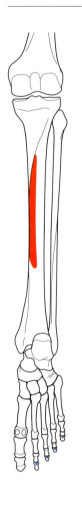

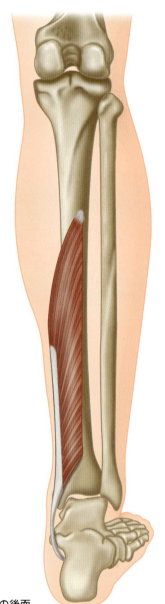

右下腿の後面

ラテン語の *flectere* は「曲げる」，*digitorum* は「つま先/趾の」，*longus* は「長い」の意味．

長趾屈筋腱の第2〜5趾への停止は，手における深指屈筋の停止に相当する．

- ● 起　始（■で示す）
  脛骨後面（ヒラメ筋線の下方）の内側部

- ● 停　止（■で示す）
  第2〜5趾の末節骨底の足底面

- ● 作　用
  第2〜5趾のすべての関節を屈曲する（歩行時に足が地面をしっかりとらえる）．足関節の底屈と内がえしを補助する．

- ● 支配神経
  脛骨神経 [L5, S1, (2)]

- ● 長趾屈筋の主要な機能運動
  例：歩行（特に平坦でない地面を素足で歩く場合），つま先立ち動作

- ● 長趾屈筋を酷使するスポーツ
  例：バレエ，器械体操（平均台での動作），空手（横蹴り）

- ● 長趾屈筋が慢性的に硬くなったり短縮した際の一般的な問題
  第2〜5趾の槌趾変形（ハンマー・トウ）

# 長母趾屈筋　flexor hallucis longus

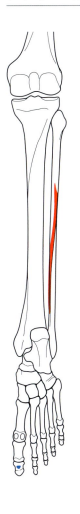
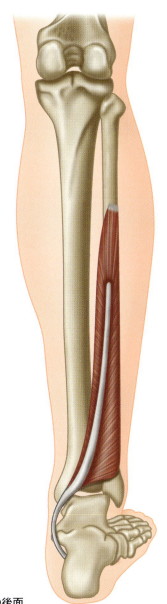

右下腿の後面

ラテン語の *flectere* は「曲げる」，*hallucis* は「母趾の」，*longus* は「長い」の意味．

長母趾屈筋は内側縦アーチの維持を補助する．

● 起　始（■で示す）
　腓骨の下部 2/3 の後面，下腿骨間膜，隣接する後下腿筋間中隔

● 停　止（■で示す）
　母趾の末節骨底の足底面

● 作　用
　母趾のすべての関節を曲げることや，歩行中の足の最後の踏み込みに働く推進力として重要である．足関節の底屈と内がえしの補助をする．

● 支配神経
　脛骨神経（L5，S1，2）

● 長母趾屈筋の主要な機能運動
　例：歩行中に地面を押す（特に平坦でない地面を素足で歩く場合），つま先立ち動作

● 長母趾屈筋を酷使するスポーツ
　例：走行，山歩き（トレッキング），バレエ，器械体操

● 長母趾屈筋が慢性的に硬くなったり短縮した際の一般的な問題
　母趾の槌趾変形（ハンマー・トウ）

# 後脛骨筋　tibialis posterior

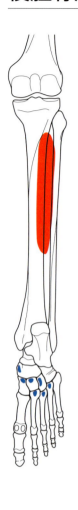
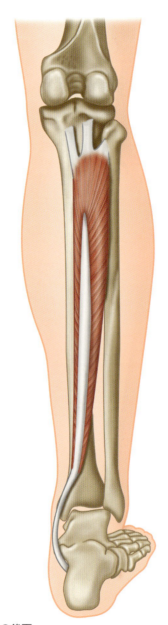

右下腿の後面

ラテン語の *tibialis* は「脛骨に関係する」，*posterior* は「後ろ」の意味．

後脛骨筋は下腿後部の最深層に位置する筋である．この筋は足の内側縦アーチを維持する．

● 起　始（■で示す）
脛骨後面の外側部．腓骨の上 2/3 の後面．下腿骨間膜後面の大部分

● 停　止（■で示す）
舟状骨粗面．載距突起．内側・中間・外側楔状骨．立方骨．第 2〜4 中足骨底へ線維性支持組織がひろがる．

● 作　用
足関節の内がえし．足関節の底屈を補助

● 支配神経
脛骨神経 ［L(4), 5, S1］

● 後脛骨筋の主要な機能運動
例：つま先立ち動作，自転車のペダルを踏み込む動作

● 後脛骨筋を酷使するスポーツ
例：短距離走，走り幅跳び，三段跳び

● 後脛骨筋を損傷するおそれのある運動や外傷
下肢のアライメントの悪さ，とりわけつま先を外側に向けた立位や歩行は内側縦アーチを壊すおそれがある．

# 足の筋群

足底には4層の筋層がある．第1層は最も下方（最浅層で立位時地面に最も近い）に位置し，第4層は最も上方（最深層）に位置する．

筋力増強

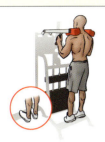
つま先立ち

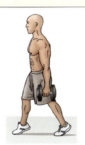
足をまっすぐ伸ばしたまま踵を高く上げて歩く（ガチョウ足行進）

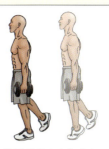
片足でのつま先立ち

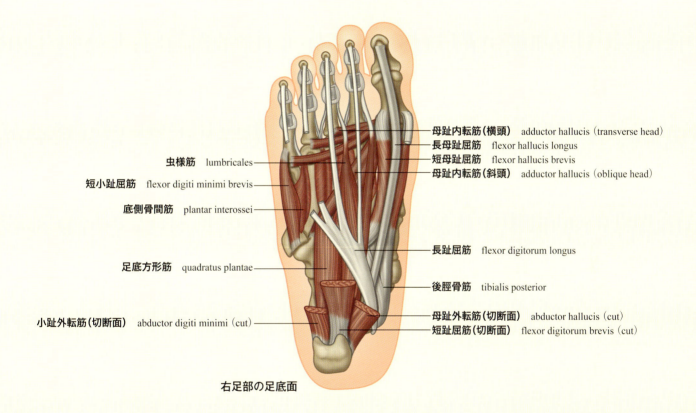

母趾内転筋（横頭）　adductor hallucis（transverse head）
長母趾屈筋　flexor hallucis longus
短母趾屈筋　flexor hallucis brevis
母趾内転筋（斜頭）　adductor hallucis（oblique head）
虫様筋　lumbricales
短小趾屈筋　flexor digiti minimi brevis
底側骨間筋　plantar interossei
長趾屈筋　flexor digitorum longus
足底方形筋　quadratus plantae
後脛骨筋　tibialis posterior
小趾外転筋（切断面）　abductor digiti minimi（cut）
母趾外転筋（切断面）　abductor hallucis（cut）
短趾屈筋（切断面）　flexor digitorum brevis（cut）

右足部の足底面

セルフストレッチ

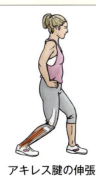
アキレス腱の伸張

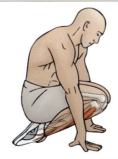
両膝を曲げてむこう脛を伸張する

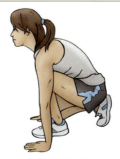
足底を伸張する

# 母趾外転筋　abductor hallucis

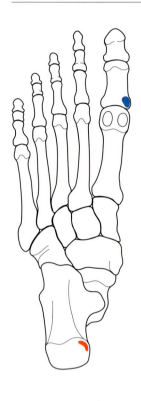

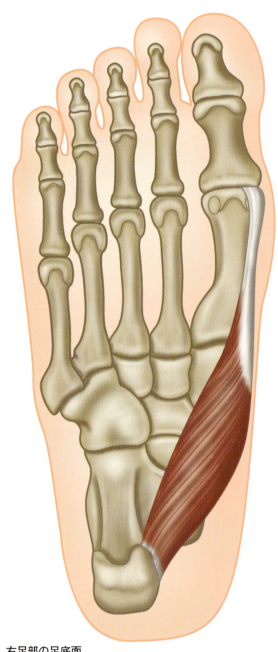

右足部の足底面

ラテン語の *abducere* は「～から引き離す」，*hallucis* は「母趾の」の意味．

母趾外転筋は足底の内側縁を形成する．

- ●起　始（■で示す）
  踵骨隆起，屈筋支帯，足底腱膜

- ●停　止（■で示す）
  母趾の基節骨底の内側部

- ●作　用
  母趾の中足趾節関節の外転，および屈曲の補助

- ●支配神経
  内側足底神経（L4, 5, S1）

- ●母趾外転筋の主要な機能運動
  歩行時や走行時に，足部の安定性と推進力を補助する．

# 短趾屈筋　flexor digitorum brevis

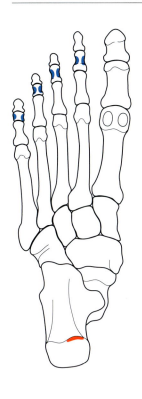
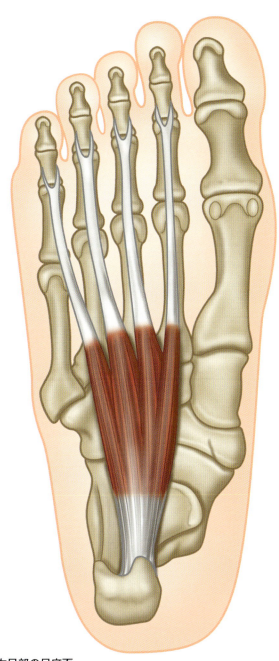

右足部の足底面

ラテン語の *flectere* は「曲げる」, *digitorum* は「つま先/趾の」, *brevis* は「短い」の意味.

短趾屈筋は前腕の浅指屈筋に相当する.

● 起　始（■で示す）
踵骨隆起. 足底腱膜. 隣接する筋間中隔

● 停　止（■で示す）
第2〜5趾の中節骨

● 作　用
第2〜5趾のすべての関節（遠位趾節間関節を除く）を屈曲する.

● 支配神経
内側足底神経（L4, 5, S1）

● 短趾屈筋の主要な機能運動
歩行時や走行時に, 足の安定性と推進力を補助する.

# 小趾外転筋　abductor digiti minimi

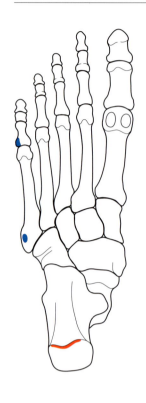

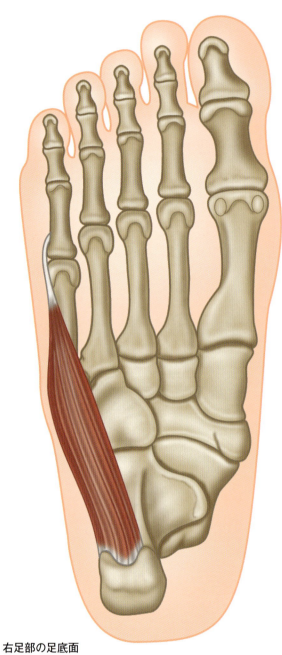

右足部の足底面

ラテン語の *abducere* は「〜から引き離す」, *digiti* は「つま先/趾の」, *minimi* は「最小の」の意味.

小趾外転筋は足底の外側縁を形成する.

● 起　始（■で示す）
踵骨隆起. 足底腱膜. 隣接する筋間中隔

● 停　止（■で示す）
小趾の基節骨底の外側部, 第5中足骨底

● 作　用
小趾の外転

● 支配神経
外側足底神経（S2, 3）

# 足底方形筋　quadratus plantae
そくていほうけい

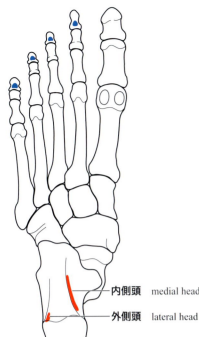

内側頭　medial head
外側頭　lateral head

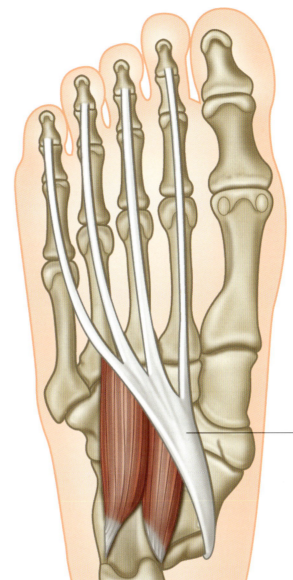

長趾屈筋の腱
tendon of flexor digitorum longus

右足部の足底面

ラテン語のquadratusは「正方形の」, plantaeは「足底の」の意味.

手には足底方形筋に相当する筋はない.

● 起　始（■で示す）
内側頭：踵骨の内側面
外側頭：踵骨下面の外側縁

● 停　止（■で示す）
長趾屈筋腱の外側縁

● 作　用
第2〜5趾の末節骨の屈曲. 長趾屈筋腱の斜めの牽引線を変更して足の長軸に合わせる.

● 支配神経
外側足底神経（S1, 2）

● 足底方形筋の主要な機能運動
例：足趾と足趾の付け根の間で鉛筆を保持する.

# 虫様筋 lumbricales

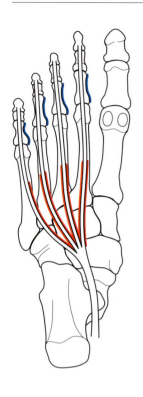
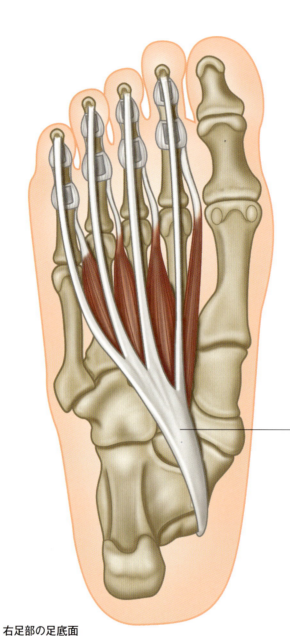

長趾屈筋の腱
tendon of flexor digitorum longus

右足部の足底面

ラテン語の *lumbricus* は「ミミズ」の意味［訳注：4つの筋（第1〜4虫様筋）から成る］．

● 起　始（■で示す）
長趾屈筋の腱

● 停　止（■で示す）
第2〜5趾の基節骨底の内側と対応する趾背腱膜

● 作　用
第2〜5趾の中足趾節関節を屈曲と遠位・近位趾節間関節の伸展

● 支配神経
第1虫様筋：内側足底神経（L4, **5**, **S1**）
外側の第2〜4虫様筋：外側足底神経［L(4), **5**, **S1**, 2］

● 虫様筋の主要な機能運動
例：つま先だけを使って足下の物をかき集める．

# 短母趾屈筋　flexor hallucis brevis

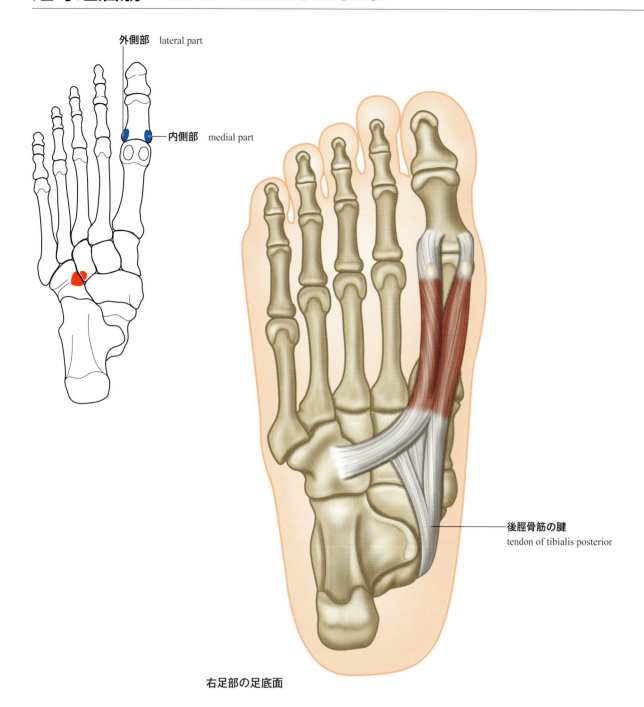

右足部の足底面

ラテン語の *flectere* は「曲げる」，*hallucis* は「母趾の」，*brevis* は「短い」の意味．

短母趾屈筋の腱は種子骨を含む．歩行中，母趾はこれらの骨を軸に回転する．

● 起　始（■で示す）
立方骨の足底面の内側部．外側楔状骨の隣接部分．後脛骨筋腱．

● 停　止（■で示す）
内側部：母趾の基節骨底の内側
外側部：母趾の基節骨底の外側

● 作　用
母趾の中足趾節関節の屈曲

● 支配神経
内側足底神経（L4, 5, S1）

● 短母趾屈筋の主要な機能運動
例：母趾を伴って足下にある物をかき集めることを補助する．

# 母趾内転筋　adductor hallucis

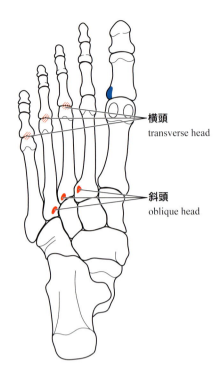

横頭　transverse head
斜頭　oblique head

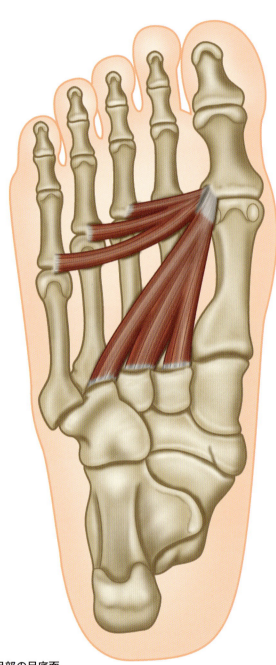

右足部の足底面

ラテン語の *adducere* は「導く」，*hallucis* は「母趾の」の意味．

手の母指内転筋と同様に，母趾内転筋には2つの筋頭がある．

● 起　始（■で示す）
　斜頭：第2, 3, 4趾の中足骨底，長腓骨筋腱の腱鞘
　横頭：第3, 4, 5趾の底側中足趾節靱帯，深横中足靱帯

● 停　止（■で示す）
　母趾の基節骨底の外側

● 作　用
　母趾の中足趾節関節の内転，および屈曲の補助

● 支配神経
　外側足底神経（S1, 2）

● 母趾内転筋の主要な機能運動
　例：母趾と隣接する趾との間で紙をはさむ．

# 短小趾屈筋　flexor digiti minimi brevis

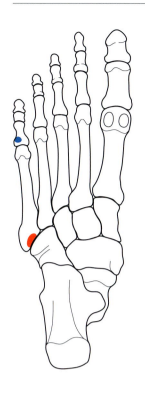
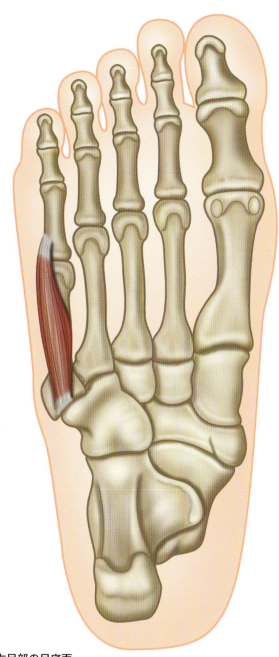

右足部の足底面

ラテン語の *flectere* は「曲げる」，*digiti* は「つま先/趾の」，*minimi* は「最小の」，*brevis* は「短い」の意味．

● 起　始（■で示す）
長腓骨筋の腱鞘．第5中足骨底

● 停　止（■で示す）
小趾の基節骨底の外側

● 作　用
小趾の中足趾節関節の屈曲

● 支配神経
外側足底神経（S2, 3）

● 短小趾屈筋の主要な機能運動
例：他の趾と一緒に働いて足下の物をかき集める．

# 背側骨間筋　dorsal interossei

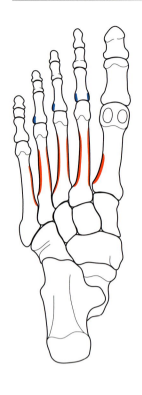

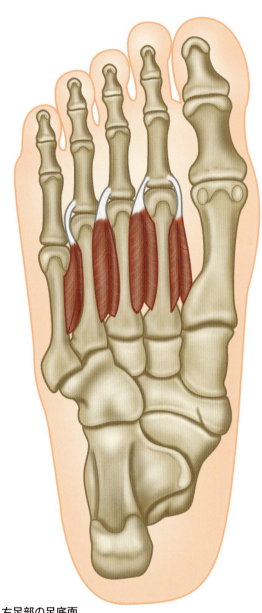

右足部の足底面

ラテン語の dorsalis は「後ろに関係する」, interosseus は「骨の間の」の意味.

手と同様に, 背側骨間筋は底側骨間筋より大きい［訳注：背側骨間筋は4つ（第1～4）あり, すべて2頭筋である］.

● 起　始（■で示す）
中足骨の隣接面

● 停　止（■で示す）
基節骨底部：
第1背側骨間筋：第2趾の基節骨底の内側面
第2～4背側骨間筋：第2～4趾の基節骨底の外側面

● 作　用
つま先を外転（ひろげる）, 中足趾節関節の屈曲

● 支配神経
外側足底神経（S1, 2）

● 背側骨間筋の主要な機能運動
例：歩きやすくする.

● 背側骨間筋を酷使するスポーツ
走行（特に裸足で）

# 底側骨間筋　plantar interossei

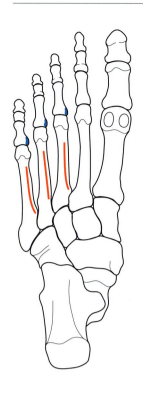

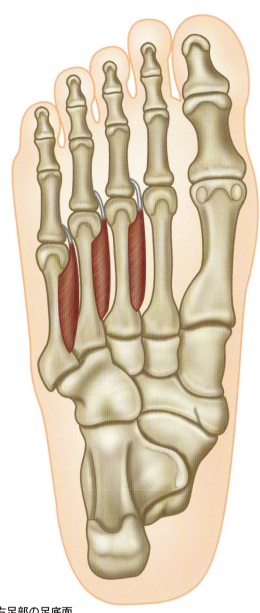

右足部の足底面

ラテン語の *plantaris* は「足底に関係する」, *interosseus* は「骨の間の」の意味［訳注：底側骨間筋は3つ（第1〜3）ある］.

● 起　始（■で示す）
第3, 4, 5中足骨の底と内側面

● 停　止（■で示す）
同じ趾の基節骨底の内側面

● 作　用
第3〜5趾の内転（一緒に閉じる）と中足趾節関節の屈曲

● 支配神経
外側足底神経（S1, 2）

● 底側骨間筋の主要な機能運動
例：歩きやすくする.

● 底側骨間筋を酷使するスポーツ
走行（特に裸足で）

259

# 短趾伸筋　extensor digitorum brevis

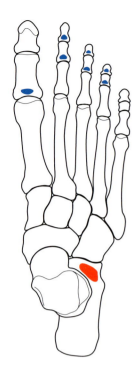

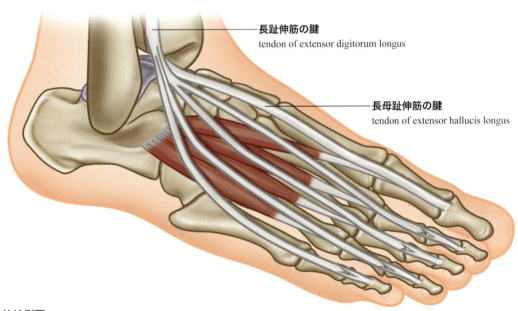

右足部の前外側面

ラテン語の *extendere* は「ひろげる」，*digitorum* は「つま先/趾」，*brevis* は「短く」の意味．

短趾伸筋は足の背側に起始する唯一の筋である．母趾へ停止する短趾伸筋の部分は短母趾伸筋 extensor hallucis brevis とよばれる．

- 起　始（■で示す）
  踵骨の外側面と上面の前部．外側距踵靱帯．下伸筋支帯

- 停　止（■で示す）
  母趾の基節骨底．第2, 3, 4趾の中・末節骨底で長趾伸筋腱の外側

- 作　用
  第1〜4趾の伸展

- 支配神経
  深腓骨神経（L4, **5**, **S1**）

- 短趾伸筋の主要な機能運動
  例：歩きやすくする．

# 付録1：骨格筋を神経支配する神経の経路

## 脳神経

　脳神経は大脳または脳幹と直接連絡するのに対して，脊髄神経は脊髄と直接連絡する．脳神経は以下に列挙するが，本書で考察する個々の骨格筋を支配する脳神経はより詳しく記述する．

　**第Ⅰ脳神経**（嗅神経）は，嗅覚情報を伝える．**第Ⅱ脳神経**（視神経）は，網膜から脳へ視覚情報を伝える．

　**第Ⅲ脳神経**（動眼神経）は，**第Ⅳ・Ⅵ脳神経**とともに眼球運動をコントロールし，上眼瞼挙筋を支配する．**第Ⅳ脳神経**（滑車神経）は，外眼筋の1つである上斜筋（本書では記載していない）を支配する運動神経である．

　**第Ⅴ脳神経**（三叉神経）は，脳神経の中で最大であり，3本の主枝：眼神経（V₁），上顎神経（V₂），下顎神経（V₃）をもつ．三叉神経は顔面を感覚支配し，咀嚼に関わる．**眼神経**と**上顎神経**は両方とも感覚性であるが，**下顎神経**は感覚機能と運動機能の両方をもつ．下顎神経は咬筋，側頭筋，内・外側翼突筋，顎舌骨筋，および顎二腹筋前腹を支配する．

　**第Ⅵ脳神経**（外転神経）は，外眼筋の1つである外側直筋（本書では記載していない）のみを支配する．

　**第Ⅶ脳神経**（顔面神経）は橋から起こって側頭骨の内耳道に入り，その後茎乳突孔から頭蓋骨外に出るが，そこで**後耳介枝**を分枝する．顔面神経の5本の主枝——側頭枝，頬骨枝，頬筋枝，下顎（縁）枝，頸枝——が以下のように顔面筋を支配する．

　**側頭枝**：前頭筋，側頭頭頂筋，前・上耳介筋，眼輪筋（頬骨枝でも支配），鼻根筋，および皺眉筋を支配する．**頬骨枝**：眼輪筋（側頭枝でも支配），および大頬骨筋（頬筋枝でも支配）を支配する．**頬筋枝**：鼻中隔下制筋，口輪筋（側頭枝でも支配），上唇挙筋，口角挙筋，鼻根筋，大頬骨筋（頬骨枝でも支配），小頬骨筋，口角下制筋，笑筋，および頬筋を支配する．**下顎枝**：口輪筋（頬筋枝でも支配），下唇下制筋，口角下制筋（頬筋枝でも支配），オトガイ筋，茎突舌骨筋を支配する．**頸枝**：広頸筋を支配する．さらに，後耳介枝は後耳介筋を支配する**耳介枝**と，後頭筋を支配する**後頭枝**に分岐する．頸乳突孔の近くから分枝する**二腹筋枝**は顎二腹筋後腹を支配する．

　**第Ⅷ脳神経**（内耳神経）は内耳から脳へ聴覚と平衡感覚を伝える．

　**第Ⅸ脳神経**（舌咽神経）は延髄から起こり，頸静脈孔を通って頭蓋骨を出る．

　**第Ⅹ脳神経**（迷走神経）は副腎を除くすべての胸・腹部の臓器へ副交感性運動線維を出す［訳注：ただし腹部臓器のうち，下行結腸を含む遠位消化管や骨盤臓器は骨盤内臓神経経由の副交感性運動線維で支配される］．

　**第Ⅺ脳神経**（副神経）は，合した後に再び分かれる延髄要素と脊髄要素から形成される点が独特である．延髄要素はやがて迷走神経（Ⅹ）に加わり，脊髄要素は下行した後に胸鎖乳突筋と僧帽筋を支配する．

　**第Ⅻ脳神経**（舌下神経）は外舌筋と内舌筋を支配する．オトガイ舌骨筋は舌下神経に伴行する頸神経C1によって支配される．

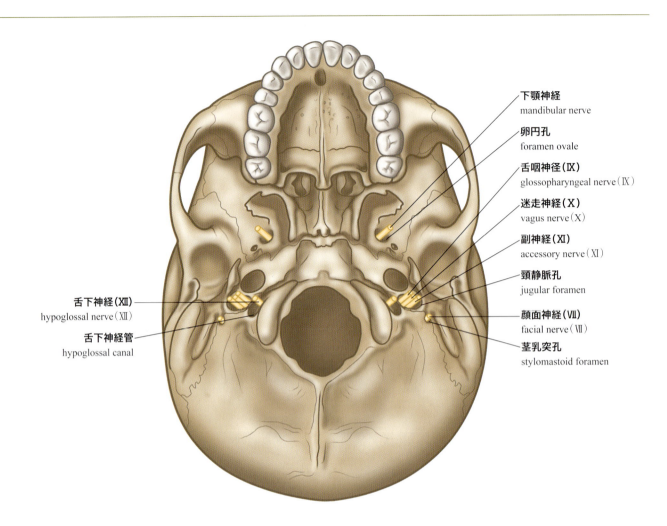
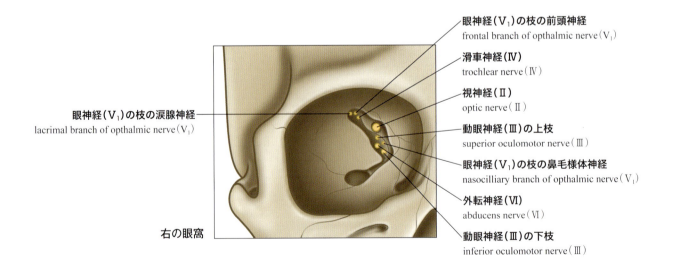

脳神経とその頭蓋骨通路（外観）

付録1　骨格筋を神経支配する神経の経路

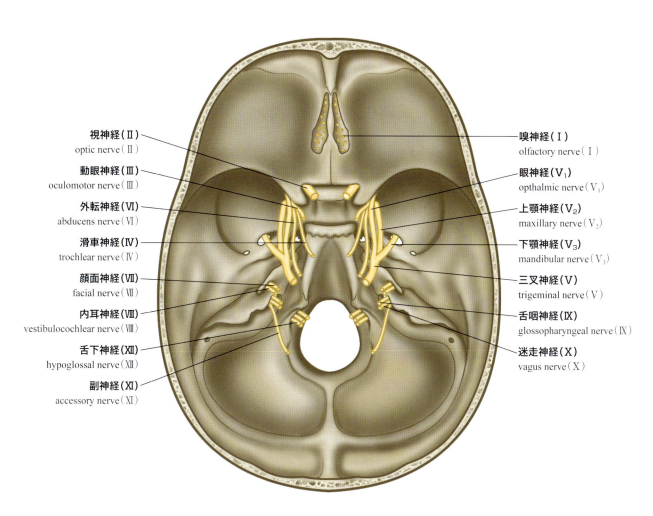

脳神経とその頭蓋骨通路（内観）

# 第Ⅴ脳神経—三叉神経

感覚神経の分布

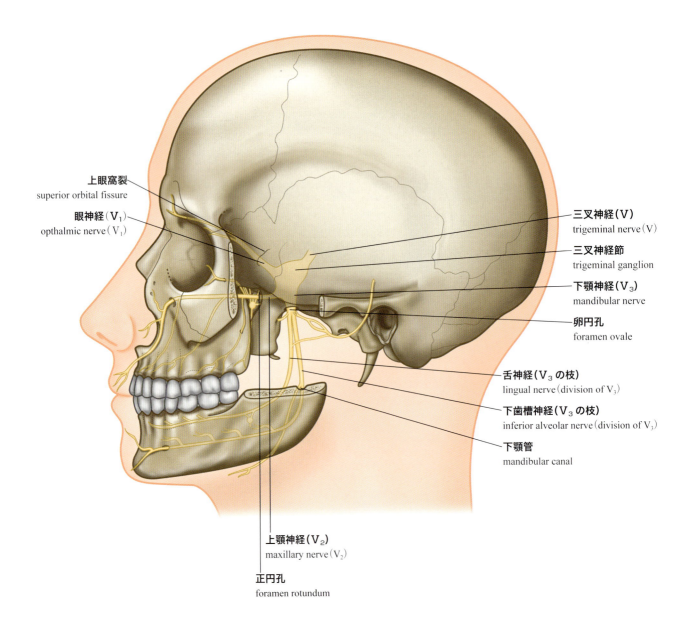

## 運動神経の分布

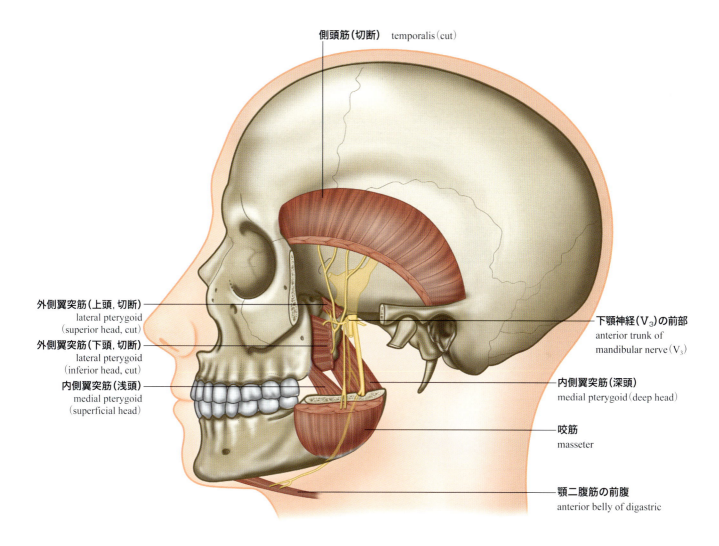

# 第Ⅶ脳神経—顔面神経

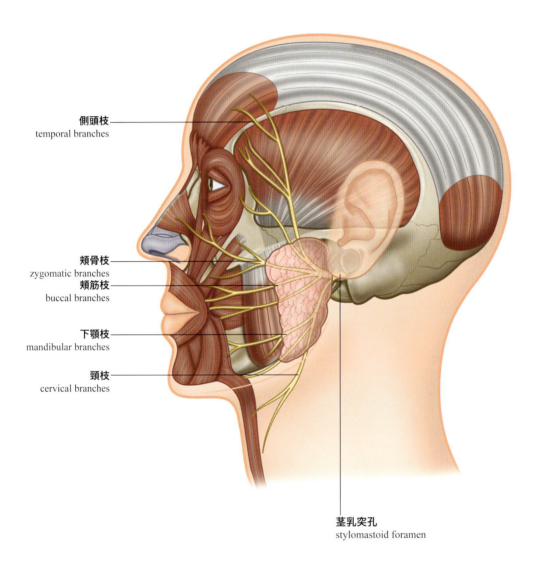

# 第XI脳神経—副神経

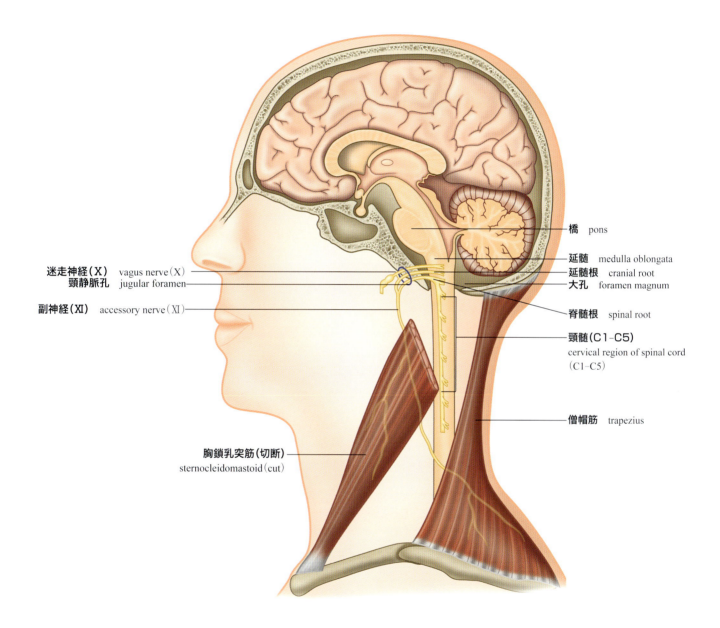

## 頸神経叢

頸神経叢は，上位4つの頸神経（C1–C4）の前枝で形成される神経の網状構造である．頸神経叢は胸鎖乳突筋より深側の頸部に位置し，皮枝と筋枝の2種類をもつ．**筋枝**は以下のものから成る．胸骨舌骨筋・胸骨甲状筋・甲状舌骨筋・肩甲舌骨筋を支配する**頸神経ワナ**，横隔膜を支配する**横隔神経**，前・中斜角筋を支配する**分節性神経**である．さらに，頸長筋，頭長筋，外側頭直筋，前頭直筋も頸神経叢の筋枝で支配される．**内側上腕皮神経**は，上腕内側部の皮膚を支配する［訳注：この神経は通常，腕神経叢の内側神経束から起こる］．

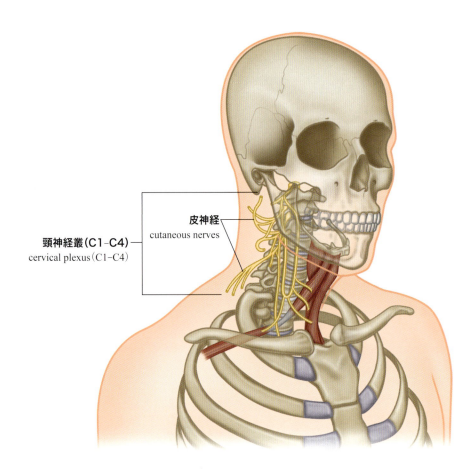

# 腕神経叢と腋窩神経（回旋神経）

　腕神経叢は，下位4つの頸神経（C5-C8）の前枝と第1胸神経（T1）の前枝で形成される神経の網状構造である．腕神経叢は根（C5-C8とT1の前枝），神経幹（上・中・下神経幹），部（3つの幹のそれぞれが前・後部の2つに分かれ，合計6つに分割した部分），神経束（6つに分割した部分が再び合して3つの神経束—外側・後・内側神経束を形成），枝（神経）に区分される．後斜角筋，小・大菱形筋，広背筋，棘上筋，棘下筋，肩甲下筋，大円筋，前鋸筋，肩甲挙筋は腕神経叢によって支配される．腕神経叢から起始する5つの主枝は腋窩神経，正中神経，筋皮神経，尺骨神経，橈骨神経である．

## 腋窩神経（回旋神経）

　後神経束から起こる**腋窩神経**はC5とC6からの神経線維から成り，三角筋と小円筋を支配する．

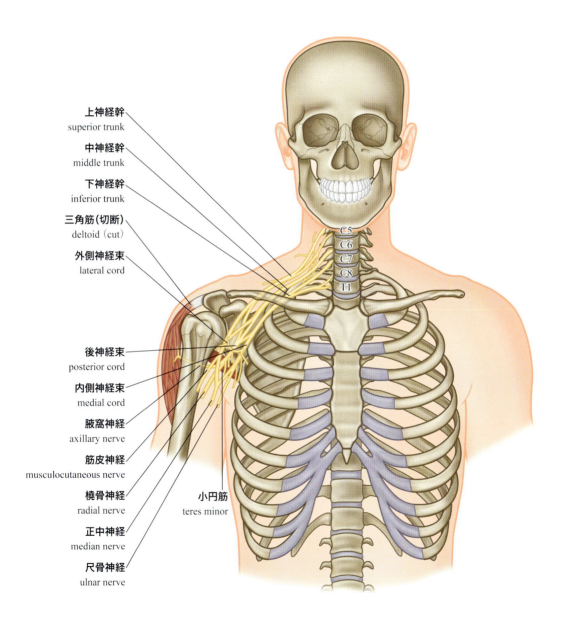

# 筋皮神経

筋皮神経の神経線維はC5-C7に由来し，烏口腕筋，上腕二頭筋，上腕筋を支配する．筋皮神経は，患者が前腕の強い屈曲と回外をする際に関わる．筋皮神経は上腕骨の外科頸骨折，あるいは肩関節脱臼の際に損傷されうる．重いバッグを肩に掛けるときや荷物を背負うときに，筋皮神経は刺激されうる．

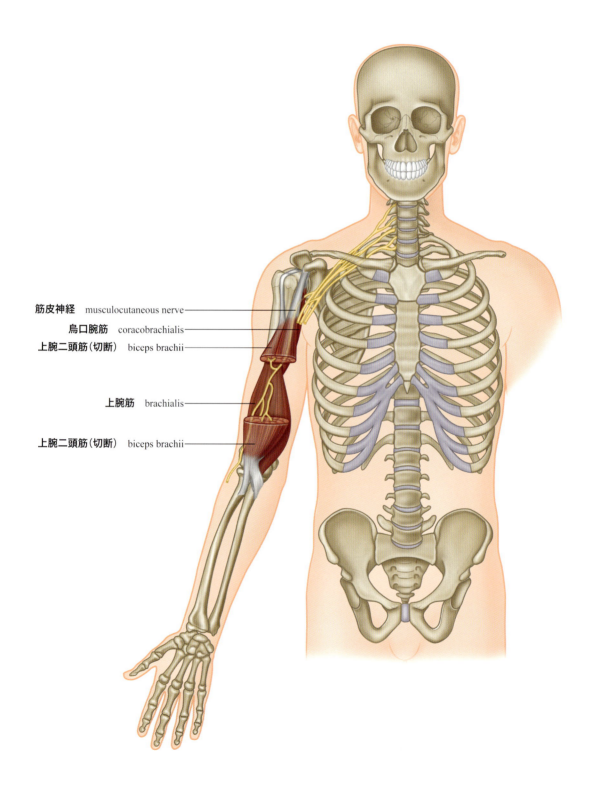

# 正中神経

　正中神経は手根管を通る唯一の神経であり，深指屈筋の尺側半と尺側手根屈筋（両方とも尺骨神経で支配）を除いて，前腕のすべての屈筋群を支配する．すなわち，前腕では正中神経は円回内筋，橈側手根屈筋，長掌筋，浅指屈筋，深指屈筋（橈側半），長母指屈筋，方形回内筋を支配する．手では，正中神経は短母指屈筋（浅頭），母指対立筋，短母指外転筋，第1・2虫様筋を支配する．正中神経は，患者が母指や第2～4指に痛みあるいは感覚異常（ぴりぴり感やしびれ感）を訴えることに関わり，前腕屈筋の腱炎にも関与する．

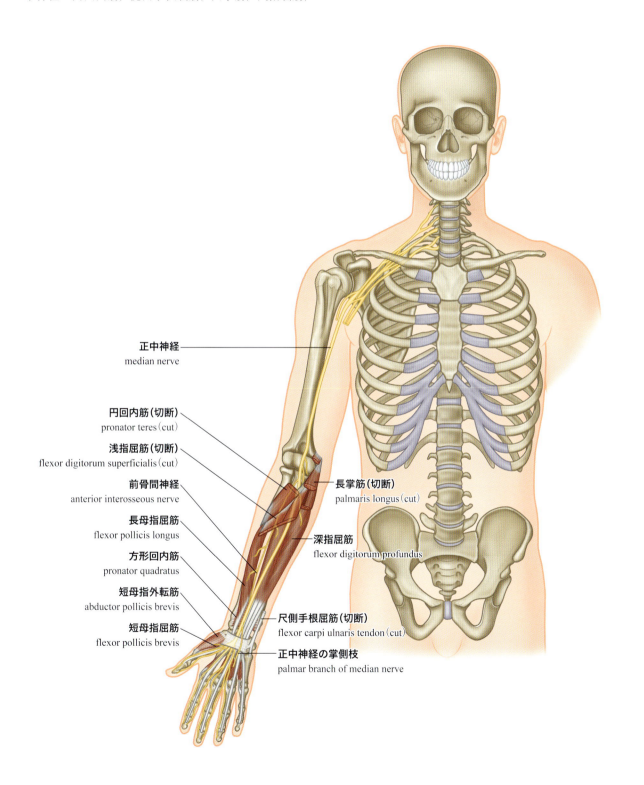

# 尺骨神経

　尺骨神経は腕神経叢の内側神経束から起こり，C8-T1由来の神経線維から成る．尺骨神経は体内で骨や筋で保護されていない最長の神経なので，損傷されやすい．尺骨神経は，前腕では筋枝，掌枝，手背枝を分枝する一方，手ではさらに浅枝と深枝に分岐する．尺骨神経は尺側手根屈筋，深指屈筋（尺側半），母指内転筋，短母指屈筋（深頭），掌側骨間筋，小指外転筋，短小指屈筋，小指対立筋，短掌筋，背側骨間筋，第3・4虫様筋を支配する．尺骨神経は，患者が第4・5指の痛みまたは感覚異常（ぴりぴり感やしびれ感）を訴えることに関わり，あるいはゴルフ肘 golfer's elbow として知られる内側上顆炎にも関与する．

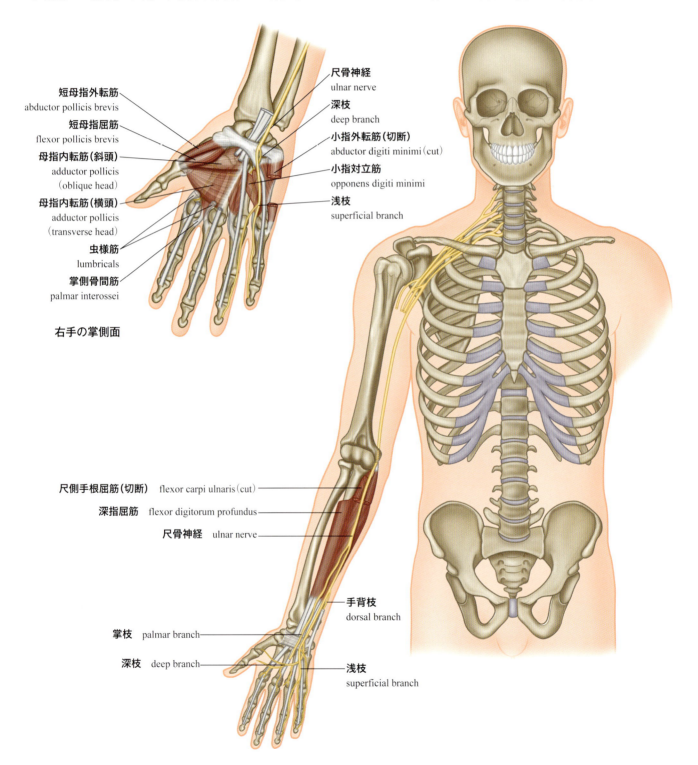

# 橈骨神経

橈骨神経は腕神経叢の後神経束から起こり，C5-T1 由来の神経線維から成る．橈骨神経は筋枝と深枝に分岐する．**筋枝**は上腕三頭筋，肘筋，腕橈骨筋，長橈側手根伸筋を支配し，**深枝**は短橈側手根伸筋と回外筋を支配する．**後骨間神経**（深枝の延長部）は指伸筋，小指伸筋，尺側手根伸筋，長母指外転筋，短母指伸筋，長母指伸筋，示指伸筋を支配する．橈骨神経は，患者が母指と第 2・3 指の近位半の後面の痛みや感覚異常（ぴりぴり感やしびれ感）を訴えることに関わり，あるいはテニス肘として知られる外側上顆炎にも関与する．

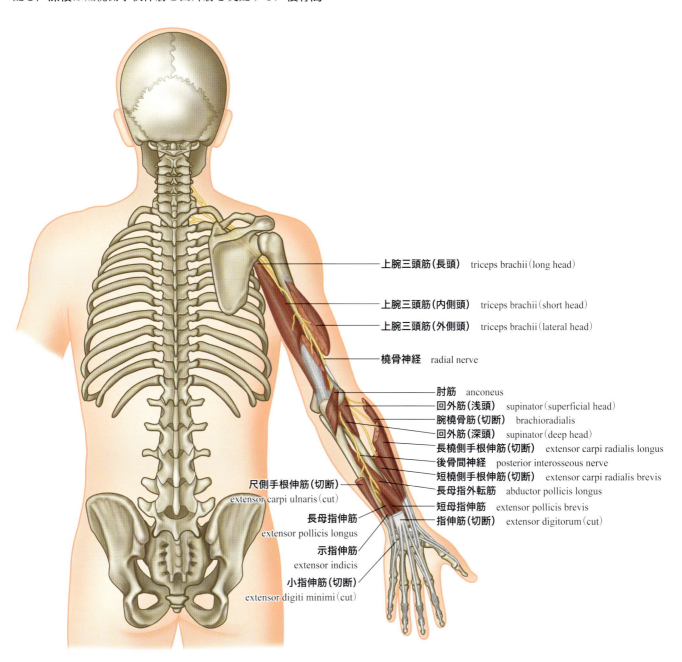

# 腰仙骨神経叢

腰仙骨神経叢は腰神経叢と仙骨神経叢から成る．**腰神経叢**は上位4つの腰神経(L1-L4)の前枝と，第12胸神経の前枝の一部から成る．腰神経叢から出る枝には内腹斜筋と腹横筋を支配する**腸骨鼠径神経**と**腸骨下腹神経**，精巣挙筋を支配する**陰部大腿神経**，大内転筋などの大腿の内転筋群を支配する**閉鎖神経**，大腿四頭筋などを支配する**大腿神経**がある．**仙骨神経叢**は第4腰神経（L4）の前枝の一部，第5腰神経（L5）〜第3仙骨神経（S3）の前枝，第4仙骨神経（S4）の前枝の一部から成る．仙骨神経叢から出る枝には大殿筋を支配する**下殿神経**，大腿筋膜張筋・中殿筋・小殿筋を支配する**上殿神経**，大腿後側の筋や下腿と足のすべての筋を支配する枝を出す**坐骨神経**がある．さらに，仙骨神経叢の枝は梨状筋（L5とS1から成る梨状筋への神経），内閉鎖筋（L5，S1，S2から成る閉鎖筋への神経），上・下双子筋（L5，S1，S2から成る閉鎖筋への神経），大腿方形筋（L4，L5から成る大腿方形筋への神経）を支配する．次頁以降で考察する閉鎖神経，大腿神経，坐骨神経，脛骨神経，総腓骨神経も参照のこと．

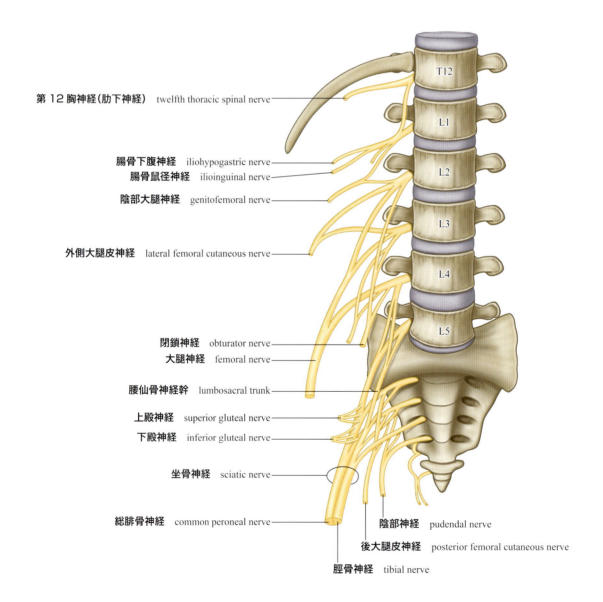

## 閉鎖神経

閉鎖神経は，腰神経叢の第2, 3, 4腰神経（L2-L4）の前枝の腹側部から起こり，外閉鎖筋，短内転筋，大内転筋，長内転筋，薄筋，恥骨筋（まれに）を支配する．その名称にもかかわらず，閉鎖神経は内閉鎖筋を支配しない．

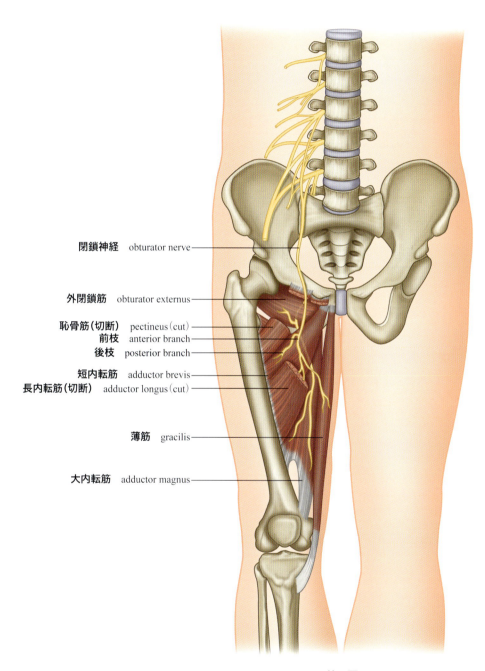

前　面

# 大腿神経

　大腿神経は，腰神経叢の最大の枝であり，皮枝の一部（伏在神経）を除いてすべて大腿に分布する．大腿神経は第2,3,4腰神経（L2-L4）の前枝の背側部から起こり，大腿部の前部や内側部全体に分布する多くのより細い枝に分枝する前に，大腿部で前部と後部に分岐する．**前部**は腸骨筋，縫工筋，恥骨筋を支配し，**後部**は大腿直筋，外側広筋，内側広筋，中間広筋を支配する．

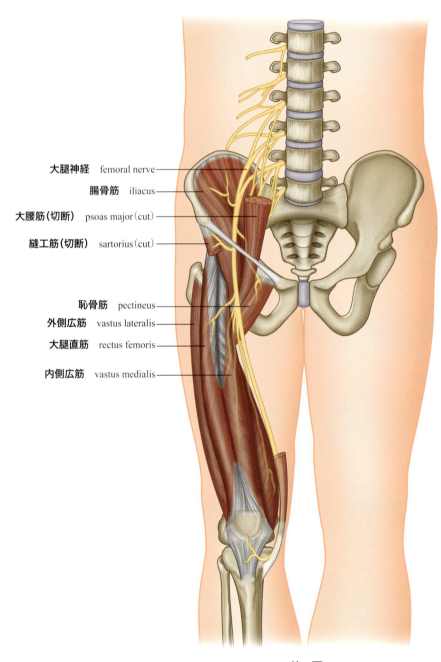

前　面

# 坐骨神経

　**坐骨神経**は人体の中で最長かつ最も太い神経である．坐骨神経は腰部で L4-S3 の脊髄神経の前枝から起こり，梨状筋の直下を通って下肢を下行する．坐骨神経は大腿二頭筋，半膜様筋，半腱様筋を支配する．坐骨神経が損傷すると，しびれ感の出現，筋力低下，下肢を流れ落ちる水流の感覚さえも変化する．刺激の種類とレベルによって，痛みの程度は軽いものから厳しいものまで生じる．坐骨神経刺激は，通常，第5腰椎または第1仙椎のレベルの片側で起こる．痛覚は足までの下肢の全長で生じるため正常な動作を妨げるが，正常な治癒が生じると，関連痛は消失し痛みはより中枢側となる．坐骨神経の未解決の慢性痛，とりわけ原因不明のそれは医者やプライマリヘルスケアチームが注目すべきものである．

　骨盤と膝窩の中ほどで，坐骨神経は脛骨神経と総腓骨神経に分岐する．

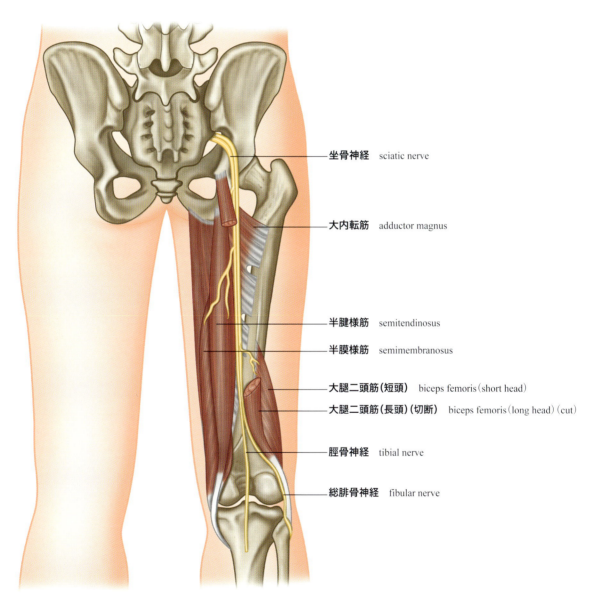

後　面

# 脛骨神経

　脛骨神経（L4-S3）は坐骨神経の枝であり，下腿の後コンパートメント内の筋群，すなわち腓腹筋，足底筋，ヒラメ筋，長趾屈筋，後脛骨筋，膝窩筋，長母趾屈筋を支配する．脛骨神経の1つの枝である**内側足底神経**は，母趾外転筋，短趾屈筋，短母趾屈筋，第1虫様筋を支配する．もう1つの枝である**外側足底神経**は，小趾外転筋，足底方形筋，母趾内転筋，短小趾屈筋，底側骨間筋，背側骨間筋，第2～4虫様筋を支配する．

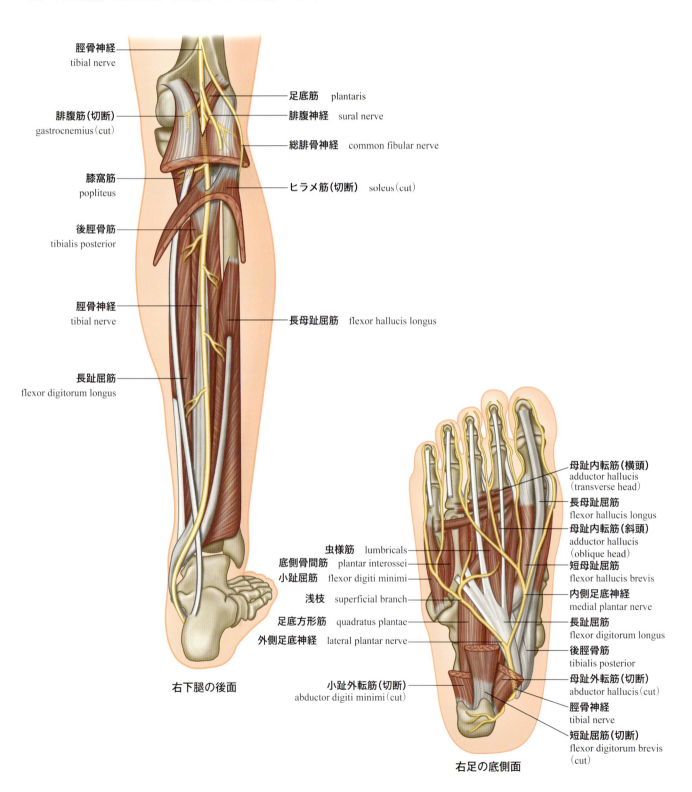

## 総腓骨神経

総腓骨神経は坐骨神経の枝であり，第4, 5腰神経（L4, 5）と第1, 2仙骨神経（S1, 2）の前枝の後部から成る．総腓骨神経は，腓骨頸の近くで浅腓骨神経と深腓骨神経に分岐する．**浅腓骨神経**は長腓骨筋と短腓骨筋を支配する．**深腓骨神経**は前脛骨筋，長趾伸筋，第三腓骨筋，長母趾伸筋，短母趾伸筋，短趾伸筋を支配する．

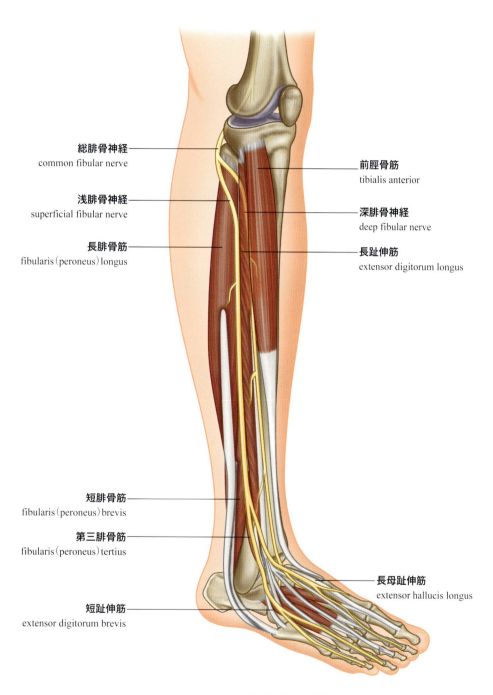

右下腿の前外側面

# 付録2：体の異なる動きに関与する主な筋

## 下　顎

**挙　上**
側頭筋（前部線維），咬筋，内側翼突筋

**下　制**
外側翼突筋，顎二腹筋，顎舌骨筋，オトガイ舌骨筋

**前方突出**
外側翼突筋，内側翼突筋，咬筋（表層線維）

**後　退**
側頭筋（水平線維），顎二腹筋

**咀　嚼**
外側翼突筋，内側翼突筋，咬筋，側頭筋

## 喉　頭

**挙　上**
顎二腹筋，茎突舌骨筋，顎舌骨筋，オトガイ舌骨筋，甲状舌骨筋

**下　制**
胸骨舌骨筋，胸骨甲状筋，肩甲舌骨筋

**前方突出**
オトガイ舌骨筋

**後　退**
茎突舌骨筋

## 環椎後頭関節と環軸関節

**屈　曲**
頭長筋，前頭直筋，胸鎖乳突筋（前部線維）

**伸　展**
頭半棘筋，頭板状筋，大後頭直筋，小後頭直筋，上頭斜筋，頭最長筋，僧帽筋，胸鎖乳突筋（後部線維）

回旋と側屈
　胸鎖乳突筋，下頭斜筋，上頭斜筋，外側頭直筋，頭最長筋，頭板状筋

## 椎間関節

### 頸部
**屈曲（前屈）**
　頸長筋，頭長筋，胸鎖乳突筋

**伸展（後屈）**
　頸最長筋，頭最長筋，頭板状筋，頸板状筋，頸半棘筋，頭半棘筋，僧帽筋，棘間筋，頸腸肋筋

**回旋と側屈**
　頸最長筋，頭最長筋，頭板状筋，頸板状筋，頸多裂筋，頸長筋，前斜角筋，中斜角筋，後斜角筋，胸鎖乳突筋，肩甲挙筋，頸腸肋筋，横突間筋

### 胸部・腰部
**屈曲（前屈）**
　前腹壁の筋

**伸展（後屈）**
　脊柱起立筋，腰方形筋，僧帽筋

**回旋と側屈**
　腰腸肋筋，胸腸肋筋，腰多裂筋，回旋筋群，横突間筋，腰方形筋，大腰筋，前腹壁の筋

## 上肢帯

### 挙上
　僧帽筋（上部線維），肩甲挙筋，小菱形筋，大菱形筋，胸鎖乳突筋

### 下制
　僧帽筋（下部線維），小胸筋，大胸筋（胸肋部），広背筋

### 肩甲骨の外転
　前鋸筋，小胸筋，大胸筋

### 肩甲骨の内転
　僧帽筋（中部線維），小菱形筋，大菱形筋，広背筋

### 肩甲骨の上方回旋
　前鋸筋，僧帽筋（上部線維，下部線維）

### 肩甲骨の下方回旋
　小胸筋，小菱形筋，大菱形筋，広背筋

## 肩関節

**屈 曲**
三角筋（前部），大胸筋（鎖骨部；伸展位の上腕骨を静止位まで屈曲する），上腕二頭筋，烏口腕筋

**伸 展**
三角筋（後部），大円筋（上腕骨屈曲位で），広背筋（上腕骨屈曲位で），大胸筋（胸肋部；上腕骨屈曲位で），上腕三頭筋（長頭；安静肢位まで）

**外 転**
三角筋（中部筋），棘上筋，上腕二頭筋（長頭）

**内 転**
大胸筋，大円筋，広背筋，上腕三頭筋（長頭），烏口腕筋

**外 旋**
三角筋（後部），棘下筋，小円筋

**内 旋**
大胸筋，大円筋，広背筋，三角筋（後部），肩甲下筋

**水平屈曲（内転）**
三角筋（前部），大胸筋，肩甲下筋

**水平伸展（外転）**
三角筋（後部），棘下筋

## 肘関節

**屈 曲**
上腕筋，上腕二頭筋，腕橈骨筋，長橈側手根伸筋，円回内筋，橈側手根屈筋

**伸 展**
上腕三頭筋，肘筋

## 上（近位）・下（遠位）橈尺関節

**回 外**
回外筋，上腕二頭筋，長母指伸筋

**回 内**
方形回内筋，円回内筋，橈側手根屈筋

## 橈骨手根関節と手根中央関節

### 掌屈（屈曲）
橈側手根屈筋，尺側手根屈筋，長掌筋，浅指屈筋，深指屈筋，長母指屈筋，長母指外転筋，短母指伸筋

### 背屈（伸展）
短橈側手根伸筋，長橈側手根伸筋，尺側手根伸筋，指伸筋，示指伸筋，長母指伸筋，小指伸筋

### 橈屈（外転）
短橈側手根伸筋，長橈側手根伸筋，橈側手根屈筋，長母指外転筋，長母指屈筋，短母指伸筋

### 尺屈（内転）
尺側手根屈筋，尺側手根伸筋

## 中手指節関節

### 屈曲
深指屈筋，浅指屈筋，虫様筋，掌・背側骨間筋，小指屈筋，小指外転筋，長掌筋（手掌腱膜を介して）

### 伸展
指伸筋，示指伸筋，小指伸筋

### 外転と内転
掌・背側骨間筋，小指外転筋，虫様筋（橈側への変位を補助する），指伸筋（過伸展により外転させる．つまり示指への腱が橈側へ変位する），深指屈筋（屈曲により内転する），浅指屈筋（屈曲により内転する）

### 回旋
虫様筋，掌・背側骨間筋（示指を除いて動きはわずかである．指骨が屈曲したときのみ効果がある），小指対立筋（手根中手関節において小指を回旋する）

## 指節間関節

### 屈曲
深指屈筋（遠位指節間関節，近位指節間関節），浅指屈筋（近位指節間関節のみ）

### 伸展
指伸筋，小指伸筋，示指伸筋，虫様筋，掌・背側骨間筋

## 母指の手根中手関節

### 屈曲
短母指屈筋，長母指屈筋，母指対立筋

### 伸展
短母指伸筋，長母指伸筋，長母指外転筋

外 転
短母指外転筋，長母指外転筋

内 転
母指内転筋，第1背側骨間筋，長母指伸筋（完全伸展／外転で），長母指屈筋（完全伸展／外転で）

対 立
母指対立筋，短母指外転筋，短母指屈筋，長母指屈筋，母指内転筋

### 母指の中手指節関節

屈 曲
短母指屈筋，長母指屈筋，短母指外転筋

伸 展
短母指伸筋，長母指伸筋

外 転［訳注：ほとんどできない］
短母指外転筋

内 転［訳注：ほとんどできない］
母指内転筋

### 母指の指節間関節

屈 曲
長母指屈筋

伸 展
長母指伸筋

### 股関節

屈 曲
腸腰筋，大腿直筋，大腿筋膜張筋，縫工筋，短内転筋，長内転筋，恥骨筋

伸 展
大殿筋，半腱様筋，半膜様筋，大腿二頭筋（長頭），大内転筋（膝腱部）

外 転
中殿筋，小殿筋，大腿筋膜張筋，大殿筋（上部線維），内閉鎖筋（屈曲位で），梨状筋（屈曲位で）

内 転
大内転筋，短内転筋，長内転筋，恥骨筋，薄筋，大殿筋（下部線維），大腿方形筋

外 旋
　大殿筋，内閉鎖筋，双子筋，外閉鎖筋，大腿方形筋，梨状筋，縫工筋，大内転筋，短内転筋，長内転筋

内 旋
　腸腰筋（屈曲の初期に），大腿筋膜張筋，中殿筋（前部線維），小殿筋（前部線維）

## 膝関節

屈 曲
　半腱様筋，半膜様筋，大腿二頭筋，腓腹筋，足底筋，縫工筋，薄筋，膝窩筋

伸 展
　大腿四頭筋

脛骨の内旋
　膝窩筋，半腱様筋，半膜様筋，縫工筋，薄筋

脛骨の外旋
　大腿二頭筋

## 足関節

内がえし
　前脛骨筋，後脛骨筋

外がえし
　長腓骨筋，短腓骨筋，第三腓骨筋

背 屈
　前脛骨筋，長母趾伸筋，長趾伸筋，第三腓骨筋

底 屈
　腓腹筋，足底筋，ヒラメ筋，後脛骨筋，長母趾屈筋，長趾屈筋，長腓骨筋，短腓骨筋

## 足根間関節

内がえし
　前脛骨筋，後脛骨筋

外がえし
　第三腓骨筋，長腓骨筋，短腓骨筋

他の運動
　多くの背屈，底屈，外転，内転を可能にする滑走運動は，前足部に作用する筋群によって生じる．これには前脛骨筋，後脛骨筋，第三腓骨筋がある．

## 前足部の中足趾節関節

### 屈　曲
短母趾屈筋，長母趾屈筋，長趾屈筋，短趾屈筋，短小趾屈筋，虫様筋，底・背側骨間筋

### 伸　展
長母趾伸筋，短趾伸筋，長趾伸筋

### 外転と内転
母趾外転筋，母趾内転筋，底・背側骨間筋，小趾外転筋

## 前足部の趾節間関節

### 屈　曲
長母趾屈筋，短趾屈筋（近位趾節間関節のみ），長趾屈筋

### 伸　展
長母趾伸筋，短趾伸筋，短母趾伸筋，長趾伸筋，虫様筋

# 参考文献

Alter, M.J. 1998. *Sport Stretch: 311 Stretches for 41 Sports*, Champaign, IL: Human Kinetics.

Anderson, D.M. (chief lexicographer) 2003. *Dorland's Illustrated Medical Dictionary*, 30th edn, Philadelphia, PA: Saunders.

Bartelink, D.L. 1957. The role of abdominal pressure in relieving the pressure on the lumbar intervertebral discs. *Journal of Bone and Joint Surgery* 39-B, 718.

Biel, A. 2001. *Trail Guide to the Body*, 2nd edn, Boulder, CO: Books of Discovery.

Bumke, O. and Foerster, O. (eds) 1936. *Handbuch der Neurologie*, Vol. V, Berlin: Julius Springer.

Clemente, C.M. (ed.) 1985. *Gray's Anatomy of the Human Body*, 30th edn, Philadelphia, PA: Lea & Febiger.

DeJong, R.N. 1967. *The Neurological Examination*, 3rd edn, New York: Harper & Row.

Fuller, G.N. and Burger, P.C. 1990. Nervus terminals (cranial nerve zero) in the adult human. Clin. Neuropathol. 9 (6): 279–83.

Gracovetsky, S. 1988. *The Spinal Engine*. New York: Springer-Verlag Wein.

Haymaker, W. and Woodhall, B. 1953. *Peripheral Nerve Injuries,* 2nd edn, Philadelphia, PA: W.B. Saunders Co.

Hodges, P.W. and Richardson, C.A. 1997. Feedforward contraction of transversus abdominis is not influenced by direction of arm movement. Experimental Brain Research 114 (2), 362–370.

Huijing, P.A. and Baan, G.C. 2001. Extramuscular myofascial force transmission within the rat anterior tibial compartment: Proximodistal differences in muscle force. *Acta Physiologica Scandinavica* 173(3), 297–311.

Huxley, H. and Hanson, J. 1954. *Changes in the cross-striations of muscle during contraction and stretch and their structural interpretation.* Nature 173 (4412), 973–976.

Kendall, F.P. and McCreary, E.K. 1983. *Muscles, Testing & Function*, 3rd edn, Baltimore, MD: Williams & Wilkins.

Lawrence, M. 2004. *Complete Guide to Core Stability*, London: A&C Black.

Levin, S.M. 2002. The tensegrity-truss as a model for spine mechanics. *Journal of Mechanics in Medicine and Biology* 2(3&4), 375–388.

Masi, A.T. and Hannon, J.C. 2008. Human resting muscle tone (HRMT): Narrative introduction and modern concepts. *Journal of Bodywork and Movement Therapies* 12(4), 320–332.

Myers, T.W. 2001. *Anatomy Trains*, Edinburgh: Elsevier.

Norris, C.M. 1997. *Abdominal Training*, London A&C Black.

Romanes, G.J. (ed.) 1972. *Cunningham's Textbook of Anatomy*, 11th edn, London: Oxford University Press.

Scarr, G. 2013. *Biotensegrity: The Structural Basis of Life*, Fountainhall, Scotland: Handspring Publishing.

Schade, J.P. 1966. *The Peripheral Nervous System*, New York: Elsevier.

Sharkey, J. 2014. A new anatomy for the 21st century. *sportEX dynamics* 39, 14–17.

Spalteholz, W. (date unknown). *Hand Atlas of Human Anatomy*, Vols II and III, 6th edn, London: J.B. Lippincott.

Tortora, G. 1989. *Principles of Human Anatomy*, 5th edn, New York: Harper & Row.

# 索　引

## 和文索引
（太字のページ表示はその項目の主要解説箇所を示す）

### ●あ

アウターユニット　38
アセチルコリン　21
鞍関節　29
安定筋　31
安定性　38

### ●い

一次感覚神経線維　15
インナーユニット　38
陰部神経　274
陰部大腿神経　274

### ●う

右脚　136
烏口突起　26, 147, 165, **167**, 270
烏口腕筋　147, 165, 270
羽状筋　20
内がえし（内反）　9
運動終板　14, 15
運動神経の分布　265
運動単位　15
運動ニューロン　15

### ●え

腋窩神経　269
円回内筋　171, 172, **173**, 271
遠心性収縮　19
延髄　267

### ●お

横隔神経　268
横隔膜　97, **136**
横行小管（T細管）　11
横突間筋　97, **111**, 118, 119, 120, 121
横突起　24
　　――の肋骨関節面　24
横突棘筋　97
横突棘筋群　111
オトガイ筋　43, 60, **68**

オトガイ舌骨筋　78, **80**

### ●か

回外　8
回外筋　171, 181, **188**, 273
外耳介筋　48
回旋　8
外旋　8
回旋筋　97, 111, **116**
回旋神経　269
外側縁　25
外側横突間筋　**120**
外側広筋　206, 219, **230**, 276
外側仙骨稜　23
外側大腿皮神経　274
外側頭直筋　77, 87, **91**
外側半月　27
外側翼突筋　43, 72, **75**, 265
外転　8
　　――による挙上　10
外転神経　261, 262, 263
回内　8
外腹斜筋　97, 137, **138**
外閉鎖筋　205, 212, **215**, 275
解剖学的位置　1
外肋間筋　97, **128**
下角　25
下顎　281
下顎骨　23
下顎枝　261
下顎神経（$V_3$）　261, 263, 264, 265
下関節突起　24
過緊張の筋　21
顎舌骨筋　78, **79**
顎二腹筋　77, 78, **82**, 265
下後鋸筋　127, **135**
下歯槽神経　264
顆状関節　29
下唇下制筋　43, 60, **66**
過伸展　7
下双子筋　205, 212, **216**
下腿三頭筋　233
下大静脈　136
下椎切痕　24

滑液　27
滑液包　27
滑車神経　261, 262, 263
滑走関節　28
活動電位　21
滑膜　27
下殿神経　274
下頭斜筋　122, **125**
体の局所部位　5, 6
感覚神経の分布　264
寛骨臼　25
環軸関節　281
眼神経（$V_1$）　261, 262, 263, 264
関節円板　27
関節窩　27
関節軟骨　27
関節半月　27
間接付着　13
関節包　27
関節包靱帯　27
環椎後頭関節　281
環椎の前弓　25
$\gamma$神経線維　16
顔面神経　261, 262, 263, 266
顔面頭蓋　22
眼輪筋　20, 43, 52, **53**

### ●き

起始　11, 30
拮抗筋　31
逆作用　30
球関節　29
嗅神経　261, 263
求心性収縮　19
橋　267
胸横筋　127, **132**
胸郭　25
胸棘筋　99, **106**
頬筋　43, 60, **71**
頬筋枝　261
胸骨　22, 25
胸骨甲状筋　78, **84**
頬骨枝　261
胸骨舌骨筋　78, **83**

胸骨体　25
胸骨柄　25
胸最長筋　99, **103**
胸鎖乳突筋　77, 92, **96**, 267
胸腸肋筋　99, **101**
胸椎　24
共働運動　36
共同筋　31, 40
胸半棘筋　99, 111, **112**
胸腰筋膜（腰背腱膜）　97
棘下窩　26
棘下筋　147, 158, **161**
棘間筋　97, 111, **117**
棘筋　**97**, 99
棘上窩　26
棘上筋　147, 158, **160**
棘突起　24
挙上　10
筋間中隔　14
筋緊張　21
筋形質　11
筋原線維　11, 12
筋腱単位　11
筋枝　268, 273
筋収縮　19
筋周膜　11, 12
筋鞘　11, 13
筋小胞体　11
筋上膜　11, 12, 13
筋節　12
筋線維　11, 12, 13, 15
筋線維束　11, 13
筋束　11, 12
筋内膜　11, 12, 13
筋の形状　20
筋反射　15
筋皮神経　270
筋フィラメント　11, 12
筋紡錘　15

●く

屈曲　7
　——による挙上　10
屈筋共同腱　171
グローバル筋　38

●け

頸棘筋　99, **107**
脛骨　22
脛骨神経　274, 277, 278
頸最長筋　99, **104**

頸枝　261
茎状突起　26
頸神経叢　268
頸神経ワナ　268
頸長筋　77, 87, **88**
頸腸肋筋　99, **102**
頸椎　24
茎突舌骨筋　78, **81**
頸半棘筋　99, 111, **113**
頸板状筋　**110**
血液供給　14
腱　11, 13
肩関節　283
肩甲下筋　147, 158, **163**
肩甲挙筋　147, 148, **150**
肩甲棘　25
　——の基部　26
肩甲棘稜　26
肩甲骨　23, 25
　——の腋窩縁　26
　——の下角　26
　——の関節窩　25
　——の上縁　26
　——の椎骨縁　26
肩甲舌骨筋　78, **86**
腱鞘　27
腱中心　136
肩峰　23, 25, 26
腱膜　13

●こ

後横突間筋　**119**
口角下制筋　43, 60, **67**
口角挙筋　43, 60, **63**
広筋　206
咬筋　43, 72, **73**, 265
広頸筋　43, 60, **70**
後脛骨筋　233, 235, **248**, 249, 278
後骨間神経　273
後耳介筋　48, **51**
後斜角筋　92, **95**
甲状舌骨筋　78, **85**
甲状軟骨の右板　26
後仙骨孔　23
後退　9
後大腿皮神経　274
喉頭　281
後頭下三角　122
後頭骨　23, 26
後頭枝　261
広背筋　147, 148, **157**
興奮性　21

興奮性シナプス　17, 18
口輪筋　43, 60, **61**
股関節　285
骨格筋　11
　——の一般的機能　21
　——の機能的特徴　21
骨間膜　172
骨性胸郭　22
骨盤部　25
固定筋　31
ゴルジ腱器官　15, 18

●さ

最長筋　**97**, 99
最内肋間筋　127, **130**
左脚　136
鎖骨　22, 23, 25, 26
坐骨　22
鎖骨下筋　147, 148, **155**
坐骨神経　274, 277
作動筋　31
作用点　32
三角筋　20, 147, **159**
　——後部　158
　——前部　158
三叉神経　261, 263, 264

●し

耳介筋　43
耳介枝　261
軸椎　25
軸部　5
指骨　22
趾骨　22
示指伸筋　171, 181, **192**, 273
矢状面　7
指伸筋　171, 181, **185**, 273
視神経　261, 262, 263
指節間関節　284
膝蓋腱反射　17
膝蓋骨　22
膝窩筋　233, 235, **245**, 278, 286
膝関節　28
支点　32
斜角筋群　77, 92
尺骨　22, 23
尺骨頭　173
尺骨神経　272
尺側手根屈筋　171, 172, **176**, 271, 272
尺側手根伸筋　171, 181, **187**, 273
車軸関節　28

収縮性　21
収束筋　20
皺眉筋　43, 52, **55**
手根骨　22
手根中央関節　284
種子骨　14
主動筋　31
受動的機能不全　34
手内筋群　193
小円筋　147, 158, **162**
上角　25
上顎神経（V₂）　261, 263, 264
上眼瞼挙筋　43, 52, **54**
上関節突起　24
小胸筋　147, 148, **154**
小頬骨筋　43, 60, **65**
笑筋　43, 60, **69**
上後鋸筋　**134**
上後腸骨棘　23
小後頭直筋　122, **124**
上耳介筋　48, **50**
小指外転筋　171, 193, **197**, 272
小趾外転筋　233, 249, **252**, 278
小趾屈筋　278
小指伸筋　171, 181, **186**, 273
上肢帯　282
小指対立筋　171, 193, **198**, 272
硝子軟骨　27
上唇挙筋　43, 60, **62**
上双子筋　205, 212, **217**
掌側骨間筋　171, 193, **195**, 272
小殿筋　205, 207, **211**
上殿神経　274
上頭斜筋　122, **126**
小腰筋　98
小菱形筋　147, 148, **151**
上腕筋　147, 165, **168**, 270
上腕骨　22, 23, 25, 26
　——の大結節　26
上腕骨頭　173
上腕三頭筋　147, 165, **169**, 273
上腕尺骨頭　177
上腕二頭筋　20, 147, 165, **166**, 270
食道　136
深筋膜　12
神経支配　14
深枝　273
深指屈筋　171, **178**, 271, 272
伸張性　21
伸張反射　16
伸展　7
深部腱反射　18

●す

錘外筋線維　15
錘内筋線維　15
水平面　7

●せ

精巣挙筋　137, **140**
正中神経　271
正中仙骨稜　23
脊髄神経　261
脊柱　22, 24
脊柱起立筋　97
舌咽神経　261, 262, 263
舌下神経　261, 262, 263
赤筋線維　14
舌骨　26
舌骨筋群　77, 78
舌神経　264
前横突間筋　118
全か無かの法則　15
前鋸筋　147, 148, **153**
仙棘筋　97, 99
浅筋膜　12
前脛骨筋　233, 235, **236**, 279
仙骨　24
仙骨神経叢　274
前耳介筋　48, **49**
浅指屈筋　171, 172, **177**, 271
前斜角筋　92, **93**
前足部の趾節間関節　287
前足部の中足趾節関節　287
前頭骨　26
前頭直筋　77, 87, **90**
前頭（冠状）面　7
前方突出　9

●そ

双羽状筋　20
総指伸筋　**185**
相反活性　18
相反抑制　16
総腓骨神経　274, 279
僧帽筋　147, 148, **149**, 267
足関節　286
足根間関節　286
足底筋　233, 235, **243**, 278
足底筋膜　234
足底腱膜　234
足底方形筋　233, 249, **253**, 278
側頭窩　26

側頭筋　43, 72, **74**
側頭骨　23
側頭枝　261
側頭頭頂筋　44, **47**
側副靱帯　27
鼠径靱帯　25
速筋線維　14
側屈　8
足根骨　22
外がえし（外反）　9

●た

第1胸椎　23
第1のてこ　32
第1腰椎　23
第2のてこ　33
第2肋骨　25
第3のてこ　33
第6肋骨　25
第7頸椎　23
第12胸神経　274
第12胸椎　23
第Ⅰ脳神経　261
第Ⅱ脳神経　261
第Ⅲ脳神経　261
第Ⅳ脳神経　261
第Ⅴ脳神経　261, 264
第Ⅵ脳神経　261
第Ⅶ脳神経　261, 266
第Ⅷ脳神経　261
第Ⅸ脳神経　261
第Ⅹ脳神経　261
第Ⅺ脳神経　261, 267
第Ⅻ脳神経　261
大円筋　147, 158, **164**
大胸筋　20, 147, 148, **156**
大頬骨筋　43, 60, **64**
対向運動　37
大後頭直筋　122, **123**
第三腓骨筋　233, 235, **238**, 279
帯状筋　20
大腿筋膜張筋　205, 207, **209**
大腿骨　22
大腿四頭筋　18, 206
大腿神経　274, 276
大腿直筋　20, 206, 219, **229**, 276
大腿二頭筋　205, 219, **222**, 277
大腿方形筋　205, 212, **218**
大殿筋　205, 207, **208**
大動脈　136
大内転筋　206, 219, **223**, 275, 277
タイプⅠ線維　14

タイプIIa線維　14
タイプIIb線維　14
大腰筋　98, 143, **145**
対立　10
大菱形筋　147, 148, **152**
多羽状筋　20
楕円関節　29
多付着部　14
多裂筋　97, 111, **115**
単羽状筋　20
段階的漸増　15
短趾屈筋　233, 249, **251**, 278
短趾伸筋　234, **260**, 279
短掌筋　171, **200**
短小指屈筋　171, **199**
短小趾屈筋　234, 249, **257**
弾性　21
弾道運動　37
短橈側手根伸筋　171, 181, **184**, 273
短内転筋　206, 219, **224**, 275
短腓骨筋　233, 235, **241**, 279
短母指外転筋　171, 193, **201**, 271, 272
短母指屈筋　171, 193, **203**, 271, 272
短母趾屈筋　233, 249, **255**, 278
短母指伸筋　171, 181, **190**, 273
短母趾伸筋　260

● ち
遅筋線維　14
恥骨　22
恥骨筋　206, 219, **227**, 275, 276
恥骨結合　25
恥骨稜　25
中間筋線維　14
中間広筋　206, 219, **232**
肘関節　283
肘筋　147, 165, **170**, 273
中斜角筋　92, **94**
中手骨　22
中手指節関節　284
中足骨　22
中殿筋　205, 207, **210**
肘頭　23
虫様筋　171, 193, **194**, 233, 249, **254**, 272, 278
中和筋　31
腸脛靭帯　208, 209
腸骨　23
腸骨窩　25
腸骨下腹神経　274
腸骨筋　98, 143, **146**, 276
腸骨鼠径神経　274
腸骨稜　25

──前部　25
長趾屈筋　20, 233, 235, **246**, 249, 278
長趾伸筋　233, 235, **237**, 279
長掌筋　171, 172, **175**, 271
長橈側手根伸筋　171, 181, **183**, 273
長内転筋　206, 219, **225**
蝶番関節　28
長腓骨筋　233, 235, **240**, 279
長母指外転筋　171, 181, **189**, 273
長母指屈筋　171, 172, **179**, 271
長母趾屈筋　233, 235, **247**, 249, 278
長母指伸筋　171, 181, **191**, 273
長母趾伸筋　233, 235, **239**, 279
腸腰筋　98, 146
腸肋筋　97, 99
直接付着　13

● つ
椎間関節　282
椎弓　24
椎孔　24
椎骨　22, 24
──の横突起　25
椎前筋群　77, 87
椎体　24

● て
底屈　9
停止　11, 30
底側骨間筋　234, 249, **259**, 278
てこの作用　32

● と
頭蓋　22, 25, 26
頭蓋表筋　43, 44
──（後頭筋）　**45**
──（前頭筋）　**46**
動眼神経　261, 262, 263
頭棘筋　99, **108**
橈骨　22, 23
橈骨手根関節　284
橈骨神経　273
橈骨頭　177
頭最長筋　99, **105**
橈尺関節　283
等尺性収縮　19
橈側手根屈筋　171, 172, **174**
頭長筋　77, 87, **89**
頭頂骨　23, 26
等張性収縮　19

頭半棘筋　99, 111, **114**
頭板状筋　**109**
トーヌス　21

● な
内耳神経　261, 263
内旋　8
内側縁　25
内側横突間筋　**121**
内側広筋　206, 219, **231**, 276
内側上腕皮神経　268
内側足底神経　278
内側半月　27
内側翼突筋　43, 72, **76**, 265
内転　8
内転筋　206
内腹斜筋　97, 137, **139**
内閉鎖筋　205, 212, **214**
内肋間筋　97, 127, **129**

● に
二関節筋　34
二腹筋　20
二腹筋枝　261
乳様突起　23, 26

● の
脳神経　261, 262, 263
脳頭蓋　22
能動的機能不全　35

● は
バイオテンセグリティ　40
背屈　9
背側骨間筋　171, **196**, 234, **258**
白線　25
薄筋　206, 219, **226**, 275
白筋線維　14
ハムストリングス　17, 18, 205
半棘筋　97
半腱様筋　205, 219, **220**, 277
反射弓　16
半膜様筋　205, 219, **221**, 277

● ひ
鼻筋　43, 56, **58**
腓骨　22
尾骨　23, 24

鼻根筋　43, 56, **57**
鼻中隔下制筋　43, 56, **59**
腓腹筋　233, 235, **242**, 278
描円運動　9
ヒラメ筋　233, 235, **244**, 278

● ふ

腹横筋　97, 137, **141**
腹腔内圧　39
副神経　261, 262, 263, 267
副靱帯　27
腹直筋　97, 137, **142**
腹直筋鞘（前葉）　25
腹部腱膜　25
付属部　5
分節性神経　268
分回し運動　9

● へ

平行筋　20
閉鎖孔　205
閉鎖神経　274, 275
平面関節　28

● ほ

方形回内筋　171, **180**, 271

縫合　13
縫工筋　20, 206, 219, **228**, 276
帽状腱膜　44
紡錘筋　20
乏動員　38
母趾外転筋　233, 249, **250**, 278
母指対立筋　171, **202**
母指内転筋　171, 193, **204**, 272
母趾内転筋　234, 249, **256**, 278
母指の指節間関節　285
母指の手根中手関節　284
母指の中手指節関節　285
補助動筋　31

● め・も

迷走神経　261, 262, 263, 267
毛細血管　13

● よ

腰神経叢　274
腰仙骨神経叢　274
腰腸肋筋　99, **100**
腰椎　24
腰方形筋　97, 143, **144**
抑制性シナプス　17, 18
翼突筋　43

● り

力点　32
梨状筋　205, 212, **213**
利得　38
菱形筋　147
輪状筋　20, 21

● ろ

肋軟骨　25
肋下筋　127, **131**
肋骨　22
肋骨角　23
肋骨関節面　24
肋骨弓　25
肋骨挙筋　127, **133**
肋骨結節　23

● わ

腕神経叢　269
腕橈骨筋　171, 181, **182**, 273

# 欧文索引

(太字のページ表示はその項目の主要解説箇所を示す)

## ● A

abdominal aponeurosis 25
abducens nerve 262, 263
abduction 8
abductor digiti minimi 193, **197**, 249, **252**, 272, 278
abductor hallucis 249, **250**, 278
abductor pollicis brevis 193, **201**, 271, 272
abductor pollicis longus 181, **189**, 273
accessory nerve 262, 263
acetabulum 25
acetylcholine 21
acromion 23, 25, 26
action potential 21
adduction 8
adductor 206
adductor brevis 219, **224**, 275
adductor hallucis 249, **256**, 278
adductor longus 219, **225**
adductor magnus 219, **223**, 275, 277
adductor pollicis 193, **204**, 272
agonist 31
anconeus 165, **170**, 273
angle of rib 23
antagonist 31
anterior arch of atlas 25
anterior deltoid 158
anterior iliac crest 25
aorta 136
aponeurosis 13
appendicular part 5
articular capsule 27
assistant (secondary) movers 31
auricularis anterior 48, **49**
auricularis posterior 48, **51**
auricularis superior 48, **50**
axial part 5
axis 25

## ● B

ball and socket joint 29
biarticular muscle 34
biceps brachii 20, 165, **166**, 270
biceps femoris 219, **222**, 277
bipennate 20
bipennate muscle 20
body of sternum 25

body of vertebra 24
bony thorax 22
brachialis 165, **168**, 270
brachioradialis 181, **182**, 273
buccinator 60, **71**

## ● C

C7 23
capillaries 13
capsular ligament 27
carpals 22
central tendon 136
cervical vertebrae 24
circular muscle 21
circumduction 9
clavicle 22, 23, 25, 26
coccyx 23, 24
collateral ligament 27
common fibular nerve 279
common flexor 171
common peroneal nerve 274
concurrent movement 36
condyloid joint 29
contractility 21
convergent muscle 20
coracobrachialis 165, **167**, 270
coracoid process 26
core stability 38
corrugator supercilii 52, **55**
costal cartilage 25
costal margin 25
countercurrent movement 37
cranium 22
cremaster 137, **140**
crest of spine of scapula 26

## ● D

deep fibular nerve 279
deep tendon reflex 18
deltoid 20, **159**
depressor anguli oris 60, **67**
depressor labii inferioris 60, **66**
depressor septi nasi 56, **59**
diaphragm **136**
digastric 78, **82**, 265
digastric muscle 20
direct attachment 13

dorsal interossei **196**, 258
dorsiflexion 9

## ● E

effort 32
elasticity 21
elevation 10
elevation through abduction 10
elevation through flexion 10
ellipsoid joint 29
endomysium 11, 12, 13
epicranius 44
epicranius—frontalis **46**
epicranius—occipitalis **45**
epimysium 11, 12, 13
esophagus 136
eversion 9
excitability 21
extensibility 21
extension 7
extensor carpi radialis brevis 181, **184**, 273
extensor carpi radialis longus 181, **183**, 273
extensor carpi ulnaris 181, **187**, 273
extensor digiti minimi 181, **186**, 273
extensor digitorum 181, **185**, 273
extensor digitorum brevis **260**, 279
extensor digitorum longus 235, **237**, 279
extensor hallucis longus 235, **239**, 279
extensor indicis 181, **192**, 273
extensor pollicis brevis 181, **190**, 273
extensor pollicis longus 181, **191**, 273
external intercostals **128**
external oblique 137, **138**
extrafusal muscle fiber 15
extrinsic muscles of the auricle 48

## ● F

facet for rib 24
facial bones 22
facial nerve 262, 263, 266
fascicle 11
fasciculus 11, 12
femoral nerve 274, **276**
femur 22
fibula 22
fibularis (peroneus) brevis 235, **241**, 279
fibularis (peroneus) longus 235, **240**, 279

fibularis(peroneus)tertius   235, **238**, 279
fixator   31
fleshy attachment   13
flexion   7
flexor carpi radialis   172, **174**
flexor carpi ulnaris   172, **176**, 272
flexor carpi ulnaris tendon   271
flexor digiti minimi   278
flexor digiti minimi brevis   **199**, 249, **257**
flexor digitorum brevis   249, **251**, 278
flexor digitorum longus   20, 235, **246**, 249, 278
flexor digitorum profundus   172, **178**, 271, 272
flexor digitorum superficialis   172, **177**, 271
flexor hallucis brevis   249, **255**, 278
flexor hallucis longus   235, **247**, 249, 278
flexor pollicis brevis   193, **203**, 271, 272
flexor pollicis longus   172, **179**, 271
frontal bone   26
frontal(coronal)plane   7
fulcrum   32
fusiform muscle   20

## ● G

galea aponeurotica   44
gastrocnemius   235, **242**, 278
gemellus inferior   212, **216**
gemellus superior   212, **217**
geniohyoid   78, **80**
genitofemoral nerve   274
glenoid cavity of scapula   25
global muscle   38
glossopharyngeal nerve   262, 263
gluteus maximus   207, **208**
gluteus medius   207, **210**
gluteus minimus   211
Golgi tendon organ(GTO)   15, 18
gracilis   219, 226, 275
gradual increments of contraction(GIC)   15
greater tuberosity of humerus   26

## ● H

hamstrings   18
hinge joint   28
humeral head   173
humeroulnar head   177
humerus   22, 23, 25, 26
hyoid bone   26
hyperextension   7
hypertonic muscle   21

hypoglossal nerve   262, 263

## ● I

iliac crest   25
iliac fossa   25
iliacus   143, **146**, 276
iliocostalis cervicis   99, **102**
iliocostalis lumborum   99, **100**
iliocostalis thoracis   99, **101**
iliohypogastric nerve   274
ilioinguinal nerve   274
iliotibial tract   208, 209
ilium   23
indirect attachment   13
individual muscle fiber bundle   11, 13
inferior alveolar nerve   264
inferior angle   25
inferior angle of scapula   26
inferior articular process   24
inferior gluteal nerve   274
inferior vena cava   136
inferior vertebral notch   24
infraspinatus   158, **161**
infraspinous fossa   26
inguinal ligament   25
inner unit   38
innermost intercostals   127, **130**
insertion   11, 30
intermuscular septa   14
internal intercostals   127, **129**
internal oblique   137, **139**
interosseous membrane   172
interspinales   111, **117**
intertransversarii   111
intertransversarii anteriores   **118**
intertransversarii laterales   **120**
intertransversarii mediales   **121**
intertransversarii posteriores   **119**
intrafusal fiber   15
inversion   9
ischium   22
isometric contraction   19
isotonic contraction   19

## ● L

L1   23
lateral border   25
lateral border of scapula   26
lateral femoral cutaneous nerve   274
lateral flexion   8
lateral meniscus   27

lateral plantar nerve   278
lateral pterygoid   72, **75**, 265
lateral rotation   8
lateral sacral crest   23
latissimus dorsi   148, **157**
left crus   136
levator anguli oris   60, **63**
levator labii superioris   60, **62**
levator palpebrae superioris   52, **54**
levator scapulae   148, **150**
levatores costarum   127, **133**
linea alba   25
lingual nerve   264
load   32
longissimus capitis   99, **105**
longissimus cervicis   99, **104**
longissimus thoracis   99, **103**
longus capitis   87, **89**
longus colli   87, **88**
lumbar vertebrae   24
lumbosacral trunk   274
lumbricales   193, **194**, 249, **254**
lumbricals   272, 278

## ● M

mandible   23
mandibular nerve   263, 264
manubrium   25
masseter   72, **73**, 265
mastoid process   23, 26
maxillary nerve   263, 264
medial border   25
medial border of scapula   26
medial meniscus   27
medial plantar nerve   278
medial pterygoid   72, **76**, 265
medial rotation   8
medial sacral crest   23
median nerve   271
medulla oblongata   267
mentalis   60, **68**
metacarpals   22
metatarsals   22
motor end plate   14, 15
multifidus   111, **115**
multipennate   20
multipennate muscle   20
muscle fiber   11, 12, 13, 15
muscle spindle   15
muscle tone   21
musculocutaneous nerve   270
musculotendinous unit   11

mylohyoid 78, **79**
myofibril 11, 12
myofilament 11, 12

## ● N

nasalis 56, **58**
neutralizer 31

## ● O

obliquus capitis inferior 122, **125**
obliquus capitis superior **126**
obturator externus 212, 215, **275**
obturator foramen 205
obturator internus 212, **214**
obturator nerve 274, 275
occipital bone 23, 26
oculomotor nerve 262, 263
olecranon process(ulna) 23
olfactory nerve 263
omohyoid **86**
omohyoid(inferior belly) 78
omohyoid(superior belly) 78
opponens digiti minimi 193, **198**, 272
opponens pollicis **202**
opposition 10
opthalmic nerve 262, 263, 264
optic nerve 262, 263
orbicularis oculi 20, 52, **53**
orbicularis oris 60, **61**
origin 11, 30
outer unit 38

## ● P

palmar interossei 193, **195**, 272
palmaris brevis **200**
palmaris longus 172, **175**, 271
parallel fusiform 20
parallel strap 20
parietal bone 23, 26
patella 22
pectineus 219, **227**, 275, 276
pectoralis major 20, 148, **156**
pectoralis minor **154**
pennate muscle 20
perimysium 11, 12
phalanges 22
piriformis 212, **213**
pivot joint 28
plane joint 28
plantar aponeurosis 234

plantar flexion 9
plantar interossei 249, **259**, 278
plantaris 235, **243**, 278
platysma 60, **70**
pons 267
poor recruitment 38
popliteus 235, **245**, 278
posterior deltoid 158
posterior femoral cutaneous nerve 274
posterior interosseous nerve 273
posterior superior iliac spine 23
primary sensor nerve fiber 15
prime mover 31
procerus 56, **57**
pronation 8
pronator quadratus 172, **180**, 271
pronator teres 172, **173**, 271
protraction 9
psoas major 143, **145**
pubic crest 25
pubic symphysis 25
pubis 22
pudendal nerve 274

## ● Q

qluteus minimus 211
quadratus femoris 212, **218**
quadratus lumborum 143, **144**
quadratus plantae 249, **253**, 278
quadriceps 18

## ● R

radial head 177
radial nerve 273
radius 22, 23
raphe 13
reciprocal activation 18
reciprocal inhibition 16
rectus abdominis 137, **142**
rectus capitis anterior 87, **90**
rectus capitis lateralis 87, **91**
rectus capitis posterior major 122, **123**
rectus capitis posterior minor 122, **124**
rectus femoris 20, 219, **229**, 276
rectus sheath 25
reflex arc 16
retraction 9
reversed action 30
rhomboid major 148, **152**
rhomboid minor 148, **151**
rib 22

right crus 136
risorius 60, **69**
rotation 8
rotatores 111, **116**

## ● S

sacral foramina 23
sacrospinalis 99
sacrum 24
saddle joint 29
sagittal plane 7
sarcolemma 11, 13
sarcomere 12
sarcoplasm 11
sarcoplasmic reticulum 11
sartorius 20, 219, **228**, 276
scalene tubercle of first rib 25
scalenus anterior 92, **93**
scalenus medius 92, **94**
scalenus posterior 92, **95**
scapula 23, 25
sciatic nerve 274, **277**
second rib 25
semimembranosus 219, **221**, 277
semispinalis capitis 99, 111, **114**
semispinalis cervicis 99, 111, **113**
semispinalis thoracis 99, 111, **112**
semitendinosus 219, **220**, 277
serratus anterior 148, **153**
serratus posterior inferior 127, **135**
serratus posterior superior **134**
sixth rib 25
skull 22
soleus 235, **244**, 278
spinalis capitis 99, **108**
spinalis cervicis 99, **107**
spinalis thoracis 99, **106**
spine of scapula 25, 26
spinous process 24
splenius capitis **109**
splenius cervicis **110**
stabilizer 31
sternocleidomastoid 92, **96**, 267
sternohyoid 78, **83**
sternothyroid 78, **84**
sternum 22
strap muscle 20
stretch reflex 16
stylohyoid 78, **81**
styloid process 26
subclavius 148, **155**
subcostales 127, **131**

索　引

suboccipital triangle　122
subscapularis　158, **163**
superficial fibular nerve　279
superior angle　25
superior articular process　24
superior border of scapula　26
superior gluteal nerve　274
supination　8
supinator　181, **188**, 273
supraspinatus　158, **160**
supraspinous fossa　26
synergist　31
synovial fluid　27
synovial membrane　27

● T

T1　23
T12　23
tarsals　22
temporal bone　23
temporal fossa　26
temporalis　72, **74**
temporoparietalis　44, **47**
tendon　11, 13
tensor fasciae latae　207, **209**

teres major　158, **164**
teres minor　158, **162**
thoracic vertebrae　24
thoracolumbar fascia　97
thoracolumbar fascia gain　38
thyrohyoid　78, **85**
thyroid cartilage　26
tibia　22
tibial nerve　274, 277, **278**
tibialis anterior　235, **236**, 279
tibialis posterior　235, **248**, 249, 278
tonus　21
transverse process　24
transverse process of vertebra　25
transverse process with facet for rib　24
transverse tubule(T tubule)　11
transverse(horizontal)plane　7
transversus abdominis　137, **141**
transversus thoracis　127, **132**
trapezius　148, **149**, 267
triceps brachii　165, **169**, 273
triceps surae　233
trigeminal nerve　263, 264
trochlear nerve　262, 263
tubercle of rib　23
twelfth thoracic spinal nerve　274

● U

ulna　22, 23
ulnar head　173
ulnar nerve　272
unipennate　20
unipennate muscle　20

● V

vagus nerve　**262**, 263, 267
vastus intermedius　219, **232**
vastus lateralis　219, **230**, 276
vastus medialis　219, **231**, 276
vertebra　22
vertebral arch　24
vertebral column　22
vertebral foramen　24
vestibulocochlear nerve　263

● Z

zygomaticus major　60, **64**
zygomaticus minor　60, **65**

**骨格筋ハンドブック(原書第3版)―機能解剖からエクササイズまで一目でわかる―**

| 2018年3月30日　発行 | 著　者　Chris Jarmey, John Sharkey |
|---|---|
| | 監訳者　野村　嶬 |
| | 発行者　小立鉦彦 |
| | 発行所　株式会社 南江堂 |
| | 〒113-8410 東京都文京区本郷三丁目42番6号 |
| | ☎(出版)03-3811-7236　(営業)03-3811-7239 |
| | ホームページ　http://www.nankodo.co.jp/ |
| | 印刷・製本　小宮山印刷工業 |
| | 装丁　BSL |

The Concise Book of Muscles, Third Edition
Ⓒ Nankodo Co., Ltd., 2018

定価は表紙に表示してあります．
落丁・乱丁の場合はお取り替えいたします．
ご意見・お問い合わせはホームページまでお寄せください．

Printed and Bound in Japan
ISBN 978-4-524-25558-0

本書の無断複写を禁じます．
JCOPY〈(社)出版者著作権管理機構　委託出版物〉
本書の無断複写は，著作権法上での例外を除き，禁じられています．複写される場合は，そのつど事前に，(社)出版者著作権管理機構(TEL 03-3513-6969，FAX 03-3513-6979，e-mail: info@jcopy.or.jp)の許諾を得てください．

本書をスキャン，デジタルデータ化するなどの複製を無許諾で行う行為は，著作権法上での限られた例外(「私的使用のための複製」など)を除き禁じられています．大学，病院，企業などにおいて，内部的に業務上使用する目的で上記の行為を行うことは私的使用には該当せず違法です．また私的使用のためであっても，代行業者等の第三者に依頼して上記の行為を行うことは違法です．